北京协和医院护理丛书

北京协和医院
门急诊健康教育手册

史冬雷 李 莉 主编

U0218994

中国协和医科大学出版社

图书在版编目（CIP）数据

北京协和医院门急诊健康教育手册／史冬雷，李莉主编 . — 北京：中国协和医科大学出版社，2019.4

ISBN 978 - 7 - 5679 - 0984 - 7

Ⅰ. ①北…　Ⅱ. ①史…　Ⅲ. ①健康教育 - 问题解答　Ⅳ. ①R193 - 44

中国版本图书馆 CIP 数据核字（2017）第307598 号

北京协和医院门急诊健康教育手册

主　　编：史冬雷　李　莉
责任编辑：王朝霞

出版发行：**中国协和医科大学出版社**
　　　　　（北京东单三条九号　邮编 100730　电话 65260431）
网　　址：www. pumcp. com
经　　销：新华书店总店北京发行所
印　　刷：北京新华印刷有限公司

开　　本：787×1092　1/32
印　　张：15. 125
字　　数：240 千字
版　　次：2019 年 4 月第 1 版
印　　次：2019 年 4 月第 1 次印刷
定　　价：45. 00 元

ISBN 978 - 7 - 5679 - 0984 - 7

北京协和医院门急诊健康教育手册

顾　问　　吴欣娟
主　编　　史冬雷　李　莉
副主编　　王　青　胡英莉
编　委　　（按姓氏笔画排序）

丁珊珊	王玉萍	王含必	王良录
王　青	王振捷	叶志新	田丽源
宁昱琛	邢璟钰	朱　力	朱　芹
刘　红	刘雨薇	刘爱辉	孙朋霞
孙　静	严雪敏	杜顺达	杜　颖
杨　帆	李　凡	李晓川	李　瑶
吴　宣	何　艳	余可谊	谷凤珍
宋素品	张　园	张　晋	张　悦
陈　飞	陈少岚	陈　伟	陈跃鑫
苗　齐	郁　枫	明亚然	周小昀
周文华	周　瑛	周敬敏	胡英莉
袁　琰	夏文薇	顾建青	晏　桐
郭　颖	黄久佐	黄　欣	黄　萍
黄静雅	康卫娟	章萌萌	葛　楠
董亚秀	董　雪	蔺　晨	

全民健康是建设健康中国的根本目的，广大医护人员担负着为人民群众提供全方位、全周期健康服务的重任。人口老龄化以及疾病谱的改变，给护理工作带来了更大的挑战和机遇。门急诊是医院的窗口，患者数量多、流动性强、覆盖面广，在门急诊开展针对性患者健康教育是医学模式和医院服务方向转变的一个重要标志。随着护理学科的发展和优质护理的深入开展，健康教育已成为门急诊护理工作的重要组成部分，广大护理人员也成为开展健康教育的主力军。

健康教育的核心是教育人们树立健康意识，促使人们改变不健康的行为生活方式，养成良好的行为生活方式，以减少或消除影响健康的危险因素。实施健康教育不但能够充实患者与家属的医学知识，增强他们的预防保健能力，提高治疗护理的依从性，也有利于改善护患关系，提高患者满意度，同时有利于体现护士的工作价值。

北京协和医院是全国疑难重症诊治指导中心，一直以学科齐全、技术力量雄厚和多学科综合优势等享誉海内外，医院单日最高门诊量近 2 万人次。

广大门急诊护理人员在工作中始终贯彻"以患者为中心"的服务理念，为广大患者提供了高质量的护理服务。医院在门急诊开展了内容丰富，形式多样的健康教育工作，传播健康保健和疾病防治知识，宣传疾病早发现、早治疗理念，倡导健康生活方式，受到了患者和家属的好评，取得了良好社会效益。北京协和医院临床护理专家以循证为基础，结合丰富的临床经验编写了这本《北京协和医院门急诊健康教育手册》。本书协和特色鲜明，具有较强的科学性、实用性和可操作性。我们期望本书能够为广大门急诊护理同仁开展健康教育工作提供指导和借鉴。

书籍编写过程中得到了各级领导和专家的高度重视和鼎力支持，在此表示衷心的感谢！本书各位编写人员秉承严谨负责的态度，在编写过程中参考了大量文献和资料，付出了心血和智慧。但限于编写水平，书中难免有疏漏和不妥之处，敬请广大护理同仁批评指正。

吴欣娟

2018 年 10 月于北京

○─────────○ 前　言

　　随着现代医学的发展，护理作为一门专科有着自己的专业特点。门急诊作为医院的窗口，代表着医院的质量和形象。近年来，北京协和医院认真落实优质护理服务工作的内涵，不断深化"待病人如亲人，提高病人满意度"的办院理念，实施门诊特色优质护理服务，为患者提供安全、方便、快捷的护理服务。

　　党的十九大提出推进健康中国建设，是全面建成小康社会、基本实现社会主义现代化的重要基础，是全面提升中华民族健康素质、实现人民健康与经济社会协调发展的国家战略。随着人们对健康的需求和自我保健能力的增强，医护人员加强对患者的健康教育宣传医疗护理知识，为其预防疾病，促进健康，提高生活质量，提供有力的保障。为此，北京协和医院门急诊医护人员以多年的临床工作经验为基础，编著了《北京协和医院门急诊健康教育手册》，本书紧密结合临床护理工作，内容丰富，通俗易懂，科学性、实用性强，方便广大患者及临床护理人员阅读。

　　希望通过这本书能够为门急诊护理人员的临

床健康教育工作提供有力的指导与借鉴；为提高患者的依从性、增强各种治疗效果，最终达到提高患者的生活质量。北京协和医院本着以患者为中心的指导思想，为患者提供优质周到的护理，希望大家能够传承这一中心思想。

感谢各级领导对本书的高度重视和支持。感谢各位编委在本书编写过程中付出的努力，高效地完成编写任务。感谢中国协和医科大学出版社对本书的指导和帮助。

需要说明的是，由于本书编写者学识、能力有限，难免存在不妥和错误之处，敬请广大护理同仁批评指正。

史冬雷
2018 年 10 月于北京

第十六篇 急诊健康教育篇 …… 299

第一篇
内　　科

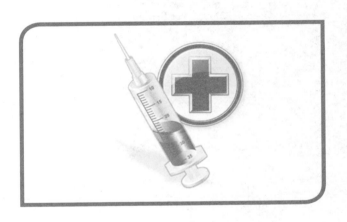

1 什么是身体不适？

俗称不舒服，身体不适是人们对自身的一种体验和感觉，医学术语叫症状。身体不适有多种形式，有些可以主观感觉到，如疼痛、眩晕，属于症状；有些主观感觉不到，但通过检查可以发现，如腹部包块、淋巴结肿大等，属于体征。

2 人体正常体温是多少？

人体正常体温是 36～37℃，个体之间会有差异，一天内体温稍有波动，一般下午较早晨稍高，进餐、活动后体温也会升高，但一般不超过 1℃。

3 什么是发热？

发热，俗称发烧，是由于身体的体温调节中枢功能异常，体温升高超出了正常范围。

4 发热是如何分级的？

(1) 低热：37.3～38℃。

(2) 中热：在 38.1～39℃。

(3) 高热：在 39.1～41℃。

(4) 超高热：在 41℃以上。

5 发热的原因有哪些？

发热的原因可分为感染性和非感染性，以感染性多见。多种病原微生物和寄生虫感染都可引起发热；非感染性发热病因需结合伴随症状一起判断。

6　发热伴随的症状有哪些？

发热时常伴有疲倦、肌肉酸痛、寒战、皮肤苍白等表现。体温升高有缓升和聚升两种形式。

7　什么是腹泻？

腹泻指排便次数增多（每日排液状便 3 次以上），粪便稀薄，并常带有黏液、脓血或未消化食物。可分为急性和慢性两种。

8　什么是便秘？

便秘指排便次数减少，一般一周少于 3 次，常常排便困难伴粪便干结。

9　什么是消化不良？

消化不良是由胃动力障碍所引起的疾病，症状表现为间断上腹部不适或疼痛、饱胀、胃灼热（烧心）、嗳气等。常因胸闷、腹胀等不适而不愿进食或少食，并影响睡眠。

10　胃和十二指肠溃疡的区别有哪些？

胃和十二指肠是最常见的消化性溃疡，表现为上腹部反复发作的规律性疼痛，但两者又有不同。十二指肠溃疡疼痛，多在晨起或早饭后 2～3 小时开始，午饭后缓解，下午 3～4 时又痛，晚饭后缓解，故称为空腹痛；疼痛也可发生在睡前或午夜，又称为夜间痛，即疼痛－进食－缓解。胃溃疡的疼痛多在饭后 0.5～2 小时出现，至下一餐前消失，午夜痛很罕见，即进食－疼痛－缓解。

11 什么是幽门螺杆菌感染？怎样预防？

幽门螺旋杆菌（Hp），是一种单极、多鞭毛、末端钝圆、螺旋形弯曲的细菌，在胃黏膜上皮细胞表面常呈曲型的螺旋状或弧形。引起的疾病有各种胃炎、口臭、消化性溃疡及胃癌。

预防措施：改变用餐方式，宜选择分餐制或使用公筷；喝开水不喝生水，吃熟食不吃生食，牛奶要在消毒后饮用；养成良好的卫生习惯，勤洗手；注意饮食和口腔卫生，防止"病从口入"。

12 什么是胃食管反流？

胃食管反流是指胃内容物反流入食管。正常人有时因过饱呃逆（打嗝）会有食管反流，但由于食管功能正常，这种反流比较短暂并会迅速消失，不致造成危害。过频繁的反流会有烧灼感（烧心）及食管疼痛，口中酸苦味等症状。反流物因含胃酸会引起食管黏膜损害，严重时可造成食管炎，甚至溃疡。

13 胃食管反流如何科学护理？

（1）避免餐后立即卧床，晚饭后不应再进

食，临睡前不饮水。

（2）可抬高床头 15cm 左右，左上右下侧卧姿势睡眠，使胃内容物不易反流。

（3）忌烟酒及刺激性食物如辣椒，适当控制每餐食量，少食含脂肪多的食物。

14 钙对人体的作用有哪些？

钙是人体内含量最多的一种无机盐，占人体重量的 1.5%~2%，其中 99% 存在于骨骼和牙齿中。钙可以调节心脏搏动，保持心脏连续交替地收缩和舒张；钙能维持肌肉的收缩和神经冲动的传递；钙能刺激血小板，促使伤口的血液凝结；在机体中，有许多种酶需要钙的激活，才能显示其活性。钙是生长发育不可缺少的无机盐。

15 什么是排尿异常？

排尿异常，分为排尿困难、少尿、无尿和多尿；尿失禁；尿频、尿急、尿痛；血尿。

16 肾脏有哪些生理功能？

肾脏是泌尿系统的重要器官，主要生理功能：

（1）通过分泌尿液，排泄代谢废物、毒物和药物。

（2）通过产生尿液，维持水及电解质平衡。

（3）维持人体的酸碱平衡。

（4）肾脏的内分泌功能，可分泌多种激素以调节人体的正常生理功能。

17 血尿是怎么回事？正常人尿中有红细胞吗？

血尿是指离心沉淀尿中每高倍镜视野≥3 个红细胞，或非离心尿液超过 1 个或 1 小时尿红细胞计数超过 10 万，或 12 小时尿沉渣计数超过 50 万，均示尿液中红细胞异常增多，是常见的泌尿系统症状。正常尿液中，一般无红细胞或仅有个别红细胞。离心后的尿液，如显微镜每一高倍视野平均可见 1～2 个红细胞，即为异常表现；如每个高倍视野红细胞在 3 个以上，而尿外观无血色者，称为镜下血尿；如尿外观呈洗肉水样或赭红色，则为肉眼血尿。

18 正常人夜间排尿量是多少？

正常人夜间排尿一般为 0～2 次，尿量为 300～400ml，为 24 小时总尿量的 1/4～1/3。

19 夜尿增多常见于哪些疾病？

（1）肾病性夜尿增多：常见于慢性肾小球肾炎、慢性肾盂肾炎、高血压肾小动脉硬化及慢性肾功能不全。

（2）排水性夜尿增多：常见于各种心脏病伴发心功能不全的患者。

（3）精神性夜尿增多：由于失眠或精神因素导致夜尿增多，多以次数增多为主，量一般不多。

20　有腰痛是否就是肾脏有病？

肾脏病患者常有腰痛，如急性肾盂肾炎、肾栓塞、梗阻性肾病、肾脏体积急剧增大以及肾周围有化脓性炎症时，都会出现剧烈腰痛。但急、慢性肾炎，肾病综合征等患者往往只有腰部轻微不适；腰痛也可由于其他原因引起，如腰肌劳损、腰椎骨质增生、妇科盆腔病变等；所以腰痛并不等于就是肾脏有病，可进一步明确检查。

21　什么是尿常规检查？

尿常规是临床上一项很重要的检查，对肾脏及泌尿系统疾病具有重要诊断价值。尿常规检查包括尿的颜色、性状、酸碱度、蛋白质、糖、酮体、红白细胞的检查。

22　什么是高血压？

高血压是指在静息状态下动脉收缩压和（或）舒张压增高，常伴有脂肪和糖代谢紊乱以及心、脑、肾和视网膜等器官功能性或器质性改变，以器官重塑为特征的全身性疾病。

23　正常血压是多少？

正常血压：舒张压（低压）60～90mmHg，收缩压（高压）90～140mmHg。

24　高血压发病因素有哪些？

（1）性别与年龄。

（2）不良生活习惯。

（3）工作压力过重。

（4）性格。

（5）遗传。

（6）体重过肥胖。

（7）吸烟、饮酒等。

25　预防高血压的措施有哪些？

预防高血压的措施：戒烟限酒；合理饮食；限盐；控制体重；适量运动。

26　高血压的非药物治疗有哪些？

高血压的非药物治疗包括健康生活方式，消除不利于心理和身体健康的行为和习惯，减少高血压及其他心血管危险因素的发病危险。改善生活方式在任何时候对任何患者都是一种合理的治疗，具体措施包括戒烟、减轻体重、减少过多的酒精摄入；适当运动、减少盐的摄入量，多吃水果和蔬菜，减少食物中饱和脂肪酸的含量和脂肪总量，以及减轻精神压力保持心理平衡。

27　心绞痛疼痛时放射的部位有哪些？

心绞痛和心肌梗死的疼痛多发生在胸骨后方、

心前区，可向左肩、左臂放射延伸，甚至达到环指和小指，有时也放射到颊面部，被误认为牙痛，从而影响了诊断和治疗。

28 什么是血脂异常？危险有哪些？

血脂异常是指血浆总胆固醇（TC）水平升高、低密度脂蛋白胆固醇（LDL-C）水平升高、甘油三酯（TG）水平升高和高密度脂蛋白－胆固醇（HDL-C）水平低下。血脂异常与许多疾病相关，其中最重要的是引起动脉粥样硬化，临床上主要表现为冠心病和脑梗死（缺血性中风）。

29 健康的生活方式对心血管疾病有什么重要性？

健康的生活方式和膳食是降低人群心血管疾病危险因素的重要组成内容。总体来说保持健康体重，保持适宜的低密度脂蛋白胆固醇、高密度脂蛋白胆固醇和甘油三酯水平；达到正常血压、血糖的目标；保持体力活动和避免吸烟；保持能量摄入与体力活动之间的平衡，以达到和维持健康体重；膳食中应富含蔬菜与水果，选择全谷食物和高膳食纤维食物；尽量选择少盐或无盐食物，饮酒应适量，通过坚持推荐的膳食和生活方式，能有效降低心血管疾病的危险性。

30 传染病的分类有哪些？

分类：甲、乙、丙三类。

甲类传染病是指：鼠疫、霍乱。

乙类传染病是指：传染性非典型肺炎、艾滋病、病毒性肝炎、脊髓灰质炎、人感染高致病性禽流感、麻疹、流行性出血热、狂犬病、流行性乙型脑炎、登革热、炭疽、细菌性和阿米巴性痢疾、肺结核、伤寒和副伤寒、流行性脑脊髓膜炎、百日咳、白喉、新生儿破伤风、猩红热、布鲁氏菌病、淋病、梅毒、钩端螺旋体病、血吸虫病、疟疾。

丙类传染病是指：流行性感冒、流行性腮腺炎、风疹、急性出血性结膜炎、麻风病、流行性和地方性斑疹伤寒、黑热病、包虫病、丝虫病，除霍乱、细菌性和阿米巴性痢疾、伤寒和副伤寒以外的感染性腹泻病、手足口病。

31 什么是结核病?

结核病是由一种叫结核杆菌的细菌感染人体后，并在机体免疫力低下时在体内生长繁殖而引起的慢性传染病。结核可在除了头发和牙齿以外的任何机体组织中发病，最常见得发病部位是肺部，即肺结核。

32 肺结核伴随症状有哪些?

咳嗽、咳痰 2 周以上、咯血或血痰是肺结核的主要症状，具有以上任何一项症状者为肺结核可疑症状者。

33 结核病是如何传染的?

结核病是通过呼吸道传染的。当肺结核患者咳嗽或打喷嚏时,健康人吸入带有结核菌的微沫可受到结核菌的传染。受到结核感染的人只有少数人发生结核病,感染后是否发生结核病,取决于结核菌的毒力、数量及机体的免疫力。当结核菌毒力强而身体抵抗力又低下时则容易发生结核病。

34 结核病有哪些危害?

结核病是一种呼吸道传染病。除牙齿和头发以外机体的任何器官及组织均可患结核病。肺结核患者是结核病的传染源,会出现咳嗽、发热、咯血、乏力等症状,并可将结核菌传给健康人。结核病患者如未及时得到治疗或治疗不彻底,有些患者会丧失劳动能力或因结核病而死亡。

35 结核病患者应注意什么?

(1) 坚持合理正规的药物治疗。
(2) 外出应常戴口罩。
(3) 加强营养,均衡饮食。
(4) 锻炼身体,增强机体抵抗力。
(5) 养成良好的卫生习惯,如不随地吐痰;咳嗽、打喷嚏时用手遮挡、勤洗手等。
(6) 治疗基础病,如糖尿病等。

36 什么是人体免疫系统?

是由淋巴器官(胸腺、骨髓、淋巴结、脾和

扁桃体)、淋巴组织以及免疫细胞(淋巴细胞、浆细胞、巨幼细胞)借助血液和淋巴循环相互联系而组成的功能系统。

37 免疫系统的功能是什么?

主要是防御功能,包括:

(1)清除入侵的抗原,如微生物及其产物、异体细胞。

(2)监视和清除机体自身改变了的细胞,如病毒感染的细胞或癌变细胞及衰老和损伤的细胞、碎片。

38 什么是关节痛、颈肩痛、腰背痛、足跟痛?

(1)关节痛:是指由炎症、感染、创伤或其他因素所引起的关节炎性疾病所引起的疼痛。关节痛是各种关节炎患者的主要症状。

(2)颈肩痛:是许多风湿性疾病侵及颈部、肩关节造成的常见症状。

(3)腰背痛:是指腰椎关节($T_{12} \sim L_1$)以下的后背痛。

(4)足跟痛:是跟腱与跟骨粗隆附着点及其附近的炎症造成的疼痛。

39 什么是痛风及临床表现有哪些?

痛风是由于嘌呤代谢紊乱和(或)尿酸排泄减少致血尿酸水平增高引起的一组疾病。分为原发性和继发性两种原发性痛风有一定的家族遗传性，痛风患者常与肥胖、高脂血症、糖尿病、高血压病以及心脑血管病伴发。

临床表现为高尿酸血症，尿酸盐结晶沉积所致特征性急性关节炎，反复发作发展至慢性痛风性关节炎及痛风石，常累及肾；严重者可出现关节致残、肾功能不全。

40　痛风患者的饮食应注意什么？

急性发作时应选用无嘌呤或低嘌呤食物，食物应精细，如面包、饼干、稻米饭、蔬菜、水果等；忌食动物内脏、酒类和海鲜；多食水果、绿叶蔬菜及偏碱性食物；慢性期或缓解期应选用低嘌呤食物，主要补充维生素和铁质，忌食高嘌呤食物，如动物内脏，忌暴饮、暴食及酗酒，每日饮水量 >2000ml，并服用碱性药物，有利于尿酸溶解排泄。

41　系统性红斑狼疮的疾病特点有哪些？

系统性红斑狼疮是一种累及多系统、多器官并有多种自身抗体出现的自身免疫性疾病；多数慢性起病，病程迁延反复。死亡原因主要是感染、肾衰竭和中枢神经系统病变。

42　什么是头痛及分类？

头痛指头颅内外各种性质的疼痛。可见于多

种疾病，往往没有特异性；精神紧张、疲劳过度、发热等都可引起头痛；若反复发作或持续性发作，可能是某些疾病的先兆信号，需要到医院明确诊断和治疗。根据头痛部位、头痛程度和头痛出现的时间及持续情况来判断。

43 什么是贫血？贫血的分类有哪些？

贫血是指血液中红细胞数量减少，血红蛋白水平降低。最常见的为缺铁性贫血，其次还有巨幼细胞性贫血、再生障碍性贫血、骨髓增生异常综合征、溶血性贫血等。

44 什么是肺炎？

肺炎是指终末气道、肺泡和肺间质的炎症，可由病原微生物、理化因素等引起，临床主要症状为发热、咳嗽、咳痰、痰中带血，可伴有胸痛、呼吸困难等。

45 什么是抑郁症和焦虑症？

抑郁症是一种常见的心境障碍，可由各种原因引起。典型症状是心境低落，兴趣和愉快感丧失，精力不济或疲劳感。

焦虑症是以焦虑为主要特征的神经症状。表现为紧张、担心、坐立不安，还有自主神经症状，如心悸、手抖、出汗、尿频等。

第二篇
神经内科

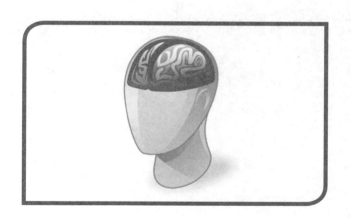

1　什么是脑卒中？

脑卒中也称作"脑血管意外"，俗称"脑中风"，是指因脑血管阻塞或破裂引起的脑血流循环障碍和脑组织功能或结构损害。临床上，患者表现为言语不清、口角歪斜、头痛呕吐、肢体偏瘫等症状。脑卒中常导致患者发生不同程度的功能残障，严重时可致死，是危害人们健康的严重疾病。

2　脑卒中如何分类？

脑卒中并不是指明确的某一种疾病，而是一组疾病的总称。通常根据血液供应被中断的原因，将脑卒中分为缺血性脑卒中（脑梗死）和出血性脑卒中（脑出血及蛛网膜下腔出血），其中缺血性脑卒中占脑卒中发病总数的60%~70%。

3　什么是缺血性脑卒中？

缺血性脑卒中就是"脑梗死"，是指突然发生的脑组织局部供血动脉血流灌注减少或血流完全中断，使脑组织因缺血、缺氧而坏死。

4　什么是出血性脑卒中？

根据出血部位的不同，出血性脑卒中分为脑出血和蛛网膜下腔出血。

（1）脑出血：俗称"脑溢血"，是脑实质内部的动脉血管破裂，血液溢出到脑组织内造成的，血液的溢出使该段动脉滋养的脑细胞无法获得正常的氧气和营养供应，导致其功能丧失。溢出的血液或形成的血栓还会压迫周围脑组织，引起脑组织损伤。这里所指的脑出血不包括外伤性脑出血。脑出血占所有脑卒中的 10%~20%。多发生于中老年人，病死率和致残率都很高。

（2）蛛网膜下腔出血：人的头颅紧贴颅骨内侧的是硬脑膜，紧贴脑组织表面的是软脑膜，在它们之间有一层透明的薄膜就是蛛网膜。蛛网膜和软脑膜之间的密闭间隙就是蛛网膜下腔。脑表面或脑底部的血管破裂后，血液直接流入有脑脊液的蛛网膜下腔和脑池中，而不是流入脑实质内，这就是蛛网膜下腔出血。

5 引起脑梗死的主要原因是什么？

（1）动脉血管发生动脉粥样硬化斑块，使动脉管腔狭窄，甚至发生斑块破裂，形成血栓，使血流受阻，甚至完全中断，引起动脉粥样硬化性血栓性脑梗死。

（2）心脏内壁或瓣膜等其他部位的血凝块（栓子）发生脱落，栓子随着血流到脑内，一旦栓子停留在某一部位引起血管阻塞，即会发生心脏来源的栓子引起的脑栓塞。

（3）脑部的小血管闭塞致脑缺血而发生脑梗死，即腔隙性脑梗死。

（4）各种原因引起的血管炎、血管损伤以及外伤等引起脑梗死。

6 脑梗死有哪些表现？

引起脑梗死的原因不同，患者的临床表现也不相同。三种主要原因类型脑梗死的临床表现特点如下：

（1）动脉粥样硬化性血栓性脑梗死：患者发病年龄通常较大，60 岁以上者居多；发病前多伴有动脉硬化、高血压、糖尿病、血脂异常等疾病；约半数患者发病前曾发生过短暂性脑缺血发作。

患者一般在夜间睡眠中和安静的状态下发病，如早晨起床时发现肢体无力或偏瘫。起病时患者可有轻度头痛，有时伴有眼球后疼痛，常有偏瘫、失语等症状，多无意识障碍或仅有轻度障碍。患者血压可正常或偏高。

（2）心脏来源的栓子引起的脑栓塞：患者以中青年为多。患者常在情绪激动和动态的情况下发病，多表现为上肢单瘫、偏瘫、失语、面瘫等；多起病急骤，以上症状可在数分钟内全部出现。因脑栓塞可发生在一支动脉，也可发生在多支动脉，因而临床表现不尽相同。

（3）腔隙性脑梗死：患者以老年人居多，大多数没有症状，部分患者会出现轻微的记忆力减退、注意力不集中、一侧肢体麻木力弱、步态不稳等症状。由于症状较轻，所以常被忽略，但发展严重后会导致患者发生偏瘫、失语、智力衰退等症状。

7　脑出血的常见原因是什么？

导致脑出血的常见原因有以下几类：

（1）高血压是最常见的原因，70%的脑出血患者都有高血压。

（2）药物：如果患者服用抗凝药物、抗血小板药物，如华法林、阿司匹林等，出血的危险性增加。

（3）脑血管畸形也是较常见的原因，是年轻人发生脑出血的主要原因之一，血管畸形以动静脉畸形为多见。

（4）脑动脉淀粉样变性为自发性脑叶出血的常见原因，多见于老年人。

（5）其他原因：如脑肿瘤、凝血障碍、再生障碍性贫血、血小板减少性紫癜、血友病、真菌性脑动脉炎、钩端螺旋体病性脑动脉炎、脑外伤等。

8　高血压如何引起脑出血？

目前比较公认的说法是微动脉瘤学说。由于长期高血压，血管承受较大的冲击、血流切应力长期作用于脑动脉内膜表面，可造成内皮细胞的损伤、脱落或通透性增加，血压的波动造成湍流，并在动脉分叉和狭窄后的扩张部出现涡流，导致内膜损伤和动脉粥样硬化，在脑内的穿通动脉中可形成微型动脉瘤。血压突然升高可引起微型动脉瘤的破裂而造成脑出血。

9. 脑出血的表现是什么？

脑出血患者一般在体力和脑力紧张活动或情绪激动时容易发病。脑出血起病急，发展快，数分钟到数小时达到高峰。生活中常见到脑出血患者突然摔倒，倒在路边、厕所里、床旁地上，意识不清、呼之不应、大汗淋漓、鼾声大作、呕吐（有时呕吐物为咖啡色的）、四肢呈软瘫状态、大小便失禁、半身不遂。脑出血量较少的患者也常会自述头痛较剧。脑出血的严重程度与出血部位和出血量有很大关系。如果患者从发病时就出现意识不清，并逐渐加重，说明重要部位出血或出血量大，常危及生命。

10. 哪些情况下易引起脑出血？

（1）血压快速升高，收缩压升高更易引起脑出血。

（2）脾气急躁或情绪紧张、激动，常见于生气、与人争吵后。

（3）短期内大量吸烟、饮酒。

（4）使用毒品。

（5）体力劳动和脑力劳动过度，导致过度劳累，如抬举重物、用力排便、运动量过大等。

（6）抗凝药物使用不当，使出血倾向增加。

11 出现哪些症状提示可能发生了急性脑卒中？

患者在脑卒中发作时常常没有特定的表现，因为脑血管堵塞或破裂可以发生在任何一根脑血管中，症状可以多种多样，判断起来非常困难。但是，脑卒中发病时患者可有以下一些共同症状：

（1）一侧肢体（伴或不伴面部）无力、笨拙、沉重或麻木。

（2）一侧面部麻木或口角歪斜。

（3）言语表达困难或理解语言困难。

（4）双眼向一侧凝视。

（5）单眼或双眼视力丧失或模糊。

（6）视物旋转或看东西双影，伴眩晕或有平衡障碍。

（7）既往少见的严重头痛、呕吐。

（8）上述症状伴意识障碍或抽搐。

上述的症状可能只发生一种，也可能同时出现几种。症状的发生常常是突然的，可以是睡觉醒来时发生，也可以在活动时，情绪激动时发生。

12 为什么对脑卒中患者分秒必争地进行急救？

在抢救脑卒中患者时必须争分夺秒，因为时间就是大脑的生命！

人的大脑日夜不停地工作，需要大量的氧气和能量，需要畅通的动脉将血液源源不断地送到大脑，而且大脑十分"娇气"，大脑的神经细胞对于缺血、缺氧十分敏感，缺血数分钟后就会死亡，而且脑细胞几乎是不可能再生的。所以，要采取紧急措施，保证患者大脑及时获得足够的血液和氧气。

对于急性脑梗死患者，目前可以采用溶栓治疗使堵塞的动脉恢复通畅，但是溶栓治疗需要一定的时间窗，不是任何时候都可以进行溶栓治疗的，并且溶栓治疗开始时间越早，患者的预后就会越好。通常患者发病 6 小时内可以进行溶栓治疗，发病超过 6 小时进行溶栓治疗，往往无效，并且出血的风险也会大大增加。

对于急性大量脑出血的患者，尽早进行手术清除血肿，解除血肿对脑组织的压迫，可以大大改善患者的预后。

13　发现有人发生脑卒中应该怎么办？

掌握正确的应急措施对维持突发脑卒中患者的生命体征、防止病情加重、争取时间进行进一步救治是十分重要的。所以，一旦判断患者可能发生了脑卒中，尽可能在第一时间拨打"120"或"999"急救电话。十分紧急又无法拨通"120电"话的情况下，也可拨打"110"、"119"等电话呼救。患者症状持续时间超过 10～15 分钟，或症状频繁出现，或症状进行性加重时更要紧急呼救。

在未拨打急救电话时及等候救护人员到来时，应采取以下紧急措施：

（1）保持患者气道通畅。具体操作是让患者仰卧，头肩部稍垫高，头偏向一侧，防止痰液或呕吐物回吸入气管造成窒息。如果患者口鼻中有呕吐物阻塞，应设法抠出。

（2）解开患者领口纽扣、领带、裤带、胸罩，如有义齿也应取出。

（3）如果患者是清醒的，要注意安慰患者，缓解其紧张情绪。

（4）切勿慌乱，不要悲哭或呼唤患者，避免造成患者的心理压力。

（5）立即打电话给急救中心或者医院神经专科寻求帮助，必要时不要放下电话，应询问并听从医生的指导进行处理。

（6）做一些简单的检查，如用手电筒观察患者双侧瞳孔是否等大等圆；如有可能应测量血压，如果患者血压不超过 180/120mmHg，一般不需要特别处理。

（7）如确需要搬动患者时，搬动方法要正确。搬动患者的正确方法是：2～3人同时用力，一人托住患者头部和肩部，使头部不要受震动或过分扭曲，另一人托住患者的背部及臀部，如果还有一人，则要托起患者腰部及双腿，三人一起用力，平抬患者移至硬木板床或担架上。

（8）在没有医生明确诊断之前，切勿擅自做主给患者服用止血剂、安宫牛黄丸或其他药物。

14 如果发现有人发生脑卒中，拨打急救电话时应注意什么？

如果发现有人发生脑卒中，拨打急救电话时应注意以下事宜：

（1）拨打"120"急救电话的最佳人选为患者亲属或现场知情者。

（2）注意听取急救中心的询问，给以冷静、准确的回答，包括患者姓名、性别、工作单位、拟去医院、联系电话、患者病情等一般询问的内容。

（3）一定说清患者所在的准确地点，尽可能指出到达地点的显著标志。

（4）报告患者目前最危重的情况，如昏倒、剧烈头痛、呕吐及现场所采取的措施，询问救护人员到来之前还应做些什么。

（5）安排人到有标志的地点迎接救护人员，以便于救护人员尽快找到目的地。

15 什么是脑卒中的一、二、三级预防？

脑卒中的预防是通过一、二、三及预防措施来实现的。

（1）脑卒中的一级预防是对与脑卒中发生有关的危险因素进行干预，是源头预防，又称根本性预防或病因预防。

（2）脑卒中的二级预防是针对已经发病的患者进行治疗并控制其与脑卒中发生有关的危险因素，以降低和减少脑卒中的复发。

（3）脑卒中三级预防是对脑卒中严重患者进行积极治疗和康复训练，将其死亡率及致残率降到最低限度。

脑卒中的三级预防犹如三道防御脑卒中的防线，可以有效控制脑卒中，减少脑卒中的发病、患病、残疾和死亡人数，提高社区人群的生活质量。

在三级预防中，一级预防的效果最明显，也最重要，因为其所预防的对象是具有脑卒中发生相关的危险因素、但还没有发生脑卒中的人群（高危人群）。一级预防措施是每个人自己都可以实施的，而且我国脑卒中高危人群的数量相当大，因而一级预防的效益就相当明显。

16 为什么说改变不良的生活方式是预防脑卒中的重要措施？

与脑卒中发生有关的危险因素包括不良生活方式和疾病等。年龄、性别和遗传因素也与脑卒中的发生有关，是脑卒中不可控制的危险因素，而不良生活方式和一些与脑卒中发生有关的危险因素是可控制的。

这里说的不良生活方式指人们日常生活中的一些和脑卒中发生有关的、不良的生活习惯，包括饮食不健康、缺少运动、吸烟、酗酒、精神压力大、紧张等。这些不良的生活习惯是导致我国脑卒中发病率持续上升，并且出现脑卒中年轻化的直接原因之一。其中，吸烟、酗酒已经成为导致脑卒中发生的最重要的危险因素。改变不良的生活方式包括合理膳食、适量运动、控制体重、戒烟限酒以及保持心理健康。专家的调查表明，改变不良的生活方式可以使女性和男性发生脑卒中的危险分别降低79%和69%。因此改变不良的生活方式对预防脑卒中是十分重要的。

17　导致脑卒中的不良饮食习惯有哪些？

（1）高脂饮食，如肥肉、洋快餐、油炸食品、动物内脏等。高脂饮食会导致血脂异常、动脉硬化、高血压以及肥胖，这些都会促进动脉狭窄和闭塞的发生，也使得脑动脉变脆而导致出血。

（2）摄盐过多，会导致机体内钠离子增多，水钠潴留，血容量增高，直接导致血压升高，容易诱发脑血管病。流行病学研究显示，凡摄盐量高的地区，脑血管病的发病率也相应增高。

（3）长期大量摄入含糖食物，如含糖饮料、冰激凌、甜点心等。长期大量摄入含糖食物不但增加发生糖尿病的风险，同时过多摄入含糖食物还可以在体内转化为甘油三酯，导致血脂异常，这些均使得机体发生脑血管病的风险增加。

（4）过量饮酒，饮酒过度会引起高血压，如果在已有高血压的基础上再酗酒，有可能导致血压骤然升高，出现脑血管破裂，发生脑出血。

18 运动可以预防脑卒中发生吗？

经常运动的人患脑卒中的危险明显降低。据统计，年龄超过40岁积极运动的男性比不运动的同龄人发生脑卒中的危险低30%。每天快走30分钟，发生脑卒中的概率可降低30%。这是因为运动能够增强心脏功能，改善血管弹性，促进全身血液循环，增加脑的血流量；运动能够扩张血管，使血流加速，并能降低血液黏稠度和血小板的聚集性，从而减少血栓形成；运动可以促进脂质代谢，提高血液中高密度脂蛋白胆固醇的含量，从而可以预防动脉硬化。

19 吸烟为什么会引起脑卒中？

研究显示，吸烟过程中产生的一氧化碳以及烟草中含有的尼古丁对血管内皮细胞有明显的损伤作用；一氧化碳、尼古丁又能促使血液中的总胆固醇和低密度脂蛋白胆固醇浓度升高，使这些物质沉积于血管壁上；大量吸烟还能刺激血小板，促使血小板聚集和黏附于动脉血管壁上。由此看来，吸烟不但会为血栓形成创造条件，还会加快动脉粥样硬化的发生和发展，引起动脉狭窄或闭塞。国内外大量的研究已经证实，吸烟是脑卒中重要的危险因素，大量吸烟可以明显增加脑卒中发生的风险，而被动吸烟，也就是吸"二手烟"，同样也会增加脑卒中发生的风险。因此，要养成不吸烟的好习惯，已吸烟者应尽快戒烟。

20 长期大量饮酒会引起脑卒中吗？

长期大量饮酒是与脑卒中的发生有关的一个重要危险因素。中等量（乙醇少于 60 克/天）和大量（乙醇多于 60 克/天）饮酒者发生出血性脑卒中，特别是蛛网膜下腔出血的危险性是不饮酒者的 2 ~ 3 倍。随着饮酒量的增加，出血性脑卒中的危险性也增加。急性酒精中毒易发生动脉瘤破裂，引起蛛网膜下腔出血，其近期脑卒中的发病率为 65.3%，其中 24 小时内发病者占 23.6%，72 小时发病者占 33.9%。

（1）长期大量饮酒，尤其是烈性高度数酒，会加强一些与脑卒中发生有关的危险因素的作用。例如，可使心率增快、心肌耗氧量增加，可损害心肌细胞，降低心肌的弹力和收缩力；加剧冠状动脉粥样硬化的程度，诱发心律不齐和心脏室壁运动异常而引起脑栓塞。中度以上饮酒可使高血压发病的危险显著升高。大量饮酒可因热量过剩而导致向心性肥胖等。

（2）可以改变血液中某些成分（如血小板、红细胞和纤维蛋白原），促使脑卒中的发生。

（3）增强血小板聚集，激活凝血系统。

（4）刺激脑血管平滑肌收缩或使脑代谢发生

改变而造成脑血流量减少。

21 高血压为什么是引起脑卒中最重要的危险因素？

无论是原发性高血压还是继发性高血压，无论收缩压增高还是舒张压增高，只要血压持续在较高的水平，均可增加脑卒中发生的危险性。国内资料显示，脑卒中发病前有高血压病史的患者占总发患者数的42.4%，发病后测血压增高者占总发患者数的63.9%。

（1）长期高血压使脑部小动脉从持续收缩逐渐导致结构改变，管壁增厚，脑血流量减少，脑组织发生缺血性缺氧；或促进大动脉粥样硬化的发生和发展。脑动脉粥样硬化，使脑动脉血管的管径变小，弹性降低，阻力增加，脑血流量减少。脑部的供血不足又可通过反馈机制使血压升高，形成恶性循环。

（2）小动脉在管壁增厚的基础上急性闭塞，或在大动脉粥样硬化斑块形成的基础上斑块破裂或血栓形成，堵塞动脉或脱落到远端均可引起脑梗死。

（3）血压升高，血管内压力增加，引起脑血管破裂就导致脑出血。高血压引起的脑出血约占全部脑出血的70%。

高血压是发生脑卒中的最重要的危险因素，所以预防脑卒中就要控制与脑卒中发生有关的高血压。

22 糖尿病与脑卒中发生有关系吗?

糖尿病患者心、脑血管病发病率和病死率为非糖尿病患者的 4 倍。糖尿病现已被公认是发生脑卒中的重要危险因素。糖尿病患者的高血糖状态促使血浆脂蛋白沉积在动脉壁上,导致大、中动脉的粥样硬化;高血糖促使微小动脉发生血管退行性病变,导致微小动脉硬化。这种情况导致糖尿病患者往往同时伴有高血压、心脏病,并常伴有凝血机制异常,血液黏稠度增高,血小板黏附性、聚集性增强,易使血栓形成。这些都会增加发生脑卒中的危险。

23 糖尿病患者发生的脑卒中都有哪些特点?

糖尿病患者患脑血管病的风险比非糖尿病患者高 4 倍。值得注意的是,很多糖尿病患者在脑卒中发生前未明确糖尿病的诊断。糖尿病患者发生的脑卒中有 80% 为缺血性脑血管病;发生的无症状的脑梗死中有 10%~23% 为腔隙性脑梗死。糖尿病患者临床特点:发生脑卒中常为多发性,大面积梗死,易发生高渗性糖尿病性昏迷。腔隙性脑梗死可以不表现为肢体瘫痪,而只表现为头痛、头晕、记忆力减退、反应迟钝、肢体麻木、共济失调等,因此容易漏诊。脑卒中患者的血糖越高,预后越差。

24 哪些心脏病与脑卒中的发生有关系？

很多种心脏病都可以引起脑卒中的发生，如风湿性心脏病、冠状动脉硬化性心脏病（冠心病）、高血压性心脏病、卵圆孔未闭等先天性心脏病，以及上述疾病并发的心脏损害，如心房颤动（房颤）、心功能不全等。

冠心病和脑卒中之间存在十分密切的联系，这两种疾病的共同致病基础都是动脉粥样硬化。冠心病使脑卒中发生的危险增加 5 ~ 15 倍。同时，急性脑卒中患者也非常容易出现心绞痛、心肌梗死等急性冠脉综合征。

房颤是一种常见的心律失常，多表现为心率快而不规则，最主要的并发症是脑卒中。与动脉硬化性血栓性脑卒中相比，房颤引起的脑卒中死亡率更高，住院时间越长，遗留的神经损害和功能障碍越严重。房颤发生时，心房有效的收缩功能丧失，血流缓慢，容易在心房内形成血栓，血栓一旦脱落阻塞脑血管，就会引起脑卒中。

25 血脂代谢异常会增加发生脑卒中的危险吗？

血脂异常可引起或加重动脉粥样硬化性病变，从而引起心、脑、肾血管病变。除了加速动脉粥样硬化、促进血管壁内膜增厚外，血脂异常还增加血液黏稠度，加重血管狭窄或阻塞的程度。因此血脂代谢异常会增加发生脑卒中的危险。

各项血脂指标的异常与心脑血管疾病的发生都有密切的关系。

（1）血清总胆固醇异常：血清总胆固醇升高是发生脑卒中的危险因素。血清总胆固醇水平越高，冠心病、脑卒中发病越多、越早；降低血清总胆固醇水平，可以显著降低冠心病、脑卒中的发病危险。有研究报道，血清胆固醇水平每增高1.03mmol/L，缺血性脑卒中相对危险性增高11%。

（2）血清低密度脂蛋白胆固醇异常：目前公认血清低密度脂蛋白胆固醇属于致动脉粥样硬化的脂蛋白。其水平越高，动脉粥样硬化的危险性越大。血清低密度脂蛋白胆固醇异常与脑卒中的关系最为密切，其水平升高，脑卒中风险显著增高，因此低密度脂蛋白胆固醇水平升高也是脑卒中的独立危险因素。目前，在防治脑卒中方面，已经将低密度脂蛋白胆固醇水平下降作为调节血脂是否达标的指标。降低低密度脂蛋白胆固醇水平，可使发生脑卒中的风险度下降。

（3）血清高密度脂蛋白胆固醇异常：血清高密度脂蛋白胆固醇具有防治动脉粥样硬化的作用。因此，低高密度脂蛋白血症时动脉粥样硬化的危险性增加。升高血清高密度脂蛋白胆固醇水平可降低脑卒中的风险。

（4）甘油三酯异常：血清甘油三酯高于2mmol/L（176mg/ml）并伴有血清低密度脂蛋白胆固醇水平升高或血清高密度脂蛋白胆固醇水平

降低，则脑卒中危险性增加。

26 肥胖与脑卒中有什么关系？

肥胖指体内脂肪堆积过多或分布异常，导致体重增加的一种状态。单纯性肥胖（不是继发于其他疾病和药物，而是由不健康的生活方式、遗传等原因引起的肥胖）本身一般不会引起脑卒中，但是如果伴有血脂异常、高血压、糖尿病、冠心病，发生心血管疾病及脑卒中的危险就增加了。研究发现，向心性肥胖也是发生脑卒中的独立危险因素。肥胖可导致血小板激活、凝血机制亢进、纤溶活性降低，从而增加脑卒中的发生风险。有研究发现，向心性肥胖是脑卒中的独立危险因素，尤其是女性肥胖者更易发生心脑血管事件。

27 颈动脉狭窄与脑卒中有什么关系？

颈动脉是人体通向头面部的主要动脉，是颅内血管的供血动脉，一旦发生颈动脉狭窄或闭塞，脑内就可能出现缺血，甚至发展为脑卒中。颈动脉与冠状动脉等动脉一样，随着机体的衰老和血管的硬化，动脉内可形成动脉粥样硬化斑块，造成颈动脉狭窄。这些斑块不断增大，可出现钙化、出血、坏死和血栓形成。当斑块的碎片或斑块表面形成的血栓脱落到脑动脉，就可能导致脑梗死。统计资料显示，约 2/3 的脑梗死与颈部动脉狭窄有关。有不少患者通过颈动脉彩色超声检查发现存在颈动脉严重狭窄，但由于患者对颈动脉狭窄和脑卒中的利害关系缺乏正确的认识，未能及时治疗，结果发生了脑卒中。

28 常见的抗血小板药物有哪些？

常用的抗血小板药物包括阿司匹林、氯吡格雷、缓释双嘧达莫与阿司匹林复方制剂。阿司匹林是目前世界上应用最多的、证据最充分的抗血小板药物；缓释双嘧达莫与阿司匹林复方制剂同样可以使脑卒中复发风险明显下降；氯吡格雷同样安全有效，可能对高复发风险的症状性动脉粥样硬化患者有优势。此外，在糖尿病患者中，氯吡格雷可比阿司匹林进一步降低脑卒中和血管性死亡的风险。

但抗血小板药物也存在副作用。阿司匹林的副作用包括出血、胃肠道反应和阿司匹林哮喘等；阿司匹林复方制剂常见的不良反应是头痛；氯吡格雷的副作用有胃肠道反应，但较阿司匹林稍低。

29 脑卒中患者每天在什么时候服用阿司匹林最好？

有人认为晚上睡觉时血液流动慢，容易形成血栓，因此晚上服阿司匹林可能效果好。但实际上晚上服用与早上服用没有太大差别，因为服用阿司匹林是一个长期的过程，阿司匹林在5~6个半衰期后血药浓度就达到稳定。因此，服用时间对药物的效果没有影响，重要的是坚持服用阿司匹林，不必特别指定早上还是晚上服用。

30 哪些人不宜服用阿司匹林？

有些人特别是老年人如果长期服用阿司匹林，需要提高警惕，避免出血发生。有下列情况的人禁止服用阿司匹林：

（1）胃或十二指肠溃疡患者。

（2）近期内有手术史，特别是做过眼科、内脏、颅脑手术者。

（3）平时有出血倾向者，如牙龈或皮肤出血者。

（4）有哮喘病史、对阿司匹林过敏者。

（5）有凝血功能障碍者。

此外，阿司匹林有升高尿酸的副作用，因此高尿酸血症患者也应慎用。

31 预防脑卒中应主要控制哪些指标？

与发生脑卒中有关的可控制的危险因素包括不良生活方式、血压、血脂、血糖、体重、吸烟、情绪等，预防脑卒中就应通过改变不良生活方式、服用有科学依据和有预防作用的药物，将危险因素控制在安全的范围内，及目标值范围内。

32 定期输液可以预防脑卒中吗？

每到春秋季节，医院门诊总会出现一些患者

要求定期输液预防脑卒中，甚至有些基层医院的医生也这样建议患者，让患者半年输液一次，冲一冲血管，这样就不会患脑卒中了。这些做法是不可取的。静脉输液的药物多是一些扩张脑血管、改善脑供血、供氧的药物，对于缓解脑卒中的部分临床症状无疑是有效和有益的，但是这些药物的作用不可能持续 3 个月或半年之久，因此寄希望于定期输液来预防脑卒中发生是缺乏科学依据的，还会无谓地消耗大量有限的医疗经费和资源。对于患者本人来讲，长期输液还会带来一些不必要的损伤，如静脉炎、心脏负荷过高、诱发心脏衰竭等。因此，不建议患者通过定期输液来预防脑卒中。真正能预防脑卒中的措施是按照医生制定的方案坚持正规的一级、二级预防，如服用抗血小板聚集和稳定动脉粥样硬化斑块的药物，改变不良的生活方式，防治与脑卒中的发生有关的疾病，这些都是来自于很多的临床研究和实践得出的结论。

33 患脑卒中后为什么经常会出现下肢肿胀？

脑卒中发生后患者出现下肢肿胀可能的原因中最常见的是患者下肢处于瘫痪状态，长期卧床，肌肉张力低，下肢静脉回流不畅，引起患肢肿胀。这种性质的肿胀一般表现为"晚重晨轻"。一般是患者入睡后患肢相对抬高，静脉回流改善，因此造成起床时症状较轻。而在白天，患者坐和站的机会较多，下肢静脉回流缓慢，因此一般下午和晚上肿胀要严重些。针对这种情况，建议患者避免长时间地坐着或站立，可以适当行走或坐着时把下肢抬高，还可以穿高弹力的长筒袜。

脑卒中患者如果营养不良，早期会表现为下肢水肿。心、肝、肾功能不良等也可以引起肢体的水肿。患有糖尿病、高血压多年，由于疾病损害肢体神经血管，也可能出现下肢肿胀，早期也表现为"晨轻晚重"。建议及时就医，明确诊断，正确治疗。

34　缺血性脑卒中为什么容易在早晨起床时出现？

有统计显示，25%左右脑卒中患者在早晨起床的一刹那发病的。这主要与血压的波动和血液黏稠度增加有关。经过一夜睡眠，体内已处于缺水状态，血液黏度增高；再加上如果醒来时"闪电式"地从卧位变为坐位，甚至下床活动，就很可能因为血压迅速变化，诱发出现脑卒中症状。因此，早晨醒来不要急于起身，应在床上静卧几分钟，闭目养神，并适当活动一下四肢和头颈部。慢慢坐起后，稍微活动几下之后再下床活动，避免因血压波动造成的脑血管意外。

35　脑卒中患者可以少量饮酒吗？

虽然长期大量饮酒对脑血管的危害很大，但少量饮酒可能会有一定的好处。少量饮酒可以增加前列腺素的合成和纤溶酶的活性，增加高密度脂蛋白胆固醇的浓度。然而我们并不鼓励不饮酒者通过少量饮酒来预防心脑血管疾病。

对于饮酒者，提倡一定要适度，不要酗酒。男性每日饮酒的酒精含量不应超过 20～30g，女性不超过 15～20g，孕妇应该忌酒。饮酒量超过上述范围会对人体产生危害。

第三篇
内分泌科

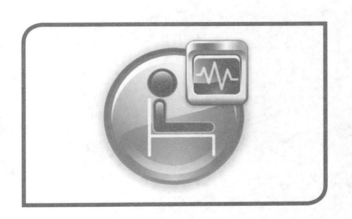

1 糖尿病 "五驾马车" 是什么意思？

糖尿病 "五驾马车" 指饮食、运动、教育、药物、监测。

2 糖化血红蛋白（HbA1c）是什么？

糖化血红蛋白实际上指的是被葡萄糖糖化了的血红蛋白。

3 糖尿病患者为什么要测糖化血红蛋白（HbA1c）？

通过测定血液中糖化血红蛋白（HbA1c）的含量，可以反映糖尿病患者以往几个月糖尿病控制得好坏。糖尿病患者每天所进行的血糖测定仅仅反映了检测时的血糖变化，而糖化血红蛋白的测定可以让人看到在过去的 2~3 个月内整体的血糖控制情况。

4 哪些人是得糖尿病的高危人群？

（1）亲属中有 2 型糖尿病家族史。

（2）超重或肥胖和中心性肥胖。

（3）分娩巨大胎儿的母亲。

（4）静坐生活方式。

（5）40 岁以上。

（6）糖调节受损史，一过性类固醇糖尿病史，多囊卵巢综合征。

（7）高血压、血脂异常、冠心病（冠状动脉粥样硬化性心脏病）。

（8）长期抗精神病或抗抑郁药物治疗。

（9）妊娠期糖尿病史。

5　糖尿病的诊断标准是什么？

（1）空腹血糖 >7.0mmol/L。

（2）餐后 2 小时血糖 >11.1mmol/L。

（3）糖尿病临床症状以及任意时刻血糖 >11.1mmol/L。

符合以上三条中的任意一条，即可诊断为糖尿病。

6　什么时候适合做血糖监测？

（1）餐前血糖检测：当血糖水平很高时空腹血糖水平是首先要关注的，有低血糖风险者（老年人，血糖控制较好者）也应测定餐前血糖。

（2）餐后 2 小时血糖监测适用于空腹血糖已获良好控制但仍不能达到治疗目标者。

（3）睡前血糖监测适用于注射胰岛素的患者，特别是注射中长效胰岛素的患者。

（4）夜间血糖监测适用于胰岛素治疗已接近治疗目标而空腹血糖仍高者；出现低血糖症状时应及时检测血糖。

（5）运动前宜监测血糖。

7 使用血糖仪测量血糖过程中有哪些注意事项？

（1）血糖仪与血糖试纸的号码要相对应。

（2）手必须洗干净，酒精擦拭后待挥发干后再采血。不要选择含碘的消毒液消毒手指。

（3）采血部位一般取手指末端侧面。

（4）将血样涂在测试条正面的红色区域。

（5）不要过分用力挤血，因为用力挤压手指会将血管外的组织液混入血液，影响测得的结果。

（6）使用前不要让血糖试纸在空气中暴露过久，这样会将试纸上的一些酶被氧化，影响结果。

（7）每个月至少要对血糖仪进行校正和清洁保养一次，确保测定结果准确。

（8）糖尿病患者需要把每次测得的血糖数值进行详细记录，以便就诊时可以让医生了解其血糖控制情况，评价和调整治疗。

8 如何选择血糖监测部位？

采血部位通常选择指尖两侧等末梢毛细血管。

9 什么是葡萄糖耐量实验？

试验意义：为糖尿病明确诊断提供依据。

试验方法：试验前 3 天，每天碳水化合物摄入量不低于 150g；停用药物如避孕药、利尿药或苯妥英钠等 3～7 天。试验当日早晨先抽空腹血测定血糖，然后，饮入 300ml 含 75g 无水葡萄糖的糖水，糖水在 5 分钟内饮完。从服糖第一口开始计时，于服糖后 30、60、120 和 180 分钟分别抽血测定血糖。

结果判断：

血糖分类	空腹血糖	餐后 2h
正常人	<6.1mmol/L	<7.8mmol/L
诊断糖尿病	≥7mmol/L	≥11.1mmol/L

10　糖尿病患者如何进行足部护理？

（1）每日足部检查，观察是否有皮损，水疱，足趾间有否糜烂等，必要时可借助镜子。

（2）经常洗脚并擦干（尤其是趾缝），水温低于 37℃。

（3）不要使用化学药物或膏药去除鸡眼。

（4）干燥的皮肤应使用润肤液，但避免用于足趾间。

（5）每日检查鞋内有无异物。

（6）剪趾甲不要过度；使用趾甲剪沿直线将趾甲剪掉，不要剪得太短或剪得有尖角。

（7）如果看不到或够不着趾甲，或趾甲有真菌，则让足病医生来剪。

（8）定期去医院检查足部，一旦出现青紫、刮伤或疼痛应及时就医。

11　2 型糖尿病患者控制的目标。

血糖：空腹 4.4～6.1mmol/L（80～100mg/dl）；

餐后 4.4 ~ 10.0mmol/L（80 ~ 180mg/dl）。

血脂：甘油三脂≤1.5 mmol/L；胆固醇≤4.5 mmol/L；低密度脂蛋白≤2.5 mmol/L；高密度脂蛋白：≥1.0 mmol/L。

血压：≤140/80 mmHg。

BMI：男性≤25；女性≤24。

糖化血红蛋白（HbA1C）：≤7.0 %。

12 糖尿病营养治疗原则是什么？

（1）摄取适当的能量。

（2）增加膳食纤维摄入，保持充足的维生素及矿物质摄入。

（3）限制食盐用量，每日 6g 以内。

（4）科学配餐，营养均衡，定时定量进餐。

（5）合理使用甜味剂食品。

（6）戒烟限酒。

13 糖尿病患者需要进行神经系统检查吗？

糖尿病性神经病变的发病率与糖尿病病程、血糖等代谢紊乱控制状况、患者年龄等有密切关联。用电生理方法检测，在病史超过 5 年的患者中，神经病变的发生率60%~90%。此外，约 1/5 患者在糖尿病确诊前就已经存在神经病变，尤其是对称性周围感觉神经病变多见。因此糖尿病患者应根据情况，听从医生建议，定期进行神经系统病变的检查。

14　糖尿病患者为何要定期进行眼底检查？

糖尿病由于长时间血糖升高，会引起全身微血管的病变，引起糖尿病视网膜病变，也就是糖尿病眼病。几乎一半的糖尿病患者在患病期间会出现不同程度的糖尿病性视网膜病变，要注意监测眼底。

（1）2型糖尿病在诊断前数年可能已患有糖尿病，因此，刚发现糖尿病时可能已有相当明显的视网膜病变（甚至有些患者是以眼部不适为首发症状而来就诊的），这些患者当时应检查眼底，如眼底正常，每年查一次。

（2）1型糖尿病诊断时若年龄<19岁者，当时即应检查眼底，如眼底正常，以后每5年查一次眼底，10年后每年查一次；诊断时患者年龄≥20岁或大于20岁者，当时应查眼底，眼底正常，每年查一次。

（3）如果患者有视觉症状，诸如眼前有黑的"漂浮物""蝌蚪""蚊子""蜘蛛网"等，应及早到医院检查眼底。

（4）妊娠期间，糖尿病性视网膜病变是糖尿病妇女的一个重要问题。建议所有妊娠糖尿病妇女每3个月散瞳检查眼底1次，以保护视力。

15　妊娠糖尿病患者如何进行监测？

通过血糖自我监测抽查空腹、餐前以及餐后

2 小时血糖。有条件者每日测定空腹和餐后血糖 4~6 次。血糖控制的目标是空腹或餐前血糖 <5.6mmol/L（100 mg/dl），餐后 2 小时血糖 ≤ 6.7mmol/L（120 mg/dl）；HbA1c 尽可能控制在 6.0% 以下。饮食计划应有利于保证孕妇和胎儿营养但又能控制孕妇的体重。血压应该控制在 130/80mmHg 以下。每 3 个月进行一次眼底检查并做相应的治疗。加强胎儿发育情况的监护，常规超声检查了解胎儿发育情况。如无特殊情况，按预产期分娩，并尽量采用阴道分娩。分娩时和产后加强血糖监测，保持良好的血糖控制。

16　胰岛素注射后常见的药物不良反应有哪些？

（1）低血糖：患者要随身携带糖果、甜点等食品，以便在出现低血糖反应时能及时进行自我救治。

（2）体重增加：使用胰岛素后，过多的葡萄糖转变成脂肪储存在体内，导致体重增加，或者当开始胰岛素治疗时，有的患者害怕会发生低血糖，因此多吃一些食物来防御，也会影响体重。

（3）水肿：多见于首次使用胰岛素的糖尿病患者，尤其是剂量偏大时，一部分患者注射胰岛素后可表现为下肢凹陷性水肿。胰岛素水肿一般无需特殊处理。

（4）脂肪萎缩：经常更换注射部位或使用高纯度胰岛素可以防止其发生。

（5）过敏：局部过敏仅为注射部位及周围出现斑丘疹，瘙痒。全身过敏可引起荨麻疹，极少数严重者可出现过敏性休克。

（6）皮下脂肪增生：每天多次在相同部位注射胰岛素的患者经常发生，且大多位于腹部。注射在脂肪增生部位，常会造成皮下胰岛素的吸收变化。

（7）视物模糊：属暂时性变化，一般随血糖浓度恢复正常而迅速消失，不致发生永久性改变，故不必配镜矫正，一般无需特殊处理。

17 低血糖有哪些表现？

发抖，心跳加快，头晕想睡，焦虑，饥饿，出冷汗，视物模糊，四肢无力，头痛，情绪不稳。

18 如何预防糖尿病低血糖？

（1）按医护人员的指示用药，胰岛素注射时剂量要准确。

（2）饮食定时定量。

（3）戒酒或少量饮酒，勿空腹饮酒。

（4）熟悉低血糖的症状及自我处理低血糖的方法。

（5）监测血糖，及早发现低血糖。

（6）外出时，随身携带糖尿病急救卡，少量糖和食物。

（7）患者注射胰岛后不要剧烈运动或者洗澡。

19 运动对糖尿病患者的益处有哪些？

（1）控制血糖。

（2）预防疾病。

（3）调节血脂。

（4）降低血压。

（5）保持健康。

（6）改善生活质量。

（7）预防心血管事件。

20 糖尿病患者运动前和运动中有哪些需要注意？

（1）运动前的注意事项：避免空腹、进餐时运动；避免不坚持运动；避免餐后立即做中等以上强度运动；服药或者注射胰岛素后禁止立即运动；禁止睡醒后立即运动；避免在参与运动的骨骼肌肉部位注射胰岛素。

（2）运动中的注意事项：运动环境宜在公园、林间、草地、田野等空气质量好，环境清静处进行，外出运动应注意避免雾霾，防止有害化学物质的吸入。

（3）强化运动中和运动后的血糖监测，建议运动中每隔 30 分钟测 1 次血糖，及时发现低血糖。

（4）随身携带"求助卡"和糖果，防止发生低血糖。

（5）当发生运动创伤时，通常按照 RICE 原则处理，包括休息（rest）、冰敷（ice）、压迫（compression）、抬高（elevation）以缩短恢复的时间。

21 糖尿病患者最佳运动的时间及频率是什么？

（1）运动时间：运动的最佳时间在餐后的 90 分钟开始运动：

5 ~ 10min	10 ~ 30min	>5min
准备活动	有效心率保持时间	放松活动

（2）运动频率：需要注意的是，若运动间歇超过 2 天，则之前规律运动带来的蓄积作用将被减弱。因此至少隔天运动一次，最好每天坚持运动。运动时间为每周至少 150 分钟（如 1 周运动 5 天，每次 30 分钟）。

22 胰岛素的使用方法和注意事项有哪些？

胰岛素的储存：放在 2 ~ 8℃冷藏，放冰箱门上，勿结冰；请勿冰冻；避免日晒；打开包装后的胰岛素一月内用完，装笔后可室温（必须低于25℃）下放置。

23 哪些患者需要进行动态血糖监测？

（1）1 型糖尿病患者。

（2）需要胰岛素强化治疗的 2 型糖尿病患者。

（3）在自我血糖监测下使用口服药治疗的患者出现下列情况时：①无法解释低血糖，或反复低血糖，无症状性低血糖、低血糖；②无法解释的高血糖，或空腹高血糖。血糖波动大。由于对低血糖恐惧，可以保持高血糖的患者。

（4）妊娠糖尿病或者糖尿病合并妊娠。

（5）动态血糖监测可以帮助患者了解饮食、运动、应激、降糖治疗中导致的血糖变化，从而选择健康的生活方式和提高治疗依从性。

（6）其他糖尿病患者，也可进行动态血糖监测，从而了解血糖谱的变化和规律。

24 什么是甲状腺功能亢进症？

甲状腺功能亢进症（甲亢）是由于甲状腺本身功能亢进，合成和分泌甲状腺激素增加所导致的神经、循环、消化等系统兴奋性增高和代谢亢进为表现的一组临床综合征。症状主要有易激动、烦躁失眠、心悸、乏力、怕热、多汗、消瘦、食欲亢进、排便次数增多或腹泻、女性月经稀少。

25 甲状腺功能亢进症患者在做放射性碘治理前后怎样进行护理？

（1）^{131}I 放射治疗前的护理：若决定对患者采用 ^{131}I 放射治疗，必须先做甲状腺 ^{131}I 摄取试验，了解患者摄取 ^{131}I 的情况。若摄取得多，药在体内停留时间够长，才好进行治疗。在做 ^{131}I 摄取试验前 2~4 周忌食含碘食物，如海带、紫菜、海里产的鱼虾类，并向患者说清楚放射性碘治疗是一种安全、有效的治疗方法，尽量使患者情绪稳定，放心。

（2）服^{131}I放射治疗后的护理：放射性碘主要作用于甲状腺，使甲状腺组织在放射性物质的影响下逐步受到破坏，以减少甲状腺激素的分泌，但患者多在服用^{131}I 1个月以后症状才开始减轻，3个月后才明显缓解，为了使^{131}I治疗效果更好，要注意：①服^{131}I应尽量吞尽，不吐痰，2小时后方能进食，可饮水。6小时内会晕车呕吐暂不乘车，以防呕吐造成药量不足影响疗效。服药当天应多饮水，以利未被吸收的^{131}I排出体外。②若心率快可以服用普萘洛尔，药量要由医生决定。②患者的尿液要进行处理，因服入的^{131}I有80%作用在甲状腺，20%由肾脏排出。为了不污染环境，患者服^{131}I后在24小时内要将所有尿液都收集在瓶内集中处理。③加强营养，选择高热量，优质蛋白，高维生素的易消化饮食。多食用新鲜蔬菜、水果、豆类、奶类、鸭、精肉、蛋等，适当限制脂肪。禁用咖啡、茶类等刺激性的饮料，以免加重精神症状。做甲状腺^{131}I治疗后1个月要低碘饮食，其中包括含碘丰富的海带、海蜇、苔菜、发菜、海鱼等。食用无碘盐炒菜。保泰松、肾上腺皮质激素、利血平、普鲁本辛、利尿剂等，应停用，一周再做检查。皮肤消毒禁用碘酒、碘伏等碘制剂。因患者出汗较多，要多饮水，以补充丢失的水分。④^{131}I属放射性药品，因颈部甲状腺区放射量较大，故1个月内不要近距离接触他人，特别是婴幼儿。禁止挤压甲状腺。⑤女患者服^{131}I后6个月内避免怀孕。服^{131}I后应注意休息，尤以2周内应避免激烈运动和劳累，须保持情绪稳定，预防感冒，避免病情加重，降低疗效或发生甲亢危象。若感冒、发热、腹泻应及时到当地医院治疗。个别患者出现头晕、乏力、恶心、呕吐或皮肤瘙痒及皮疹一般无需处理，重者可对症处理。⑥患者随时与医院保持联系，感觉有明显不适应及时来医院检查。⑦患者于^{131}I核素治疗后3个月必须返院复查，确认治愈后每年复查一次。

26 甲状腺功能亢进症患者伴有心脏疾病时怎样进行护理？

（1）甲亢性心脏病患者中，多存在交感神经过度紧张，易出现兴奋、烦躁、焦虑及脾气急躁，体内儿茶酚胺、肾上腺素水平升高，可导致冠状动脉痉挛与收缩增强，使心肌耗氧增加，缺血加重，故对待患者应多关心注意心理安慰、心理疏导，及时了解患者的心理变化，指导患者保持良好的心理状态，避免不良的精神刺激。

（2）甲亢系消耗性疾病，故应适当补充高蛋白及维生素，对热量供应不必过分限制，以补充甲亢引起的营养消耗。忌食刺激性饮料和食物，如浓茶、咖啡、烟、酒、辛辣食物，以免引起大脑皮质的兴奋，加重病情。忌食含碘丰富的食物，高碘食物可影响甲亢的缓解率，或增加停药后的复发率。适当控制钠盐摄入，并忌用含碘的盐，忌食富含碘的海带、紫菜、海鱼、虾等以及中药如丹参、海藻等。

（3）甲亢性心脏病患者，因心力衰竭常使用利尿剂容易丢钾，加之患者往往食欲欠佳，钾摄入不足，所以容易发生低钾血症，遵医嘱定时监测血钾等电解质水平。

观察肝功能指标，甲亢性心脏病患者存在肝，胃肠等消化器官淤血，部分从肝脏代谢的药物，可能加重肝损伤，导致肝功能指标的升高。

（4）患者尽量避免运动，病情较重时应卧床休息，必要时给予氧气吸入。

（5）做好病情监测，如监测心率、体重、体温等。

27 甲状旁腺疾病患者的家庭护理有哪些？

（1）甲状旁腺功能减退患者的家庭护理：①给予清淡易消化饮食，注意各种营养搭配；限制磷的摄入，给与无磷或低磷饮食，避免高磷食物，如粗粮、豆类、奶类、蛋黄、莴苣、奶酪等；注意食品的色，香，味。少量多餐，减少肠胃道反应。②坚持遵医嘱服药，不要随意的增减量。如有不适，应尽快就诊。服药期间监测电解质平衡，防止发生电解质紊乱。③适当地调节自己的不良情绪，积极向上的心态有助于疾病的康复。④家属要给予患者心理上的支持，并学会观察用药过程中出现的不良反应，如有不适及时就诊。

（2）甲状旁腺功能亢进症患者的家庭护理：①适度摄取蛋白质和脂肪，因高蛋白质食物和高脂肪食物会增加尿钙的排出而影响钙质的吸收。戒烟戒酒，避免摄入过多的咖啡因。②合理饮食，并每天坚持合理的户外运动，运动要循序渐进，持之以恒。家庭成员注意家庭安全对患者的影响。

28 家庭中有甲状腺功能亢进症患者怎样护理？

（1）家中成员对患者应予以理解和关心，让患者感到家庭温暖，使情绪保持稳定。患者体内甲状腺激素水平较高可引起性格改变、情绪不稳定、烦躁，易发脾气，易激惹，家人要理解，更应该多关心患者，帮助使患者增强战胜疾病的信心。

（2）尽量创造较好的养病的家庭环境，如减少喧闹、减少热闹聚会等，使患者在病情未平稳前能得到充分的休息。在生活中多谦让患者，尽可能给以方便，少使患者情绪激动。患者如是学生，有出现上课精神不集中、多动、学习成绩下降，这时告知老师孩子病情，取得学校的理解和配合，应与家长联系及时治疗。患病轻者大都可以继续上课，只需暂停体育活动。患者在考试期间，要特别注意观察情绪改变、脉搏次数等，以便及时发现病情的变化。

（3）保证患者有充足的营养、进食易消化的饮食，不喝咖啡、浓茶等有刺激的饮料。

（4）提醒患者坚持按时服药、定期到医院复诊，遵医嘱复查肝功、血象等。

（5）观察治疗后患者每天的进食量及排便次数。若进食量减少，排便次数也减少，则说明病情控制得比较满意。定时给患者称体重。每天可给患者数静息状态时的脉搏，如 80 次/分左右，说明病情控制平稳；如 100 次/分左右，说明控制得欠佳。

（6）如发现患者发热、腹泻、出汗过多，尽早到医院就诊。在药物治疗过程中，不仅要让甲亢患者注意生活有规律、精神放松、不过于劳累，还应尽可能少用或忌用烟、酒、咖啡等对身体有兴奋作用的饮品。

第四篇

外 科 篇

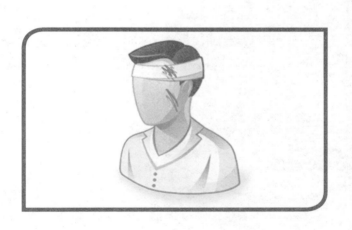

1 甲状腺结节都需要手术治疗吗？

甲状腺结节在人群中的发病率为 10%~30%，是非常常见的疾病。并不是所有的甲状腺结节均需要手术治疗，但需要用 B 超对其良恶性进行评估。如果 B 超检查高度怀疑甲状腺癌则需要进一步评估或手术，如果 B 超检查考虑为甲状腺良性结节则大多不需要治疗，但如果良性结节进一步增大影响美观、压迫气管、食管以及神经等则需要手术治疗。

2 甲状腺癌是绝症吗？

甲状腺癌有多种类型，其中超过 90% 的甲状腺癌都是分化型甲状腺癌，是预后最好的恶性肿瘤之一。分化型甲状腺癌总体 5 年生存率超过 90%，即使是发生远处转移的患者也能长期存活。

3 甲状腺癌手术后是不是需要终生服药？

多数甲状腺癌患者需要做甲状腺全切除手术，由于甲状腺是人体内必需的激素——甲状腺激素的唯一来源，所以甲状腺全切除术后，需要终生口服人工合成的甲状腺激素。人工合成的甲状腺素价格非常便宜，不会给患者造成严重经济负担。但对于少数早期的甲状腺癌患者，仅需要切除部分甲状腺，可不用终生服用甲状腺激素。

4　胆囊结石都需要手术治疗吗？

如果胆囊结石患者反复发作胆囊炎，建议患者行胆囊切除手术。对于没有症状的胆囊结石患者，如果没有明显胆囊癌变的表现，可暂时不行胆囊切除手术，但需要定期复查。

5　得了胆囊结石，又不想摘除胆囊，能做"保胆取石"吗？

"保胆取石"手术已经十分成熟，但是术后胆囊结石复发仍是一个不能忽视的问题。如果胆囊结石患者有强烈保留胆囊的意愿，在术前评估胆囊功能良好同时胆囊结石可以取尽的前提下，可尝试保胆取石。

6　胆囊切除术后为什么会腹泻？

大多数胆囊切除术后不会出现腹泻。少部分患者术后出现脂肪泻，这与术后短期内胆汁－食物混合不同于术前有关，当新的消化平衡建立后即可自愈。

7　全胃切除术后为什么睡前需禁食？

全胃切除后，失去了胃上方和下方的两扇门（贲门和幽门），肠道食物容易向上反流。故建议患者睡前至少两小时不再进食，防止睡眠中食物反流引起误吸。

8 甲状腺术后早期为什么建议吃偏凉食物？

主要目的是减少术后早期创面渗血。食物温度以 5~18℃ 为宜，过冷也不合适，容易引起胃肠道不适。

9 肝硬化伴胃底食管下段静脉曲张患者的饮食应注意什么？

此类患者应避免进食坚硬、粗糙的食物，应吃软食、流食为主。因为食管下段、胃底曲张的静脉壁薄、张力高，容易被粗糙的食物划破，故应避免。

10 脾切除术后血小板的检测有哪些需要注意的？

因脾功能亢进行脾切除术后的患者，血小板可能会明显升高，每 2 周左右应复查血小板水平，如升高到 60×10^9/L，应在医生指导下考虑口服抗血小板药物治疗。

11 甲状腺超声报告上显示结节有"钙化"，是"低回声"，血流信号丰富，这是良性的还是恶性的？

甲状腺结节诊疗最关键的亮点在于评估有无功能及良恶性，5%~15% 的甲状腺结节为恶性结节，其中高分辨率超声是评估甲状腺结节的首选方法。甲状腺超声的特点：

（1）肿瘤大小与良恶性无关。

（2）多发结节不一定是恶性。

（3）纯囊性结节是良性结节。

囊性结节通常为退行性变及合并出血的良性结节，但20%～30%的乳头状癌有囊性成分；良性病变通常具有"点状强回声伴彗尾征"。恶性结节总的征象：微钙化，低回声，实性，纵横比≥1，边缘成角、毛糙，边界模糊，无晕，被膜连续性中断，血流局限性丰富，血流杂乱。综合判断，该结节恶性可能性大。

12 若做的甲状腺全切除，术后需要吃左甲状腺素钠（优甲乐）吗？需要吃多长时间？怎么调整？

因体内游离甲状腺素代谢缓慢，甲状腺全切除术后初期（1月内）可暂不服用优甲乐，尤其有部分患者术后可能需行^{131}I治疗，应在完成^{131}I治疗后再补充优甲乐。优甲乐的用量根据甲功五项调整，尤其是术后行TSH抑制治疗的患者，术后应根据TSH行调整治疗。

13 腹部超声显示胆囊上有个息肉，大小是0.6cm，但现在不疼，需要做手术吗？这个息肉会恶变吗？

胆囊息肉样变分为胆固醇型息肉、良性非胆固醇型息肉及息肉型早期胆囊癌，目前以直径

1cm 作为息肉的手术指征。在所有符合手术指征
（息肉直径大于 1cm）的胆囊息肉中，胆固醇型息
肉占大多数，80%~90%，胆囊腺瘤为 3%~4%，
胆囊癌为 1%。

14 某男性患者诊断为胰头癌，医生说要做胰十二指肠切除术，这种手术切除脏器好多，术后会不会出现什么问题？

传统的胰腺切除术包括切除胰头、十二指肠、
空肠最近端的 15cm、胆总管和胆囊，以及部分切
除胃，其后进行胰肠、胆肠、胃肠吻合。因手术
进行胰管、胆管、胃肠重建，术后可能出现以下
问题：

（1）胃排空延迟。

（2）胰瘘。

（3）胆瘘。

（4）出血。

（5）切口愈合不良。

15 某患者因肠梗阻入院时，做检查发现胰尾占位，直径 3cm，当地医院查 CA-199：4000，能直接做手术么？需要打化疗药么？术前还是术后？

在胰腺癌的治疗中，对于 CA-199 > 1000 的患
者，提示肿瘤增生活跃，不建议立即行手术治疗，
建议术前行穿刺明确病理结果，行新辅助化疗后，

如评估肿瘤可切除，可行手术治疗。

16 常见的胰腺囊性占位可能是什么？有恶变的可能吗？需要做手术吗？如果不做手术，后期会出现什么症状？

胰腺囊性占位病例分析：某患者今年 26 岁，3 个月前偶然在胸骨底下摸到一个东西。到当地医院做了 CT，说胰头有个东西，大小是 7cm，报告上还说是囊实性占位，与周围组织边界清晰，其内可见岛状高密度影，无胰管扩张，CEA 与 CA199 都不高，当地医院说这可能是良性。

常见的胰腺囊性占位分为浆液性囊性肿瘤（SCN）、黏液性囊性肿瘤（MCN）、导管内乳头状黏液性瘤（IPMN）、实性假乳头状肿瘤（SPN）。其中 SPN 的好发年龄为 40 岁以下，可无腹部症状或出现轻度腹部压迫症状，可发于胰头、胰体、胰尾，查血 CEA 及 CA-199 水平可不升高；CT 表现上呈囊实性占位。根据该患者的发病年龄、症状及辅助检查，考虑患者 SPN 可能性最大。SPN 为低度恶性，常有局部侵犯。治疗方面，应采取手术治疗。如无法手术治疗，则后期可能出现黄疸、胃潴留等症状。

17 胰体尾癌手术切脾对以后生活会有影响吗？

切脾后短暂时间内机体将会丧失一些免疫能力，可能会发热，但一段时间后其他器官会代偿性地增强免疫能力。脾通过脾动静脉与胰体尾部紧密相连，如果肿瘤包绕或粘连过重，分离困难可能会造成大出血。脾非生命必须器官，如术中需要，为减少术中、术后腹腔出血、脾梗死的风险，必须联合脾切除。

18 如何快速简单判断自己离营养不良有多远?

（1）吃饭比日常减少了：如果超过 1/2 就说明您处于营养不良的高度危险。

（2）3 个月内非故意体重丢失（不是主动减肥）大于 5%：说明您的营养丢失得很快。

（3）6 个月内体重丢失超过 10%：说明您的营养丢失很多呀！

（4）体重（kg）/身高^2（m^2）＜20：抓紧测一下身高体重吧！

满足以上任何一条特征者，应尽早就诊正规大医院的营养相关科室，开始合理的营养干预，让自己远离营养不良。

19 出现了营养不良，应该怎么办?

如果因为各种疾病的发生，而出现营养不良，应该借助现代医疗手段尽早进行营养干预。通常由临床医生或专科营养医生根据您的营养状况评估，进行个体化营养指导，按照营养支持的方式分为五级治疗金字塔。

（1）饮食指导和咨询：告诉您怎样吃饭更利

于疾病恢复。

（2）肠内营养：针对吃饭不足的患者，当然还有肠内营养帮助您，根据营养摄入的途径，分为口服营养补充（经口喝进去的营养制剂）和管饲肠内营养（借助鼻饲管或者造瘘管把营养液注入）。

（3）肠外营养：针对整个胃肠道都无法摄入营养的人，经过静脉也能把营养输进去，为您提供基本的营养成分，帮助您维持体力，有机会战胜疾病。

20 肠内营养制剂（液体或者粉剂）和海参、虫草有什么区别？

很多病友都希望在手术后好好补补身体，中国传统文化也给人们带来了鸡汤、海参、虫草等，寄希望通过饮食改善健康，通过"补品"祛除肿瘤。然而，按照现代医学观点，营养食品本身虽然有益于健康，但无法起到"神奇"的治疗作用。与此同时，对于无法正常吃饭的患者，医师推荐通过肠内营养制剂补充身体的不足，渡过最艰难的时光。这些配方制剂和自然食物有什么区别呢？从科学角度，肠内营养制剂有以下特点：

（1）消化吸收效率高，多数不需要消化即可几乎完全吸收，有利于消化功能受损的患者。

（2）能量密度比较高，很少量获得更多的营养。

（3）营养构成全面，营养搭配比单一食物更合理。

（4）采用现代制药或食品工程技术配制，源于食物，但从营养吸收利用角度更优于食物。

（5）由中、小分子营养素组成，非常均匀，利于人体利用。

（6）化学成分非常明确，安全性强，能够溯源，可以放心使用。

21　外科手术后应该怎么吃？

外科手术是临床治疗的一种常用的方法，但是同时必须认识到，外科手术在治疗疾病的同时，也给机体带来了创伤。术前改善机体的营养状况，能增加机体的抵抗力和对手术的耐受力。而术后有效的营养供给能减少术后并发症及感染的发生，促进伤口愈合和机体早日康复。

（1）术后早期：患者消化功能减弱，肠蠕动功能尚未恢复，还常伴有腹部疼痛、食欲下降和疲劳等症状，因此，应循序渐进地给患者增加营养。食物应清淡、细软易消化，避免食物过甜、过咸，忌油炸，减少膳食粗纤维，忌刺激性食物。

（2）术后恢复期：应遵循食物品种多样化，荤素搭配的饮食营养原则，以确保患者摄取均衡、足够的营养素，可以尽量多吃一些富含热量、蛋白质、维生素和矿物质的食物，合理搭配食谱中各成分的比例，手术后还应重视维生素和矿物质的补充，特别是硒、钙、磷的补充对肿瘤手术后恢复期十分重要，如鸡蛋、酸奶、瘦肉、面包、饺子、蔬菜、水果等可以适当多食。

手术后患者易出现"气血不足"，因此需要注意补充造血相关的营养素，在食物方面选用含维生素 B_{12} 丰富的牛奶、禽蛋、鱼类等，还可选用动物血、禽畜肉等，富含血红素铁，吸收利用率高。蔬菜水果中富含维生素 C、叶酸等有利于血红蛋白合成和红细胞成熟。可少食多餐，正餐之间可适当加餐，细嚼慢咽，多吃一些好消化的食物和饮料，还应逐渐恢复日常活动，按照医生的建议，缓慢增加身体的活动量。

22 医生所说的管饲营养支持是什么？

管饲营养是通过导管将肠内营养制剂输入胃肠道内，以提供代谢需要的能量及营养基质的营养治疗方式。管饲的优点在于躲过不能摄入营养的困扰，避免吃饭受阻的苦恼，保证营养液的均匀输注，充分发挥胃肠道的消化吸收功能。

常见的管饲途径有鼻饲管和经消化道造口。鼻饲管在临床中较为常见，主要用于短期病患者（一般短于 4 周），优点是并发症少，价格低廉，容易放置。鼻饲管经鼻腔置入导管，管端可置于胃、十二指肠或空肠等处。根据其位置不同，分为鼻胃管、鼻十二指肠管和鼻空肠管。

经消化道造口管饲肠内营养避免了鼻腔刺激，

适用于营养支持时间较长、消化道远端有梗阻且无法置管者，或不耐受鼻饲管者。消化道造口常见的有胃造口、经皮内镜下胃造口、空肠造口等。当然，选择合适的管饲途径应该是医生根据您的具体病情和耐受情况综合考虑再进行治疗。

23　怎样安全输注肠内营养？

肠内营养输注是个技术活，可以通过重力滴注、注射器缓慢推注以及营养泵泵入的多种方式输注，但均需要认真学习才能避免一些并发疾病。在管饲的时候需要注意的几个问题：

（1）速度：速度建议从20ml/h开始，根据耐受情况逐步增量，如果患者在输注肠内营养液过程中出现腹胀、恶心、腹泻等表现，应及时减慢输注速度或暂停输注。

（2）温度：输注肠内营养液的温度应保持在37℃左右，过凉的肠内营养液可能引起患者腹泻。

（3）浓度：肠内营养初期应采用低浓度的肠内营养制剂，而后根据患者的耐受情况，选择合适浓度的配方。

（4）角度：对于长期卧床、吞咽功能不良、误吸风险高的老年患者，口服或者胃内管饲肠内营养时，应注意保持坐位、半坐位或者将床头抬高30°～45°的体位，以减少反流误吸的风险。

（5）导管冲洗：每隔2～4小时即用30ml温水脉冲式冲洗导管。在输注营养液的前后、不同药物输注前后也应与予冲洗，尽量避免混用不同药物。营养液中的酸性物质可以引发蛋白质沉淀而导致堵管，若温水冲洗无效，则可采用活化的胰酶制剂、碳酸氢钠冲洗。

（6）清洁度：家庭使用肠内营养，应注意无菌操作，避免人为因素造成感染，出现并发症。

24 肠外营养的输注途径有哪些？

选择合适的肠外营养途径主要取决于预期使用肠外营养的时间、肠外营养液的渗透压、患者的血管条件、凝血状态、护理的环境以及原发疾病的性质等因素。目前对于短期内输液、渗透压较低者可以选择外周静脉途径；对于输液时间大于 7 ~ 10 天，渗透压较高者，建议选择中心静脉导管或经外周置入中心静脉导管（peripherally inserted central venous catheter，PICC）。

25 什么是 PICC？置入 PICC 后，生活中应该注意什么？

PICC 是指经外周置入中心静脉导管，由外周静脉穿刺置管，其导管末端定位于上腔静脉的中心静脉导管。一旦您带着 PICC 管生活，需要注意如下问题：

（1）每 7 天维护一次。

（2）避免压迫置管上肢，特别是睡觉别压着。

（3）尽量避免盆浴、泡澡。

（4）衣服袖口不宜过紧，以免穿脱衣服时把导管带出。

（5）避免大范围的手臂旋转活动，如游泳、打球。

（6）避免牵拉导管，或随意推送导管，变动导管位置。

（7）避免带管的手臂过度用力，提重物（＞2.5kg）。

（8）携带 PICC 洗澡小贴士：①洗澡时，注意不要把贴膜弄湿；②淋浴前先用小毛巾包裹，再用弹力网套包裹小毛巾，最后用三层保鲜膜将导管包裹严密，上下用胶布贴紧；③举高置管侧手臂，可用置管侧手拿喷头；④淋浴后检查敷贴有无浸湿，如有浸湿应及时进行更换。

26 腹腔镜肝脏手术的特点是什么？

随着腹腔镜技术的进步，目前已用于外科界的大部分领域。应用腹腔镜切除肝脏，尚处于研究探索、累积经验阶段。北京协和医院肝科已于 2008 年在国内率先开展腹腔镜肝脏切除术，包括联合肝段切除、左肝外侧叶切除、半肝切除、肿物切除等，涉及的疾病包括肝癌、肝血管瘤、肝局灶型结节性增生等，其优点是创伤轻、恢复快、切口小而美观。但是，目前腹腔镜肝脏切除术具有严格的手术指征，常需选择合适病例，并非所有患者均适合腹腔镜肝切除术。

27 除了常规 B 超、CT 等，肝脏肿瘤还有其他影像学诊断吗？

常用的诊断肝脏肿瘤的方法有 B 超、CT、磁共振等。另外，近年来迅速发展并日趋成熟的还有肝脏超声造影、血管造影（DSA）和 PET 等。利用 CT 重建技术可用于肝脏体积测定，对于需要血管重建而对造影剂过敏者，还可进行磁共振血管重建。各种方法相互补充，各有优势。我院在国内较早开展两种 PET 造影剂对肝癌进行诊断。研究发现，传统的 FDG 造影剂显像联合新型 Acetate 显像剂能有效弥补诊断漏洞。在应用两种不同显像剂进行肿瘤的诊断方面，我院处于国际领先水平。

28 部分肝脏切除后，能否再生？

肝脏在肝切除术后不仅可以再生，而且肝脏是体内再生能力最强的器官之一，这种再生是肝脏损伤后发生的一种复杂的修复和代偿反应。正常肝细胞更新很慢，但是，当肝脏受到损伤或部分手术切除时，成熟的肝细胞可迅速进入细胞周期，通过再生代偿肝功能。2/3 的患者肝切除术后肝功能可在 2~4 周后恢复，其体积与重量也可恢复到与术前相仿的程度。但是，已经发生肝硬化等异常的肝脏，难以再生出完全正常的肝组织。

29 有肝脏基础疾病如肝硬化、慢性肝炎等，如何注意自己的饮食？

具有肝脏疾病的患者，饮食需注意：忌食各类油炸食物；禁酒；少食用刺激性调味品；避免空腹食用牛奶（易导致腹泻）；不宜大量进食富含膳食纤维的食物，如韭菜、燕麦等；宜采用少食多餐的进食方式；食用新鲜、可口、易消化食物，并富于变化。

30 肝脏肿瘤手术后是否需要化疗？

化疗即"化学药物治疗"，对于生长活跃的细胞起杀伤作用。目前，化疗是肝脏肿瘤术后的辅助治疗方式，对于全身转移患者，可选用静脉化疗，其他则选用局部化疗方式。化疗一般在术后 4～6 周开始、患者全身状况恢复后进行。对于黄疸、腹水、严重肝功能损害或全身情况衰竭患者，不建议进行剂量大的化疗。目前常用多药物联合化疗，具体方案则根据肿瘤性质、患者的一般情况等决定。

31 腰痛就是"腰子"（肾脏）有问题吗？

人们在出现腰痛时，往往会怀疑是不是患了肾脏疾病。事实上，肾脏实质本身没有感觉神经，所以肾区疼痛常常与肾脏被膜受牵拉、张力增加，以及肾盂、输尿管痉挛或张力增加以及感染等因素有关。如肾结石、输尿管结石所引起的肾绞痛大多很剧烈，严重时会伴有大汗及恶心的症状。泌尿系感染如肾盂肾炎时，有腰痛且多为一侧，并伴有发热、肾区叩痛、血尿、尿频、尿急、尿痛等症状。肾囊肿可引起腰部隐痛、钝痛。各种肾脏病患者经常会出现不同程度的腰痛症状，但腰痛的原因很多，大部分不是肾脏病变所引起，而且绝不是只有肾脏有病时才会出现，如腰肌劳损、腰肌筋膜炎、腰椎间盘突出、妇女盆腔疾病等才是腰痛的常见原因。

32 血尿越严重并伴随的疼痛越重，代表病得越重吗？

疾病程度的轻重绝对不是靠血尿的颜色及疼痛程度来判断的。恰恰相反，血尿伴有疼痛的疾病常常是良性疾病，如急性泌尿系感染、泌尿系结石等，而不伴有疼痛的血尿疾病才常常是恶性疾病，如各种泌尿系统恶性肿瘤，常表现为间歇性的无痛肉眼血尿。

33 前列腺特异抗原（PSA）水平升高，提示罹患前列腺癌？

PSA 目前已经成为各大机构男性健康体检的一项常见指标，而且 PSA 指标升高超过正常值的现象越来越多。然而，PSA 水平受到很多因素的影响，最常见的就是一些老年患者，本身就有前列腺增生，那么 PSA 水平轻度升高也是很正常的现象，根本不必惊慌。此外，近期如果有泌尿系感染、肛门检查操作等，PSA 水平也会升高。因此 PSA 水平升高并不代表就患了前列腺癌，需进一步检查。

34　慢性前列腺炎必须实施医疗干预吗？

慢性前列腺炎的病因及发病机制尚不完全清楚，由于前列腺位置的隐蔽及深入，药物及物理治疗常常达不到很好的效果。针对前列腺炎，最主要的方案不是药物治疗，而是基于心理治疗及行为治疗为基础的药物治疗。明确前列腺炎后，必须从心理上意识到前列腺炎并不可怕，不能过分担忧，要对自己充满信心，要积极地参与到社会生活和工作中去。保持健康的生活方式（戒烟、戒酒、戒辣，避免久坐及骑自行车，适度的性生活），保持愉快的心情对前列腺炎的治疗都是非常重要的。前列腺炎的治疗切勿着急，不能图快，否则焦虑的情绪会导致病情加重，要放松心态，转移注意力，多参加积极的社交活动，往往会起到意想不到的治疗效果。

35　良性前列腺增生症的症状以及与前列腺癌的关系如何？

良性前列腺增生症的症状主要为排尿困难，开始排尿时间延迟；尿频，排尿次数增加，夜尿频繁；早期表现为排尿次数增多，尤其夜间频繁排尿，少则 3~4 次，多则 7~8 次；尿急，不能忍尿，小便急，却不能及时排出，需要等待一些时间，逐渐用力才能排出；排尿不完全，尿不尽感；排尿间断，尿流细弱，逐渐出现排尿射程不远，尿流变细，至后期尿流不能成线而呈点滴状；尿失禁等。良性前列腺增生症不是癌症，也不会转化为癌症，前列腺的良性增生生长缓慢，而且不会扩散到身体其他部位。良性前列腺增生症与前列腺癌可能同时并存。

36　包皮过长一定需要手术治疗吗?

男婴出生时，几乎 100% 都有包皮过长，发育至 3~4 岁时，会有 90% 的儿童自然露出龟头，即使不幸成为了剩余的 10%，也并非都要进行手术治疗。如果包皮可以通过手向上翻起到冠状沟，则不是必须进行手术治疗；即使包皮不能向上翻起，若无反复泌尿系感染发生，也不需要进行手术治疗。必须强调的是，有部分男性朋友将性生活满意度差完全归结于包皮过长而进行包皮环切术，这种认识是错误的。包皮环切术只是降低了泌尿系感染及包皮嵌顿的发生率，根本不是一种提高性功能的手术方式。

37　微创手术效果与开放手术相比哪种效果更好呢?

微创手术其实相较于传统的开放手术，最大

的优点在于通过一个或几个微创通道的建立，可以在几乎不干扰任何周围组织结构的前提下直达病变器官，因此可以非常清晰地显示出脏器的解剖结构及毗邻关系，切除组织更加安全，损伤相对更小，但对于是否选择微创手术则需根据具体病情决定，而手术切除效果来说两者并没有绝对的优劣之分。

38　男性精索静脉曲张日常应注意什么？

日常应避免久站、久坐，防止下肢过重负重。经常做抬高脚部、放下脚部的运动，养成经常运动的习惯，如散步、快走、骑车、跑步等，养成良好的生活习惯，戒烟少酒，多吃新鲜的蔬菜水果，保持排便通畅。

39　肾脏肿物一定需要手术治疗吗？

不少人以为肾脏上出现肿物就需要手术治疗。事实上，在体检发现的众多肾脏肿物中，肾癌并非最常见的，肾囊肿和肾错构瘤往往是较多出现的。这两种疾病绝大部分都是良性肿物。因此，见到肿物不要紧张，经医生判断后如果符合肾囊肿或肾错构瘤，那么一般直径不超过4cm时，定期复查即可，不需接受手术治疗。

40　患有泌尿系结石应该怎样注意预防？

应根据结石具体的成因调整饮食习惯，一般草酸钙结石最多见，平常多饮水（每天大概 2000 ~ 3000ml）、低钙（400 ~ 600mg/d）、低草酸饮食，同时还应清淡饮食减少钠盐的摄入，其次是高尿酸尿症（尿液中尿酸量：男性 700 ~ 800mg/24h、女性 600 ~ 750mg/24h）是含钙肾结石患者的一个较重要的原因，平常亦需要多饮水，限制鱼肉家禽及动物内脏等高嘌呤饮食、减少钠盐的摄入是预防的有效措施。随着生活水平的日益提高，现采用高热量、高糖、高蛋白及低纤维饮食结构的人群较多，泌尿系结石发病人数显著增加，应根据个人活动量、热量的需要采用适量的平衡饮食来降低发病率。

41 骨折后为什么要及早复位、固定？

发生骨折后，一定要将患者尽快送往医院，及早复位固定骨折。因为骨折后骨折断端出血，组织内压力增高，使血液循环不畅，引起水肿。此外，骨折后的畸形也可导致血液循环受阻，加重水肿。组织的水肿可使组织丧失弹性，使复位困难，强力的复位又可加重组织的损伤，使水肿更加严重，以致血液循环完全受阻，组织坏死。因此，骨折的复位应争取在 2 ~ 3 小时内、局部尚未发生严重的组织水肿之前进行。当然，组织水肿的发生与骨折的部位及严重程度有关。有的患者的骨折虽然已经超过 2 小时，但局部并无严重的组织水肿，仍可复位。此外，骨折修复的组织反应，一般在骨折后 24 小时内出现，因此早期复位有利于骨折修复的顺利进行。如果由于种种原因，组织严重水肿时，一定不要强力复位，要等肿胀消退后再复位。

42 复位固定后，骨折患者为什么还要适当活动？

骨折的固定与活动，是一对矛盾体。处理得好，将有利于骨折愈合。众所周知，骨折需要固定，以便维持骨折端复位的稳定，防止软组织不再受伤、血肿不再扩大。要避免骨折断端的扭转、摩擦和成角应力，因为这些应力可以使新生骨痂再折断，所以必须加以控制，以保证骨折修复的顺利进行。但骨折固定后，如果局部的血运不佳，回流不畅，可产生骨质疏松、推迟骨折愈合的不利影响。因此，如果能在保证骨折处稳定的前提下，给予骨折处上、下关节一定的运动，使肌肉有一定的生理收缩作用，促进局部血液循环，减少骨代谢受到固定的影响，对骨折有加快愈合的作用。这就是所谓的"动静结合"，动则骨生长、不动则骨萎缩。此外，功能活动可以防止关节强直、肌肉萎缩，有利于功能恢复。但一定要在专科医生的指导下进行活动，否则将适得其反。

43 为什么有的骨折一定要手术治疗？

许多骨折并不需要手术治疗，手法复位、外固定就能取得很好的效果。但是有些骨折手法复位是解决不了的，必须手术治疗。一般而言，关节内或关节附近的骨折，由于要求关节面非常平整，否则将来活动受限，而且疼痛，因此要求复位后骨折断端对合严丝合缝。而关节内骨折的手法复位比其他部位困难得多，而且关节内的血肿需要及时清理干净，否则血肿机化、粘连也能影响关节活动度。因此，这类骨折必须及早手术治疗。此外，如髋部骨折、股骨干骨折、胫腓骨骨折，非手术治疗疗程长、痛苦大，不方便护理，易产生卧床相关并发症，也主张手术治疗。有一些严重的脊柱骨折，可能会压迫神经或脊髓，也必须要手术治疗。某些长时间不愈合的骨折，也需要手术治疗。

44 骨折的老年人如何选择是否手术？

老年人发生骨折后，如何选择治疗方法，是医生和患者常常遇到的问题。一般而言，老年人骨折的治疗原则：必须根据患者的具体情况、受伤情况及骨折部位和类型，综合考虑来决定治疗方法。如果患者年龄较大，但身体素质较好，可以按照常规手术方法治疗。如果患者年龄较大，而又有许多合并疾病，那么选择手术治疗要慎重，对于这样的患者，一般尽可能采取非手术方法治疗。当然，非手术治疗也并非十全十美，有时还会给患者带来严重并发症，如压疮、肺炎、深静脉血栓形成等。因此，对于有合并疾患的老年患者的骨折，在确保患者生命安全的前提下，也可选择手术治疗，在尽可能短的时间内，恢复骨折的连续性和稳定性。这样既可以复位、固定骨折，又能避免因保守治疗、长期卧床而引起的并发症。

45 老年人摔倒以后可能发生什么骨折？

老年人由于神经系统功能失调或其他疾病的影响，行动不灵活，反应能力下降，很容易摔倒。加上骨质疏松，所以容易在骨质最薄弱处发生骨折。四肢长骨，由于骨的结构仍保持有一定强度，不易折断。骨折主要发生在一些没有太多皮质骨的地方，如脊柱、股骨近端、桡骨远端、肱骨近端。并不是任何意外都会引起这些部位的骨折，还需根据摔倒的体位和姿势来决定。如摔倒时臀部着地，外力向上传导会形成椎体压缩骨折；摔倒时，身体向前冲，手掌着地，往往引起桡骨远端骨折，肘部或肩部触地会引起肱骨近端骨折；路滑、下楼时不慎失去平衡，下肢受扭转，会引起髋部骨折如股骨颈骨折或股骨转子间骨折。

46 年龄大、身体很差的人，髋部骨折后就不可以手术了吗？

这个问题要从两个方面来考虑。首先老年患者，身患多种疾病。在这种情况下，任何手术对患者都是又一次创伤。其次，老年人，心肺功能处于一种正常与代偿的临界状态，骨折往往会影响这些功能，使其失去代偿，加上如果合并有糖尿病、高血压等情况，会给手术和麻醉造成更大的危险。但遇到这种情况，不做手术，保守治疗是否对患者有利呢？由于髋部骨折常用的非手术疗法需要患者卧床3个月左右，这样长期卧床会给老年人带来许多并发症，如肺炎、泌尿系感染、心血管疾患、下肢深静脉血栓形成、压疮等，这些并发症比骨折更具危险。所以对老年髋部骨折患者，在治疗上一定要全面地评估，如能耐受手术，应尽早采取手术治疗。这样既可以使骨折达到固定，又可以减少卧床时间，从而减少因卧床而带来的并发症，以利于骨折患者的康复。当然对于情况很差的患者，也不必勉强手术，在应用保守治疗的同时，采用其他方法来避免并发症的发生。

47　骨折后肌肉萎缩怎么办？

　　骨折复位长期固定后，肢体肌肉均能发生不同程度的萎缩，医学上称之为失用性萎缩，也就是说肌肉没有使用而引起的萎缩。只要不是由于神经损伤引起的肌肉萎缩，肢体固定后的肌肉萎缩，经过适当的锻炼均能恢复。关键是必须早期进行肌肉锻炼，而且还需要坚持在中、后期进行长期耐心的肌肉锻炼。

48　骨折患者疼痛怎么办？

　　骨折患者都会体会到骨折部位非常疼痛。骨

折后疼痛机制十分复杂，主要是骨折后损伤局部的炎症反应所释放的炎症刺激因子引起的疼痛，同时骨折后肢体肿胀等也可加重疼痛。因此对于骨折后的疼痛，应首先将骨折部位进行固定，如对四肢骨折进行石膏、支具或牵引制动，脊柱骨折通过卧床休息，否则不稳定的骨折断端将进一步损伤局部组织，加重损伤局部的炎症反应。只要骨折端获得稳定，局部不再有继发性损伤，疼痛就会大大缓解。但损伤性炎症反应不会立即消失，一般持续 3～7 天，此时即使骨折部位固定，也会感到疼痛，因此可以酌情使用一些非甾体类抗炎药。同时应抬高骨折的肢体，促进血液回流，减轻肢体肿胀。通过以上处理，仍出现进行性加重的疼痛，则应引起警惕，及早请专科医生诊治。

49 颈椎病是怎么回事？

颈椎病是一种以退行性病理改变为基础的疾患。随着年龄的增长，发病率也逐年增加。有统计表明，50 岁左右的人群中大约 25% 患过或正患此病，60 岁左右则达 50%，70 岁左右几乎为 100%。可见此病是中老年人的常见病和多发病。

颈椎病是颈椎间盘退变及其继发的一系列病理改变，如椎节失稳、松动；髓核突出或脱出；骨刺形成；韧带肥厚和继发的椎管狭窄等，刺激或压迫了邻近的神经根、脊髓、椎动脉及颈部交感神经等组织，并引起各种各样症状和体征的综合征。

　　颈椎病的临床症状较为复杂。主要有颈背疼痛、上肢无力、手指发麻、下肢乏力、行走困难、头晕、恶心、呕吐，甚至视物模糊、心动过速及吞咽困难等。颈椎病的临床症状与病变部位、组织受累程度与个体差异有一定关系。

50 颈椎增生与颈椎病是一回事吗？

　　X线可以反映骨骼及关节结构的变化，它是医生诊断颈椎病的一种辅助检查手段。单纯有颈椎骨质增生的X线表现而无临床表现者，并不能诊断为颈椎病。只有当X线检查的表现与医生临床检查的结果相符时，才可诊断为颈椎病。因此，仅凭一张X线就断定自己得了颈椎病是错误的。随着年龄的增长，颈椎间盘就会出现不同程度的退变，纤维环变得松弛，颈椎椎体间变得不稳。环状纤维长期牵拉椎体边缘骨膜，导致骨膜下微出血、血肿最终钙化，即成为骨质增生或骨刺。应该说它的形成是人体组织的生理性退变，目的是试图增大椎体间的接触面积，以增加椎体关节的稳定性。如果给40岁以上的人做一次颈椎X线普查，我们就会发现很多人有不同程度的颈椎骨质增生，而且其中有一部分人可表现为严重的骨质增生而没有任何临床症状。因此，大家千万不能仅凭一张X线片就断定得了颈椎病。

51 眩晕就是犯了颈椎病吗？

眩晕究竟是不是颈椎病呢？我们首先要了解什么是眩晕，以及产生眩晕的病因有哪些。在医学上，会出现眩晕症状的疾病种类繁多，例如头颅内病变、眼源性眩晕、耳源性眩晕等。"颈性眩晕"则是指由于某些病因引起椎动脉供血不足的一类中枢性眩晕，颈椎病只是"颈性眩晕"中较为常见的一种病因，它属于椎－基底动脉供血不足类疾病。至于引起椎－基底动脉供血不足的原因，可以有六大类：

（1）动脉粥样硬化。

（2）椎动脉供血不足，如椎动脉型颈椎病。

（3）基底动脉的舒缩功能发生障碍，如基底动脉型偏头痛。

（4）椎－基底动脉的畸形或发育异常。

（5）锁骨下动脉窃血综合征。

（6）动脉内膜炎、多发性大动脉炎、颈动脉炎、结缔组织病等。

可见，引起颈性眩晕的病因也是多种多样的，决非单纯颈椎病一种，而颈椎病中也只有椎动脉型和混合型者才会出现眩晕。因此，对于出现眩晕，切莫等闲视之，还需要请医生帮助判定。

52 腰椎间盘突出是怎么引起的？

腰椎间盘突出是骨科的常见病、多发病，是

腰、腿痛最常见的原因之一，他的病理形态非常复杂，在医学上有许多其他名字，如腰椎间盘纤维环破裂症、髓核突出、髓核脱出、椎间盘破裂、椎间盘脱出等。虽然名字不同，实际上都是一种病，腰椎间盘突出主要是在腰椎间盘退行性变的基础上受到相应的损伤所引起的。20 岁以后，腰椎间盘就开始退行性变，腰椎间盘的弹性及抗负荷能力也随之减退。人们在日常生活和劳动中的一些积累性损伤，使腰椎间盘反复承受挤压、屈曲和扭转等负荷，这样可能在腰椎间盘受力最大的部位，即纤维环的后部产生裂缝。随着承重的反复进行，裂缝逐渐增大，此处的纤维环变得越来越薄，在此基础上若突然用力不当或外伤，就可能使纤维环破裂，已变性的髓核组织从纤维环的薄弱处或破裂处突出，压迫神经根或马尾，引起腰痛和放射性下肢痛，甚至产生神经功能损害的症状。

53 腰椎间盘突出症的保守治疗有哪些方法？

腰椎间盘突出症保守治疗的方法很多，但总的原则是使突出的椎间盘组织"还纳""复位"，或者使突出物离开神经根，从而缓解症状。

因此，保守治疗的方法中最重要的就是绝对卧床休息，尤其是初次犯病者，只要卧床 2～3 周，大部分也能恢复。切忌椎间盘突出时还勉强工作，延误了治疗时机，突出的椎间盘无法回纳，造成了非开刀不可的后果。此外，保守治疗还可采用牵引、推拿、按摩、针灸、硬膜外药物封闭等等，其他如理疗、消炎镇痛的药物、神经营养性药物以及活血止痛的中药均对缓解症状有所帮助。若一种保守疗法的治疗效果不明显的话，不要长期坚持此种疗法，而需要改变治疗方法，必要时需手术治疗。

54 什么样的腰椎间盘突出症患者需要手术治疗？

腰椎间盘突出患者采用手术治疗的方法，必须消除两个不同的倾向。一种倾向是不管什么样的腰椎间盘突出都不采用手术疗法，甚至有人宣传不用开刀就能治疗所有的腰椎间盘突出，这些提法都是不科学的。说明这些人并不真正懂得腰椎间盘突出，只是迎合了大部分人害怕开刀的心理，以至于让那些不学无术的江湖医生钻了空子。还有一种倾向是只要是腰椎间盘突出都给予手术治疗。虽然手术治疗腰椎间盘突出的效果是肯定的，但手术掌握的熟练程度不同，效果也会完全不同，甚至会造成不必要的损伤，更何况大部分腰椎间盘突出经过正规的保守治疗就能治愈的。因此，手术治疗必须慎重，一定要严格掌握适应证。一般说来，经过长期推拿、按摩、牵引、临床休息等正规的保守治疗方法后，症状无明显好转的患者，尤其是破裂型的或突出的椎间盘与神经根粘连的患者，必须采用手术疗法。还有，凡是有马尾神经损害或神经障碍的患者，不管是首次发作，还是反复发作后突然出现神经症状的，都需手术治疗。这些患者往往大、小便有障碍，此时经过必要的检查和术前准备后，必须作为急诊紧急处理，否则受损的马尾神经将有可能造成永久性障碍，造成患者终身残疾。此外，影像学检查证实椎间盘突出较大，椎管或侧隐窝有明显狭窄者；有一些突出的椎间盘组织已游离到椎管内的患者；保守治疗无法治愈者，对经过反复推拿按摩后，粘连越来越严重，症状日益加重，必须立即停止推拿、按摩治疗，考虑手术治疗。因此，究竟是否手术治疗，必须根据患者的具体情况以及检查结果综合考虑，分析利弊后，才能决定正确的治疗方法，切忌不加分析地采用一种方法，来治疗不同的腰椎间盘突出。

55 什么叫腰椎管狭窄症？

腰椎管狭窄症是导致腰痛或腰腿痛的常见原因之一。这是一组慢性进行性压迫脊髓及脊神经根的疾病。通常腰椎管狭窄包括三个部分：主椎管、神经根管及椎间孔。凡是各种原因引起的骨质增生或纤维组织增生肥厚，导致腰椎管或神经根管或椎间孔的狭窄而产生马尾或神经根压迫，出现症状者，均为腰椎管狭窄症。腰椎管狭窄分原发性和继发性两种。原发性腰椎管狭窄又叫先天性椎管狭窄，是指由于生长发育过程中发育不良所造成的，其中包括椎弓根较短、两侧椎弓根间距短、即所谓两侧小关节向中央靠拢、椎板肥厚、椎体后缘或小关节的肥大或变异等。继发性腰椎管狭窄是指后天因素所造成的，包括黄韧带的肥厚与松弛，椎间盘突出、椎体脱位，上关节突及椎体后缘骨质增生等。

56 脊柱侧弯是什么回事？

正常人的脊柱从正面或后面看应该是一条直线，并且躯干两侧是对称的。如果从正面或后面看到脊柱有向左右方向的弯曲，就是患有"脊柱侧弯"。轻度的脊柱侧弯可没有明显的不适，外观上也看不到明显的身体变形；较重的脊柱侧弯可影响生长发育，使身体变形，在胸后背部可隆起一个"肋峰"，称为"剃刀背"，尤其在向前弯腰时更加明显。这个时候应拍摄站立位的全脊柱正侧位 X 线片，如果 X 线片显示脊柱有 > 10°的侧方弯曲，即可诊断为脊柱侧弯。

脊柱侧弯可以有几十种病因引起，按照病因可分为功能性和器质性两大类。功能性脊柱侧弯是指某些原因引起的暂时性侧弯，一旦原因被除去，即可恢复正常，如姿势性侧弯、下肢不等长继发的腰椎侧弯等。临床上的脊柱侧弯多指器质性侧弯，其中最常见的是特发性脊柱侧弯，约占80%。其次是先天性脊柱侧弯和神经肌肉性脊柱侧弯，其他比较常见的还有神经纤维瘤病合并侧

弯、马方综合征合并侧弯、骨软骨营养不良合并
侧弯等。

57 什么是骨关节炎？

骨关节炎为一种退行性病变，系由于增龄、
肥胖、劳损、创伤、关节先天性异常、关节畸形
等诸多因素引起的关节软骨退化损伤、关节边缘
和软骨下骨反应性增生，又称骨关节病、退行性
关节炎、老年性关节炎、肥大性关节炎等。临床
表现为缓慢发展的关节疼痛、压痛、僵硬、关节
肿胀、活动受限和关节畸形等。

58 什么是人工关节置换术？

人工关节置换术是将已磨损破坏的关节面切
除，用人工的关节假体来替代人体自身病损的关
节，从而使其恢复正常平滑的关节面，达到解除
疼痛、恢复功能的目的。目前，它已被应用于治
疗肩关节、肘关节、腕关节、指间关节、髋关节、
膝关节及踝关节等关节的终末期疾患。其中，以
人工全髋关节及人工全膝关节置换最为普遍。

59 什么情况需要做人工关节？

如果您的关节已有相当长时间的疼痛，并妨
碍正常行走，甚至出现跛行，行走距离逐渐缩短，
关节活动受限，或者关节严重僵硬或变形，在经
过保守治疗后症状改善不明显或反复，严重影响

到您的生活质量，请不要等待，到骨科医生处诊治，可能您需要接受一次人工关节置换手术。

60 人工关节置换术的预期效果如何？

人工关节手术的最大好处在于能够消除关节疼痛，纠正畸形，大大改善关节的功能，提高患者的生活质量，从而在有生之年能够很好地工作与生活。目前，越来越多的患者在疾病带来的痛苦达到需要关节置换手术的程度时，都乐意接受人工关节手术治疗。

61 人工关节可以使用多久？

作为人体负重大关节的髋膝关节，其假体的使用是有着一定寿命的。使用人工关节就像驾驶汽车一样，正常情况下如果没有意外发生，可以使用很多年，甚至超过二三十年都没有问题。如果超负荷驾驶汽车，可能到不了使用年限汽车就会报废。随访十几年前置换的人工关节，现在仍有90%以上的患者还在继续使用。因此随着设计理念和材料的进步，目前的人工关节，如果安装合理，理论上应该有超过20年的使用寿命。

62 人工关节术后可否参加体育活动？

人工关节术后可从事何种体育运动取决于患者对生活的要求和身体条件，也受人工关节材料的限制。我们鼓励患者术后进行强度适当的有氧运动，如散步、游泳、骑自行车、打高尔夫球、打门球等，但不建议患者进行相对剧烈的运动。

63 股骨头坏死的临床表现有哪些？

股骨头坏死的症状和体征多种多样，病痛出现的时间，发作程度也不尽相同，最常见的症状就是疼痛，疼痛的部位是髋关节、股近侧，可放射至膝部。早期常常表现为持续痛、静息痛。到股骨头塌陷继发骨关节炎后常常表现为活动时疼痛。

64 股骨头坏死如何治疗？

首先尽可能去除股骨头坏死的诱因，如戒烟、戒酒，对于需要口服激素的患者尽可能在控制原发疾病的情况下减少激素的用量。在此基础上对于早期的股骨头坏死尽量减轻负重，减少过度活动，采用药物或微创的方法来促进坏死骨的痊愈，避免股骨头塌陷；对于已经塌陷的股骨头目前采用人工全髋关节置换的方式来获得良好的症状改善。

65 得什么病要看胸外科呢？

胸外科是指"胸部"外科，又称普胸外科，是包括肺外科、食管外科以及对纵隔、胸壁、膈肌相关病变进行手术治疗的科室。心脏及乳腺疾病的手术治疗需在心脏外科、乳腺外科就诊。

66 "胸痛"怎么办？

胸痛多见于胸壁组织、胸腔内脏器等病变引发的神经、肌肉刺激不适。对于左前胸壁不适伴有胸闷、憋气者首先需要除外心脏病变，以防漏诊或误诊冠心病贻误治疗。其他类型的胸痛需要根据疼痛部位、性质、时间、诱因及缓解因素来判断疼痛的来源。胸外科医师常会建议完善胸片或胸部 CT 检查排除隐匿恶性病变后开具相应镇痛药物以缓解症状。

67 "咳嗽"要看胸外科吗？

咳嗽由气道炎症或刺激引起，首先建议看呼吸内科。对于明确有肿瘤或需要手术干预的支气管扩张等病变，建议到胸外科进一步咨询。

68 重症肌无力为什么需要看胸外科？

约有 1/3 的肌无力患者同时合并胸腺瘤或胸腺增生，此类患者在药物治疗的基础上需要胸外科手术干预，以获得较好的治疗效果。

69 咯血怎么办？

咯血指咳出物内有血，需要鉴别呕血及鼻腔出血。大咯血有生命危险，故咯血患者及家属最好判断一下出血量，及时急诊就诊。评估是否需要进行支气管镜检查或介入下血管造影＋动脉栓塞治疗，对于肺部肿瘤或支气管扩张、血管发育异常引起的咯血需要到胸外科门诊评估手术治疗的时机及可行性。

70　二尖瓣关闭不全必须换瓣吗？

二尖瓣成形手术是治疗二尖瓣病变的最佳手段，适用于退行性变、感染性心内膜炎、缺血性心脏病、先天性二尖瓣病变等患者，还适用于部分风湿性心脏瓣膜病。二尖瓣成形手术技术要求远高于二尖瓣置换手术，尽管其在国际上开展时间较早，但国内能熟练完成复杂二尖瓣成形手术的心外科医生屈指可数。近年来，协和心外科广泛开展不同病理机制引起二尖瓣关闭不全的成形手术，取得良好结果，接近国外最佳二尖瓣成形率，受到国内外专家的广泛关注。经过协和心脏团队的不懈努力，复杂二尖瓣成形手术已经成为协和心外科的亮点，未来一定会引起国内外同行的更大关注，为广大患者带来了福音。

71　免疫病有哪些心血管损害？

免疫病可影响到全身结缔组织，由于心血管系统含有丰富的结缔组织，各种免疫病均可累及心血管系统，其累及的部位、程度和发生率在各种免疫病中不尽相同。在临床上常见的心血管系统的损害包括心肌、心内膜、心脏瓣膜、心包和血管等。例如，冠状动脉病变主要见于大动脉炎、结节性多动脉炎和川崎病；心肌损害、心内膜病变和心包炎多见于系统性红斑狼疮；风湿免疫病还可引起全身大中小动脉或静脉受累，出现复杂的临床症状和体征，包括系统性血管炎、贝赫切特综合征及系统性红斑狼疮等；另外，如果年轻患者出现动静脉血栓，应该高度怀疑抗磷脂综合征。多年来，临床上诊治免疫病导致的心血管损害一直困扰内、外科医生。目前，国内外对于该类疾病的治疗尚缺乏完善的临床指南。通常情况下，免疫病引起的心血管疾病一经确诊应给予激素和（或）免疫抑制剂治疗，如果患者出现严重的心血管系统并发症，例如大血管狭窄、主动脉瓣关闭不全、二尖瓣病变等，就应考虑在适当的时机实施手术治疗。北京协和医院心外科依托多科协作诊治平台，在免疫病相关的心血管疾病诊治方法包括激素治疗、手术指征、手术时机及手术方法等方面逐渐建立起安全有效的诊疗常规，并取得了满意的临床结果。

72 什么是腹主动脉瘤？它有什么危害？

腹主动脉是人体腹部的大动脉，而腹主动脉瘤是人体的腹主动脉由于某些原因而导致其扩张并膨胀达到一定程度所引起的一种疾病。这种动脉瘤和通常理解的肿瘤不一样，他不是人体内新长出来的组织团块，他是腹主动脉出现了扩大。打个比方，就像水管老化管壁变薄，在水压作用下膨胀了。它本身是一种良性疾病，但是却非常凶险。因为动脉瘤管壁较正常血管薄弱，它在血压的作用下可能出现突然增大破裂并引起致命的大出血。如果腹主动脉的管径比正常的血管直径增大50%，就被称为腹主动脉瘤。直径越大，破裂风险越大。目前国际的标准：如果动脉瘤接近5cm，或者说动脉瘤不到5cm，但扩大速度比较快，半年增加 5 ~ 7mm，就应该及时采取外科治疗。

73　什么是下肢动脉硬化闭塞症呢？

　　动脉硬化闭塞症，顾名思义，是身体内的动脉出现粥样硬化性改变，可以理解为血管老化了，血管内膜形成很多的粥样斑块，这些斑块逐渐增大之后造成血管狭窄，甚至造成血管堵塞。这种动脉硬化斑块可以发生在全身各个动脉血管，发生在下肢动脉的，就是下肢动脉硬化闭塞症。

74　得了下肢动脉硬化闭塞症应该注意什么呢？

　　（1）应该改变不良生活习惯：多运动，通过运动来促进缺血肢体的侧支循环形成。一定要戒烟，如果有高血压就要控制血压，如果有糖尿病就要控制血糖，一定要控制高血脂。这些都可以起到比较好的延缓动脉硬化发展的作用。

　　（2）日常生活中要注意保护缺血的肢体。平时走路要穿宽松的鞋子，要垫上舒服的鞋垫，要注意足部保温。注意鞋子不要磨脚，注意不要有足腿皮肤的外伤，注意不要用过热的水泡足，注意修剪指甲时不要把皮肤剪破了。这些都可以起到自我保护的重要作用。

（3）下肢动脉硬化闭塞症的患者，千万不要推延，一定要尽快找有经验的血管外科医生来帮助检查并采取相应的有效的治疗措施。

75 下肢动脉搭桥血管或支架能通畅多久？

无论是搭桥（旁路移植）还是支架，都是为了治疗重症下肢缺血，而由于自身疾病和血管壁的增生反应存在，搭桥血管或支架存在一定的堵塞率。这是客观的，但我们可以通过主观的努力来使搭桥血管或支架尽量保持长期的通畅。有助于尽量保持桥血管或支架通畅的措施有：

（1）手术技术：手术技术的好坏直接关系到治疗成功率，这取决于医生的经验、技术水平和医疗条件。

（2）移植材料：不同移植材料对通畅率也有关系，例如膝关节以下做搭桥，用人工血管做搭桥，其通畅率就会低于自体静脉。再如血管狭窄或堵塞段越短，所需支架也越短，远期通畅率也就越好。

（3）自身疾病：导致动脉硬化、动脉闭塞的疾病自然会影响整个血管的健康和通畅情况，因此，术后坚持用药，坚持针对造成血管堵塞的原因的治疗，有助于提高血管通畅率。

（4）坚持用药：除了应用治疗动脉硬化和其他自身疾病以外，还要针对搭桥或支架手术用一些抗凝或者抗血小板药物，这对保持桥血管或支架的通畅，防止血栓形成有积极作用，尤其刚手术后半年至一年以内的抗凝或抗血板治疗非常重要，很多患者需要终生用药。

（5）定期随诊：术后定期找医生复查是很重要的，可以及时发现病情的进展和变化，及时采取有效的处理措施。如果发现血管吻合口或支架内重度狭窄（＞70％），就要处理，以免进一步发展造成整个血管堵塞。通常采用介入下球囊扩张的方法，创伤较小。但如果支架或搭桥血管完全堵塞，处理就很困难了，往往需要重新行搭桥手术了。

76 服用华法林期间为什么要定期抽血化验？

华法林是目前临床上常用的口服抗凝药，但该药起效慢，疗效易受年龄、个体差异、药物相互作用、日常饮食、自身疾病状况等诸多因素影响，因而用药剂量不易掌握。多了易引起出血，低了则不能达到治疗效果，因此服用华法林期间必须监测血液指标。

临床上常通过定期监测国际标准化比值（INR）来判断治疗是否达标和指导剂量调整，一般需保持 INR 在 2~3。在最初调药的 1~2 周内，医生会指导患者定期抽血监测并调整药物剂量。在 INR 基本稳定后，最初 1 个月可能需要每周必须至少抽血检查一次，如果 INR 值保持稳定，则可以延长到 2 周一次，再观察 1 个月后可过渡到每月检查一次。如果 INR 值不正常，必须立即告知医生以便调整用药剂量。如果在服药期间出现皮肤淤斑、牙龈出血和鼻出血等出血征象，必须立即就医并抽血检查。总之，在整个服药期间都必须监测凝血功能，绝不能自行加量或减量。

77 "垂体腺瘤切除术"意味着什么？

理解这类疾病首先需要明白垂体是做什么的：大脑中的"垂体"是人体神经内分泌系统的总司令部，而"垂体腺瘤"则是来源于垂体本身的一种良性肿瘤，迄今为止全世界范围内仅仅有少数几例患者被报道是恶性病变，绝大部分垂体腺瘤患者都是垂体良性肿瘤或者其他病变。

临床上，垂体腺瘤分为两类：一类垂体腺瘤具有分泌激素的功能，像一名勤劳的工人仍然在为人体"辛勤工作"，源源不断地产生各类人体所必需的激素——只不过它太勤劳了，产生了过多激素因而对机体造成了不良影响。以最常见的泌乳素瘤为例，过量的泌乳素可造成女性月经周期不规律、甚至闭经，青年女性无法怀孕，以及非哺乳期的异常乳汁分泌等；老年女性患者常出现骨质疏松，而男性患者最常出现性欲减退与性功能障碍。这时就需要来医院就诊了，而临床治疗分为药物治疗与手术治疗，由于现在已经有治疗泌乳素瘤的特效药物，因此大多数泌乳素腺瘤患者由专治垂体功能疾病的内分泌科医生治疗，很少需要手术。但是有些功能性腺瘤是需要积极手术治疗的，这类垂体腺瘤往往造成患者肢端肥大症、库欣综合征等。肢端肥大症（儿童期发病则为"巨人症"）是因为患者垂体分泌生长激素的细胞"过于勤快"，产生大量生长激素，导致患者骨骼、内脏和声门等部位异常生长；库欣病也一样，由于垂体过量分泌促肾上腺激素，作用于患者的肾上腺，继而引起肾上腺皮质激素分泌过多，引起"满月脸""水牛背""向心性肥胖"等症状。对于这类垂体腺瘤，经手术切除后，大多数患者体内的激素水平可恢复正常，症状得到缓解。

另一类垂体腺瘤不分泌激素，医生称之为"垂体无功能腺瘤"，他像个好吃懒做的懒汉，只是一个劲儿地"变胖"，却不干活，不产生任何对人体有作用的激素——不过这个"胖垂体"实在是太胖了，以至于压迫了正常的垂体组织。正常垂体组织受压会引起功能障碍，造成正常分泌激素减少，所以与功能性垂体腺瘤的"过于勤快"不同，这类垂体可以处于低功能状态。另外，肿瘤继续增大也会压迫垂体周边的正常结构（占位效应），可导致头痛、视野缺损等症状。因此垂体腺瘤虽然很小，但危害不小，需要对他进行临床干预，对于药物不能控制的肿瘤类型，可以通过手术切除肿瘤，解除肿瘤对周围组织的压迫，缓解症状。

78 所有垂体腺瘤都需要通过手术来治疗吗？

不是的。功能性垂体腺瘤中的泌乳素瘤一般就不用手术治疗，因为泌乳素瘤通常对多巴胺受体激动剂类药物治疗的反应良好；此外，直径小于 25px 的无功能性垂体腺瘤（垂体微腺瘤）可先不急于手术治疗，可以通过定期 MRI 检查随访观察肿瘤是否呈进行性增大生长，再决定是否需要行手术治疗。如果无功能的微腺瘤不长大，也就不必进行手术。

79 垂体腺瘤手术做完了，就不需要再来医院了吗？

其实不是这样的，手术的成功完成只是"万里长征"的第一步，做完手术之后的定期复查也是十分重要的一环。所有医生、护士、患者和家属等众将士们，协同努力将垂体瘤这一共同敌人驱除。但"打江山易，守江山难"，所以还要时刻注意它何时会卷土重来，这就提醒患者定期复查的重要性。一般来说，医生建议术后 1 个月、3 个月、半年分别来门诊复查。复查项目主要包括：抽血和垂体增强磁共振。抽血主要是为了检查患者血液中的各种激素水平和电解质水平，他们的异常可以提示功能低下或复发的可能，需要医护人员及时处理；MRI 则可以帮助医生判断肿瘤是否有残余或有再次生长的可能。初次复查时医生还会根据手术切除的情况，与患者沟通下一步诊疗的计划和方案，尤其是有些巨大腺瘤术后还需要进一步放疗和化疗，所以建议患者亲自复诊，认为做完手术就不用操心的想法是错误的。复查时医生一旦发现肿瘤有复发的迹象，就可以进行早期的干预或治疗，将敌人消灭在萌芽状态！当然连续复查 3 次后，如果情况稳定，以后只需要每年来一次医院门诊复查即可。但是永远记着："敌人"随时可能会再回来，定期复查，警钟长鸣。

80 胶质瘤的分级代表着什么呢？

肿瘤细胞的特性有点像迅速生长的胚胎，本身可以无限增殖，并且具有侵袭性，这也是肿瘤可怕的主要原因之一。进行脑组织活检之后，病理学家会观察肿瘤组织的切片，并评估肿瘤细胞的增殖与侵袭能力，给出肿瘤的分级。简单来说，肿瘤分级越高，对应的增殖力、侵袭力越强。但部分患者在缺乏专业知识的情况下，常常将肿瘤分级与分化程度搞混，因此为了避免误会，重要问题请务必咨询专业医师。

胶质瘤从病理学上一共分 4 级，1 级恶性度最低，4级恶性度最高。结合肿瘤细胞来源以及肿瘤分级，我们可以对肿瘤进行较为完整的描述，例如：

（1）3级星形细胞瘤（又称"间变星形细胞瘤"）。

（2）4级星形细胞瘤（又称"多形胶质母细胞瘤"）。

（3）3级少突胶质细胞瘤（又称"间变少突胶质细胞瘤"）。

但大家不必为此过于担忧，随着手术和药物治疗的进步，一些脑肿瘤的预后正在大大改善，一些基因的表达对靶向药物的治疗效果也有显著的指导意义。

81 重睑手术后需要注意什么？

重睑手术一般在门诊完成，术后即可回家，可以看电视看书，但需注意避免用眼疲劳。术后局部冷敷，切忌热敷，重睑术后不需卧床休息。术后24小时即可去除伤口敷料。用无菌棉棒擦去眼睛分泌物，术后虽有轻度伤口疼痛，一般不需要服用止痛药物，轻度淤血或肿胀是正常现象，一般7~8天开始消肿，完全消肿需要1~3个月，术后5天即可拆线。

82 什么是面部轮廓整形美容？

面部轮廓是构成立体面与面相连接的线所购

形成的棱角状态。面部轮廓美是人体形态美的首要条件和最显著标志，也是一个人一定行为、文化特征的外表征象。面部轮廓整形是用外科技术进行面部软组织、骨组织的修复，使其恢复正常的形态，功能或给予美化。他几乎包括了面部整形的各个方面。先天性面部骨结构整形需与颅颌面外科。其他由于面部额颞、颧骨、颧弓及上下颌骨凸度的变化影响面部美容的是面部轮廓整形美容。

83　面瘫的常见治疗方法有哪些？

可根据面瘫的病因进行针对性治疗，主要包括以下几种：

（1）针灸法。

（2）神经管减压术。

（3）神经吻合术。

（4）神经交叉吻合术。

（5）面神经搭桥术。

（6）静力性悬吊手术。

（7）肌肉功能动力性再造手术。

84　面部老化最佳手术年龄为多大？

面部老化是自然的生理过程，当然也和个人的工作性质有关。长期奔波、风吹日晒、长期使用化妆品和过于丰富的面部表情变化都可以导致面部较早期的形成皱纹。面部老化的手术年龄主要与个人的要求、经济基础、工作性质、思想观念等多种因素有关，因此手术的年龄并不存在一个绝对的界限，只要没有绝对的手术禁忌证，均可在医患双方同意并签字的情况下进行手术治疗。

85 为什么要去正规的医疗机构接受治疗，如何选择手术医师？

随着医疗水平的发展，我国各级医院成立了烧伤整形科，有些医院还专门成立了整形美容外科，这些专科具有很高的针对性，精良的手术器械，各种抗感染药物，从事这一行业的医务人员对本学科荣誉比较爱护，事事以患者利益考虑，全心全意为患者服务，既然有这样一套完善的医疗体系，我们建议患者应该到这些正规的医疗机构进行治疗。

这些外科是塑造美的外科，整形患者带着对美的追求、美的愿望、美的观点、美的标准来就医。在他们心中美的塑造者本身就应该是美的，他们对整形工作者的形象和技术要求明显高于其他专科的医务工作者，所以他们有选择医生的权利。

整形外科临床知识比较广泛，与多学科交叉，整形外科手术成败还与审美观，术前设计，及患者心理状态密切关系，因此一个美容外科医师除了应该具有良好的外科基础外，还应该具有美学、法学、摄影、雕刻艺术方面的知识。这样的高要求并不是任意一家美容院或者普通外科医师可以胜任的，一些整形患者有时为了省钱，听信一些虚假广告和美容院的不切实际的宣传，最后导致不应该发生的事情。鉴于以上考虑，我们真诚的劝告您：正确选择适合于自己的医院，选择自己信任的整形外科医生，使你在痛苦的边缘找回属于自己的美丽。

86 乳腺良性增生与乳腺癌有关系吗？

乳腺良性增生属于非增生性乳腺良性疾病，并不增加患乳腺癌的风险，毋需担心。目前，很多查体机构给出"乳腺增生"的结论，导致很多人不知道应该如何处理而到医院就诊。既然乳腺良性增生不增加乳腺癌发病危险性，那么定期检查即可，不需要因为"乳腺良性增生"而到医院就诊。

87 在医院做乳腺检查的最佳时机？

随着现代医学的进步，临床医生的诊断水平不断提高，影像学检查技术不断更新，在医院进行乳腺检查的结果，受月经周期的影响越来越小。也就是说，可以根据自身的时间安排去医院进行乳腺检查，不一定非要赶在月经周期的某一个阶段去检查。

一般来讲，乳腺在月经来潮前 3～7 天质地较硬，腺体较厚，触诊效果略差。如果条件允许，可以选择月经来潮后的 7～10 天到医院进行检查，或者在乳房无明星肿胀和疼痛时去检查，触诊效果更好。

88 哪些体检结果不必担心？哪些需要到乳腺专科就诊？

如果检查结果是单纯性乳腺增生，甚至是单纯性乳腺囊肿，不用太在意，也没必要一定用药物治疗，因为单纯的乳腺增生和乳腺囊肿不会增加乳腺癌的发生率，只要注意定期复查就可以了。

如果检查出乳房肿块，进一步进行乳腺彩超、乳腺钼靶摄片等均提示肿块"性质待定"，请速到乳腺专科就诊，也许需要进行组织活检以明确病理诊断。

89 如何预防哺乳期乳腺炎？

哺乳期乳腺炎是哺乳期常见的乳房疾病，通常是由金黄色葡萄球菌感染引起的。患者常常有乳头破裂或皮肤磨损以及乳房皮肤上细菌数量增加的病史，最常见于哺乳的最初 6 个月或断奶期内。预防哺乳期乳腺炎应注意，尽量排空乳汁，防止乳头破损，注意婴儿口腔卫生及穿戴干净的内衣，哺乳后注意清洗乳头。

90 乳腺癌术后复查包括哪些内容？

乳腺癌术后需要定期检查，术后两年以内复

发转移可能性较大。全面复查时间间隔较短；之后复查频率可以有所减少。检查内容并不复杂，详见以下三点：

（1）术后两年以内：每半年复查1次，每次复查包括对侧乳腺及双腋窝彩超、腹部肝胆胰脾双肾彩超、盆腔子宫及双附件彩超以及X线胸片，其中半年和一年半时需要加做骨扫描检查。

（2）术后2~5年：每1年检查1次，每次复查包括对侧乳腺及双腋窝彩超、腹部肝胆胰脾双肾彩超、盆腔子宫及双附件彩超以及X线胸片以及骨扫描检查。

（3）术后5年以后：每1年检查1次，每次复查包括对侧乳腺及双腋窝彩超、腹部肝胆胰脾双肾彩超、盆腔子宫及双附件彩超以及X线胸片，骨扫描隔年做一次。

复查的时间是从手术时间开始算起的，不需要十分严格，前后差1~2个月都没有关系。需要提醒的是，一部分患者接受了子宫及双附件切除手术，这类患者不需要再进行盆腔检查了，请提前告知医生，以免带来不必要的麻烦。以上检查内容均是和乳腺癌密切相关的检查项目，如果患者还伴有其他问题，则需要增加检查项目。复查时患者要与医生详细沟通自己的情况。

第五篇

产 科 篇

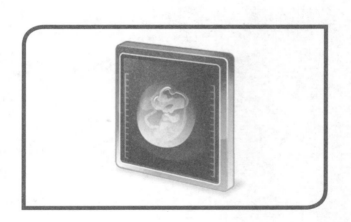

1 产科建档流程是什么？

（1）确认怀孕。

（2）母子健康档案。

（3）根据卫健委要求，孕妇必须到基层卫生服务机构（户口所在地的社区医院）建立《北京市母子健康档案》（建册），对于不能提供夫妇双方本市户籍证明的孕妇按照双方均为外地户口的相关要求进行建册。

（4）到产科分诊台确认预产期床位是否满额。如未满，请挂产科号。

（5）就诊

1）孕妇就诊当日，携带《北京市母子健康档案》、挂号单、就诊卡、病历本到产科门诊分诊台：刷卡、报到；测量体重、血压。

2）产科医生接诊后，要先查验孕妇基层卫生服务机构建册资料，确认有床位后孕妇才能登记床位号，进入产前检查流程。

2 外院转诊做羊水穿刺的流程是什么？

（1）预约的流程

1）外院转诊做羊水穿刺，需携带产检医院全部的相关产检病历至转诊医院。

2）东城区孕妇持"北京市产前筛查机构转诊会诊单"到产科门诊分诊台进行预约。根据孕周、医生的会诊时间，确定孕妇的会诊日期，同时予以约号。

3）房山区、怀柔区、平谷区按当地医院要求持"北京市产前筛查机构转诊会诊单"按规定时间到拟转诊医院的产科门诊分诊台听从护士宣教、指导。

4）预约当日上午7：30前，孕妇持相关病历、会诊单、挂号单到产科分诊台报到、测体重及血压。

5）上午8：00听安排到产科诊室门口等候医生叫号核对化验单、询问病史。

6）上午9：00开始在产科门诊宣教室集中听有关羊水穿刺的宣教课，约半小时。

7）完成病史询问后，至一层建大病历处建大病历（已有大病历者，无需再建）。

8）返回产科门诊，等候主诊医生叫号就诊。

9）产科门诊的主诊医生会和您预约羊水穿刺日期，并开具医嘱、预约挂号。

10）完成就诊后请到收费处交羊水穿刺费用，并挂下次羊水穿刺的号。

11）至妇科分诊台打印羊水穿刺条码，下次羊水穿刺日带着。

（2）羊水穿刺的流程

1）交费，挂已预约的号。

2）术前一天内来我院查血常规

3）羊水穿刺时间：下午1：30或上午7：30开始准备。

4）按医生预约的时间带齐资料（挂号单、血常规结果、羊水穿刺的条码）到产科分诊台测量体温，取大病历。

5）在诊室由医生根据体温、血常规结果做最后审核，合格后等待羊水穿刺。

3 外院转诊做 B 超的流程是什么？

（1）孕妇持东城区、房山区、怀柔区、平谷区的"北京市产前超声筛查机构转诊会诊单"及产检医院的产检建档病历到 B 超室预约超声时间。

（2）到产科门诊护士站，由护士根据孕妇预约超声的时间和产科医生看超声结果的会诊时间，为孕妇预约看超声结果的时间。

（3）超声会诊当日，孕妇持会诊单、产检医院及既往的所有相关病历、B 超结果，按排队顺序至诊室，由医生加当日 B 超会诊号。

（4）挂号，就诊。

4 孕妇 50g 糖筛选试验注意事项有哪些？

（1）试验前一晚 10 点后禁食、水。

（2）检查当日上午 8 点带葡萄糖（55g）、就诊卡，250ml 杯子及小勺，来治疗区准备抽血。

（3）在治疗区将全部葡萄糖（55g）溶解于 200ml 温开水中，5 分钟内饮完。

（4）自饮第一口糖水开始计时，60 分钟准时抽血，具体抽血地点请咨询治疗区护士。饮完糖水后请在治疗区静候，禁止活动，以免影响化验结果。

（5） 50g 葡萄糖筛选试验正常值为 < 7.8mmol/L。

5 孕妇75g糖耐量筛选试验注意事项是什么？

（1） 先到治疗室的功能室预约。

（2） 试验前连续三天正常体力活动、正常饮食。试验前一日，晚餐后10时开始禁食（禁食时间共8~14小时）。

（3） 检查当日带葡萄糖（83g葡萄糖粉）、就诊卡、500ml杯子及小勺，来医院门诊楼二层治疗区抽血。

（4） 先抽血测空腹血糖，后在治疗区将全部葡萄糖（83g）溶解于300ml温开水中，5分钟内饮完。

（5） 自饮第一口糖水开始计时，于服糖后1小时、2小时分别抽血测血糖。

（6） 饮完糖水后请在治疗区静坐、禁烟，为保证结果的真实可靠，请严格按照说明进行检查。

（7） 血糖正常范围：空腹<5.1mmol/L，1小时<10mmol/L，2小时<8.5mmol/L。有任何一项指标超标，请及时就诊。

6 胎心监护及其方法和注意事项有哪些？

（1） 胎心监护是指在无宫缩、无外界负荷刺激情况下，通过电子监护仪描记观察胎动时胎心率的变化。以了解胎儿的贮备能力，是否发生宫内缺氧。

（2）检测方法：孕妇取半卧位或坐位，每次至少连续记录 20 分钟。如 20 分钟内无胎动再延长 20 分钟监护。一般认为 20 分钟至少有 2 次以上胎动。胎动伴胎心率加速 >15 每分钟心跳，持续时间 >15 秒为正常。

（3）注意事项：尽量避免干扰因素至假阴性率的发生

1）最好在 30 周以后监测，30 周以前胎动不显著。

2）避免空腹，孕妇空腹时可致胎儿血糖偏低。

3）避开胎儿睡眠周期，其醒睡周期为20～60分钟，也可达 2 小时。

4）监测前需要排空膀胱。孕妇膀胱充盈时，可致盆腔空间狭小，影响胎儿活动。

7 如何计数胎动？方法是什么？注意事项有哪些？

目的：计数胎动是孕妇自我监测的重要指标。通过自我计数胎动，了解胎儿有无宫内缺氧征兆，以便及时就诊。

（1）方法

1）正餐后，卧位或坐位计数：每日 3 次，每次 1 小时。将早、中、晚各 1 小时的胎动次数相加乘以 4，得出 12 小时胎动次数。如果 12 小时胎动次数 >30 次，说明胎儿状况良好；如果为 20 ~ 30 次，应注意次日计数；如 <20 次，则及时到医院就诊。

2）每小时平均胎动应为 3 ~ 5 次：如果 1 小时胎动次数 <3，应再数 1 小时；如仍 <3 次，则应立即就诊。

（2）注意事项

1）孕妇情绪平稳，周围环境安静。

2）遇胎儿连续动时，记为一次胎动。

3）不要空腹，在正餐后计数。

4）妊娠满 28 周后应每天定时数胎动；妊娠满 32 周后，记录每次胎动数。产检时告知医生。

8 孕期如何进行口腔保健？

孕妇的口腔健康影响胎儿健康。准妈妈患有口腔疾病，会使胎儿早产和低体重的风险增加。

（1）孕妇更容易出现口腔问题的原因

1）怀孕后体内激素水平改变，牙龈易感性增加，容易患妊娠性牙龈炎。表现：牙龈红肿、易出血，或使红肿的牙龈更加严重，甚至发生自发性出血。

2）怀孕期间饮食习惯的改变：偏食、喜吃酸甜食物、食量增加、吃东西频繁，更容易发生龋齿。

（2）准妈妈爱牙三部曲

1）建立良好的饮食习惯，多吃天然食物，少吃软、甜、黏的食物。

2）建立良好的口腔卫生习惯。采用正确方法早晚刷牙、餐后漱口，睡前使用牙线清洁牙缝；餐后漱口，抑制口腔细菌的生长。

3）孕前口腔检查、治疗，准妈妈需拥有一个健康的口腔迎接宝宝的到来。

9 住院分娩需准备哪些物品？

（1）宝宝用品：润肤油、护臀霜、纸尿裤（30～40片）、柔湿巾（80～100片）、小毛巾（2～3条）、吸奶器（可生产后准备）。

（2）准妈妈用品

1）洗漱用品：梳子，餐具，水杯，吸水管（弯头）。

2）一次性便盆，2包夜用加长卫生巾，3卷卫生纸。

3）换洗内裤，防滑拖鞋。

4）少量食品，适量洗净水果，巧克力若干（建议小块包装）。

5）准妈妈入院前应剪短指甲，指甲过长容易划伤宝宝。

（3）所需证件：医保卡、本；就诊卡；身份证；生育服务证（准生证）；母子健康档案；住院押金。

（4）出院用品

1）宝宝服，小帽子，棉包布（1m 左右），毛巾被（夏）或棉被（冬）。

2）准妈妈根据季节带好合适衣服。

（5）温馨提示：住院期间不能带奶瓶及奶粉（提倡纯母乳喂养）。

10 母乳喂养的好处有哪些？

（1）经济实惠、方便、快捷。

（2）干净、安全，最营养、最易吸收。

（3）含独有的抗体，增强婴儿的抵抗力、免疫力。

（4）促进婴儿口腔、消化和健康的发育。

（5）降低婴儿过敏现象。

（6）利于婴儿健康成长。

（7）预防成年期代谢疾病。

（8）增进母婴感情。

（9）利于产妇恢复身体健康。

（10）促进母体健康，减少女性患卵巢癌、乳腺癌的发病率。

第六篇

妇 科 篇

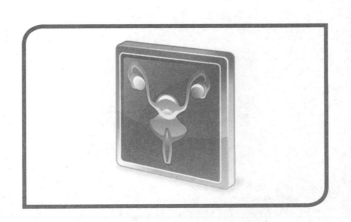

1 阴道镜是做什么的？用阴道镜观察什么？

阴道镜检查是对宫颈筛查结果阳性的女性进行临床确诊的专项检查。用阴道镜对宫颈、阴道和外阴部位进行放大检查可以确定有无病变；定位可疑病变部位；取活检。

阴道镜具有良好的照明与放大的功效，可以将宫颈阴道被覆上皮放大至 5 ~ 40 倍进行观察。通过观察宫颈转化区经醋酸和复方碘染色后所呈现的染色变化、表面轮廓、边界特征、血管特征等，对宫颈及阴道被覆上皮有无病变进行评估，对病变级别给予初步判断。

阴道镜检查的效果不仅依赖于检查者的经验与技术水平，还与仪器设备的精良、受检者的年龄、病变的严重程度、病变的解剖学位置以及宫颈转化区的类型有关。

2 阴道镜检查的操作流程、检查的时间？什么是宫颈活检？

（1）阴道镜检查的操作流程：阴道镜检查依次使用 3 种试剂，即生理盐水，3%~5% 醋酸溶液和复方碘溶液，按照这个顺序涂抹宫颈、阴道或外阴部位，观察、摄片等进行阴道镜检查。

（2）阴道镜检查的时间：阴道镜检查的最佳时间是月经干净后 3 ~ 10 天内。如果患者月经规律，经期及经期前一周内不宜做阴道镜及宫颈活检，其他时间可以安排阴道镜检查。有些患者有不规则阴道出血，如有必要，也可以安排阴道镜检查，但不宜在出血较多时做。

（3）宫颈活检：宫颈活检术包括点活检、锥形切除活检及宫颈管搔刮术（ECC）。点活检是在阴道镜指引下进行，在异常区域最严重的部位，用活检钳钳取一块或多块宫颈组织进行送检。

3 什么情况需要转诊阴道镜检查？

（1）评价异常细胞学实际上是阴道镜的一个最大的指征。宫颈细胞学 TBS 分类诊断，比如 TCT、LCT 等的报告单如有以下结果需转诊阴道镜检查。

1）不典型鳞状上皮细胞 – 不除外高度鳞状上皮内病变（ASC-H）；

2）低度鳞状上皮内病变（LSIL）；

3）高度鳞状上皮内病变（HSIL）；

4）鳞状细胞癌（SCC）；

5）不典型腺细胞（AGC）；

6）原位腺癌（AIS）；

7）腺癌；

8）未明确意义的不典型鳞状上皮细胞（AS-CUS），此时需做 HPV 检测，如 HPV 阳性，应转诊阴道镜检查。

（2）高危 HPV 阳性者，有以下结果需转诊阴道镜检查：

1）HPV16 阳性或者 HPV18 阳性者；

2）高危 HPV 感染持续 1 年以上；

3）肉眼观察见宫颈肿块、溃疡、怀疑宫颈浸润癌者。

4 阴道镜检查的禁忌证有哪些？宫颈活检术后的注意事项有哪些？

（1）阴道镜检查的禁忌证：阴道镜检查没有绝对禁忌证。急性下生殖道感染或出血，影响阴道镜检查的准确性，因此，应在炎症治好后再行阴道镜检查。月经期不能做阴道镜检查。

（2）阴道镜检查及宫颈活检术后的注意事项：取活检的部位可能会出血。因此，做完活检后 1~2 周内避免同房、阴道灌洗或坐浴。阴道出血多时，及时到医院就诊。

5 为什么做宫颈癌筛查？

子宫颈癌的发病率占女性恶性肿瘤第 4 位，死亡率也为第 4 位。全球每年约 53 万例新诊断的子宫颈癌患者，其中 85% 死亡病例在发展中国家，近 28 万人死于该病。中国女性排名前 10 位恶性肿瘤的病种中，宫颈癌排名第 6 位。人乳头瘤病毒（HPV）感染是宫颈癌的主要原因，是目前世界范围内唯一发现的可以直接致癌的病毒。20 世纪 70 代年末 Harald zur 教授提出了"持续性的 HPV 感染是宫颈癌发生的必要条件"，并于 2008 年获得诺贝尔医学奖。可以说宫颈癌尤其宫颈鳞癌是一种感染性疾病，这意味着它是可以预防、治疗，甚至是可以治愈的！通过筛查，可以尽早发现癌前病变，发现早期浸润癌。监测和治疗癌前病变，就会避免和阻断浸润性宫颈癌的发生；诊断和治愈早期癌症，可以避免和阻断中晚期宫颈癌的发生！

6　什么是宫颈癌筛查的诊断技术？

目前，宫颈癌最主要的筛查诊断技术是大家熟悉的"三阶梯"诊断技术，主要采用细胞学检查及高危型 HPV 检测、阴道镜检查、病理学检查。"三阶梯"诊断流程，包括细胞学检查（最好采用薄层液基细胞学检查）、高危型 HPV 检测、阴道镜直视下取材进行病理学检查。对阴道镜检查不满意者还需进行宫颈管搔刮（ECC）、宫颈锥切、高频电刀切除（LEEP），取材组织病理学检查确诊。

（1）第一步初筛：细胞学检查 + 高危型 HPV 检测。

（2）第二步助诊：阴道镜检查。

（3）第三步确诊：组织学诊断。

7　什么是人乳头状瘤病毒（HPV）？

人乳头状瘤病毒（HPV）是一种嗜上皮性病毒，大约有 150 余种亚型，其中 35 种可感染妇女生殖道。依据病毒与肿瘤发生的危险性高低，分为低危型和高危型 HPV。高危型 HPV 包括 16、18、31、33、35、39、45、51、52、56、58、59、66、68 等（14 种），尤其是 HPV16 和 18 型危险性最高。

大多数妇女在性活跃期均有感染携带 HPV 的可能性，全球约 6.3 亿人被人乳头状瘤病毒感染，但多数为"一过性感染"，大约 80% 以上的女性平均一年内会自然消退而转阴。所以女性朋友既要重视高危 HPV 感染，又不必恐慌！

8 什么是宫颈癌及宫颈癌前病变？

宫颈浸润癌起源于宫颈的鳞状上皮或腺上皮。其自然史的早期阶段为高危型 HPV 的持续感染导致宫颈移行区上皮的成熟分化过程被缓慢地破坏，这一早期阶段即为宫颈癌前期病变。

宫颈鳞状上皮与腺上皮均存在癌前期病变，阴道镜检查的重点就是早期检出宫颈癌的前期病变，即 ≥CIN Ⅱ 及（或）AIS。

9 高频电刀切除（LEEP）手术须知有哪些？

宫颈高级别病变（CIN Ⅱ／Ⅲ）时根据病变部位、大小、转化区类型以及是否生育等情况，有些患者可以做宫颈高频电刀切除即 LEEP 锥切术。

（1）术前准备

1）手术日期由医生根据患者的具体情况进行安排，一般在月经彻底干净后的 7 天内，并提前给予患者术日的预约号。如出现特殊情况：月经提前、月经未干净或因个人原因无法如约手术，需与医生说明，另行安排。

2）如有阴道炎等疾病需于术前进行临床干预，遵医嘱用药。

3）术前 24 小时内，禁同房、阴道冲洗、阴道上药等。

4）手术前后无需空腹，正常进食。

5）术日家属陪同，术前测量体温、排空膀胱。

6）手术过程需 5～10 分钟。

7）术后休息 30 分钟，无不适由家属陪同离院。

(2) 术后注意事项

1）术后禁同房、盆浴、阴道冲洗等 1 个月。

2）术后 1 个月内避免运动、健身、提重物、骑自行车，避免过重体力劳动、长时间站立或行走、长途旅行等。

3）按医嘱用药。妊娠期一般不用药，特殊情况遵医嘱。

4）术后饮食无特殊、无忌口。可适当多吃新鲜蔬菜水果。

5）术后如出现腰腹酸胀、下坠感、乏力等，一般无需特殊处理，可自行消退。

6）术后第一周会出现阴道排液，第二周因宫颈创面脱痂开始出现阴道出血，小于月经量，持续 7～10 天；如出血超过月经量需及时就诊。

7）少数患者出现低热（体温≤37.5℃），无需特殊处理。如体温>37.5℃，需及时返院就诊。

8）术后7~10天，复诊告知病理结果及下一步诊疗计划。术后1个月，复诊检查手术创面愈合情况、评估疗效。

10 什么是细菌性阴道病？

细菌性阴道病（BV）主要是由于阴道正常菌群的生态平衡发生紊乱，优势菌群乳酸杆菌减少或消失，而阴道加德纳菌、厌氧菌及人型支原体微生物过度生长而引起的一种疾病。临床表现：分泌物增多，有鱼腥臭味，尤其性交后加重；可伴有外阴瘙痒或烧灼感。10%~40%患者无症状。BV可诱发盆腔炎及子宫内膜炎，严重者可导致不孕不育或流产、早产或出生低体重儿、产后感染等妇产科疾病。因临床症状怀疑有BV时，可以取分泌物通过实验室检测，准确判断有无BV，以便尽早治疗，减少BV诱发的妇产科疾病。

11 什么是外阴阴道假丝酵母菌炎（旧称霉菌性阴道炎）？

病原体为假丝酵母菌，属条件致病菌。多见于孕妇、糖尿病患者及接受大量雌激素治疗者。穿紧身化纤内裤、肥胖可使会阴局部的温度湿度增加，易使念珠菌得以繁殖而引起感染。

（1）传染途径

1）主要为内源性传染，假丝酵母菌菌除寄生阴道外，还可寄生于口腔、肠道，条件允许可相互传染。

2）少数通过性交传染，接触感染的衣物间接传染。

（2）主要表现

1）外阴阴道瘙痒、灼痛，严重时坐卧不宁，伴尿频、尿痛及性交痛。

2）分泌物呈白色稠厚呈凝乳或豆渣样或奶酪样。

（3）注意事项

1）注意个人卫生，勤换内裤。用过的内裤、盆及毛巾均应用开水烫洗。洗浴卫生用品专人专用，避免交叉感染，特别注意妊娠期卫生。不穿紧身化纤内裤。

2）避免滥用抗生素，及时积极治疗糖尿病。

3）治疗后容易在月经前复发，应在月经前复查白带。

4）一方若查出此病，性伴侣需行假丝酵母菌的检查及治疗，治疗期间禁同房。

5）一般经 1 个疗程治疗可治愈，连续 2 个月经周期化验均为阴性，认为治愈，可停止治疗。

6）遵医嘱随诊。

12　月经紊乱有哪些？可能的原因及治疗是什么

（1）月经，俗称"大姨妈"，是指伴随卵巢功能周期性变化而出现的子宫内膜周期性脱落及出血。规律月经的建立，是生殖功能成熟的重要标志。正常月经具有周期性，一般为 21～35 天，平均 28 天。每次月经持续时间称经期，一般 2～8 天，平均 4～6 天；经量为一次月经的总失血量，正常月经多为 20～80ml，>80ml 为月经过多。月经周期、经期及月经量，受多方面因素影响，可发生显著变化，即月经紊乱。

（2）一般而言，月经紊乱的原因可分为器质性和功能性两大类。

（3）月经紊乱可能的原因及治疗

1）器质性月经紊乱：因器质性病变所致，如子宫内膜息肉、子宫肌瘤/腺肌症、颅内肿瘤、卵巢肿瘤、甲亢、糖尿病、高泌乳素血症、肾上腺疾病等，应积极治疗原发病。积极有效治疗后多数月经可恢复正常。

2）功能性月经紊乱：无明确器质性病变，应考虑功能性原因，多由下丘脑－垂体－卵巢轴功能调节异常所致。常可依据具体情况，选用调节排卵药物或孕激素治疗。当月经量过大时，可辅助使用补血、止血药物。

13 为什么会无月经来潮？

普通女性一生月经变化为：第一次月经来潮多在 13～15 岁，但也可能早在 11～12 岁，迟至 15～16 岁；随后逐渐建立规律月经，持续至卵巢功能衰竭。在某些生理情况下，如妊娠、哺乳等，月经可暂时停止，此为生理性闭经；50 岁左右，因卵巢功能衰竭，月经永久停止，即绝经。

临床关注的是由于某些病理性原因出现的闭经，称病理性闭经，即无月经来潮。依据以前是否有月经来潮，病理性闭经可分为原发性和继发性两大类。

（1）原发性闭经，指满 14 周岁无第二性征发育或满 16 岁有第二性征发育但无月经来潮。

（2）继发性闭经，指持续 3 个以上既往月经周期无月经来潮或超过 6 个月未来月经。

闭经原因多样，可由遗传异常、代谢紊乱、内分泌功能紊乱、外伤等引起，涉及多个器官，如下丘脑、垂体、卵巢、子宫、下生殖道等，因而需要一系列诊断试验及影像学检查予以鉴别，确定病因后，可采取针对性治疗。

14 月经紊乱能用避孕药治疗吗？有哪些副作用？

（1）正常的月经周期是 21～35 天，经期持续 2～8 天，平均月经量 20～80ml，没有非经期出血。如果不同于这个表现，则为月经紊乱，这在医学上称为异常子宫出血（AUB）。

（2）当出现月经紊乱问题时，最重要的是寻找月经紊乱的原因，如果能够排除其他器质性疾病，考虑月经紊乱是功能性紊乱，因下丘脑 - 垂体 - 卵巢轴的功能不协调引起的，可以在医生的指导下使用避孕药治疗。

（3）避孕药的副作用

1）肥胖、恶心、胃胀、乳腺胀痛、头痛、心情改变等。一般情况下，这些症状出现的概率较低，如果出现多无须治疗即可在 2 ~ 3 个月改善，部分症状可以在医生指导下通过更换避孕药种类缓解。

2）部分患者服用过程中出现少量阴道流血，一般为突破性出血，多发生于前几个服药周期，多数可以自发缓解。部分可能与药物漏服相关。但是，如果出现胸痛、严重的头痛、眼痛、腿痛、腹痛症状，应警惕心梗、血栓形成、中风、肝胆疾病，并及时就医治疗。

一般来说，医生在充分评估患者的个体化状况后，使用口服避孕药治疗是安全的。

15 多囊卵巢综合征是怎么得的？该如何治疗？有什么预防方法及注意事项？

多囊卵巢综合征（PCOS）是一种常见的妇科内分泌疾病，约占所有女性的 5%，主要表现为月经稀发、不孕、痤疮、多毛、肥胖等症状。

（1）病因：多囊卵巢综合征的病因目前还不十分清楚，可能和遗传因素、环境因素都有关系。因为病因不明，没有很好的预防方法，也无法根治。但这并不妨碍我们针对其症状进行"对症治疗"。

（2）治疗：根据不同的治疗目的，采取不同的治疗方案。

1）针对月经紊乱：我们可以使用口服避孕药调整月经周期。口服避孕药还有治疗痤疮、多毛等高雄性激素症状的作用，同时还能保护子宫内膜，降低子宫内膜癌的患病风险。

2）针对不孕：最主要的治疗是调整生活方式、减重。多数人在体重下降后可恢复排卵，完成生育；如果以上治疗无效，可以适当使用一些促排卵药物，以达到怀孕的目的。

（3）预防及注意事项

1）多囊卵巢综合征关键的问题在于将来发生糖尿病、心血管疾病等代谢性疾病的风险很高。控制体重，服用二甲双胍等药物改善胰岛素抵抗，可以降低这一风险。

2）值得一提的是，多囊卵巢综合征虽然无法根治，但并不是"要命"的疾病，而且该病所面临的所有问题都可以经目前的医疗手段得以解决，因此患者大可不必过于担忧。

16 为什么会有血清泌乳素水平升高？什么原因导致？有什么治疗方法？

（1）血清泌乳素水平高可分为生理性及病理性，它是一种症状的描述性诊断，不能认为是一种疾病诊断。导致泌乳素升高的原因常见的有：

1）下丘脑或邻近部位的病变，如脑炎、颅咽管瘤等。

2）垂体分泌泌乳素的肿瘤。

3）甲状腺功能减退也可以造成泌乳素的过量分泌。

4）某些镇静剂或者降压药物可以引起泌乳素水平增高，如吗啡、利血平等。

5）某些部位特别是胸部皮肤受到刺激会导致泌乳素升高，如胸部手术或者带状疱疹等。

6）不明原因的泌乳素水平升高。

（2）治疗方法

1）某些生理状态，如应激、夜间、过度饥饿或饱腹、剧烈运动后、情绪激动等情况下泌乳素水平会升高。但只有病理状态的升高才需要治疗。

2）首先是去除病因，药物抑制泌乳素分泌（常用药物为溴隐亭），有生育要求的患者可以联合加服促排卵药物；因垂体大腺瘤引起的高泌乳素血症，首选治疗为药物治疗，如果药物治疗效果不理想或出现明显并发症时可采用手术治疗；不适合以上治疗方法的患者可以采用放射治疗。

17 什么情况下可做试管婴儿？

试管婴儿，是将不育夫妇的卵子与精子取出，在体外进行受精和培养，将形成的胚胎移植到子宫内。但是试管婴儿不是想做就能做，必须要经过医生筛选，严格依照指征进行。需要做试管婴儿的指征：

（1）女方因素

1）精子、卵子运输障碍，如双侧输卵管梗阻或切除。

2）排卵障碍，如多囊卵巢综合征患者反复促排卵无效者。

3）严重子宫内膜异位症，可表现为痛经或者卵巢巧克力囊肿，也有患者无明显症状。

4）不明原因的不育，特别是其他助孕方法多次失败。

（2）男方因素

1）少精、弱精或畸形精子症。

2）生殖道畸形、性功能障碍。

3）男方或家族有不宜生育的严重遗传性疾病。

出现以上这些情况的不育夫妇可以考虑经试管婴儿的方法来解决生育问题。

18 除了试管婴儿（IVF-ET），还有其他助孕方法吗？

IVF-ET 就是我们俗话说的"试管婴儿"，它是解决不育问题的终极手段，遗憾的是它也不是万能的，因为有一些不育因素是它解决不了的。不育的治疗原则是由简单到复杂，由无创到有创，由低成本到高成本。

（1）促排卵或促排卵＋宫腔内人工授精

1）对于不育的患者，首先要做到的就是生活方式的调整，保持正常体重。

2）男方因素的不育可以先行男科治疗。

3）排卵障碍的患者，可采用促排卵治疗。

4）宫腔内人工授精：主要用于男性因素的不育症。

（2）IVF-ET：试管婴儿分为三种。

1）通过药物促排卵可一次性取出女性体内多个成熟的卵子，让它们在培养皿里和精子"自由结合"，这叫做体外受精与胚胎移植技术IVF-ET，也就是我们常听到的"第一代试管婴儿"。

2）如果男性精子质量太差，就人工挑选形态正常的精子，经人工技术直接注入卵子中，这种方式被称为"第二代试管婴儿"。

3）对于有遗传病的，需要在胚胎种植前先进行遗传因素的筛查，选择染色体或基因没有问题的，此为"第三代试管婴儿"，保证优生优育。

19　导致反复流产的可能原因有哪些？

反复流产的原因有很多，大体上可以分为胚胎因素、母体因素和不明原因三类。

（1）胚胎因素：50%~70%的自然流产是胚胎染色体异常造成的。这其实是一种自然选择的过程，把发生染色体异常的胚胎在孕早期排出，避免缺陷儿的出生。多数发生染色体异常的胚胎都是偶然因素形成的，只有少部分和父母染色体有关。因此，在排查自然流产原因时，绒毛染色体和父母双方染色体的检查十分重要。

（2）子宫解剖异常：子宫作为小宝宝们在母体内生长的"房间"，任何影响"房间"舒适性的问题——单角子宫、子宫纵隔、子宫肌瘤、宫腔粘连、宫腔息肉、宫颈功能不全等都有可能导致流产。

（3）内分泌功能异常：宝宝在体内对妈妈的内分泌环境十分敏感，黄体功能不足、甲状腺功能亢进、甲状腺功能低下、多囊卵巢综合征等影响内分泌激素的疾病都有可能造成流产。

（4）感染因素：妈妈感染了病毒、细菌、真菌、支原体、衣原体等疾病，这些病原体有可能释放有毒物质，或者通过胎盘屏障，威胁到小宝宝们的生存。

（5）凝血功能或红细胞代谢异常：宝宝在体内的营养物质主要靠胎盘血管输送，如果妈妈有凝血功能异常，生命通道不通畅，或者红细胞代谢异常，输送的营养物质缺乏，都会发生自然流产。

（6）免疫因素：胚胎对于母体来说相当于外来物，妊娠时妈妈会对宝宝产生免疫耐受，容纳宝宝这个外来物在子宫内生存，但有些妈妈体内的免疫机制出了问题，误把宝宝当成敌人对待，就会发生自然流产。

（7）不明原因：尽管以上都有可能是自然流产的原因，但还是有很多原因以目前的医疗手段检测不出来，只能期待未来科技进步来解决。

20 更年期综合征有哪些表现？

更年期综合征是指妇女在绝经期前后，因卵巢功能逐渐衰退或丧失，导致雌激素水平下降所引起的一系列症候群。主要包括以下几种：

（1）月经紊乱：表现为月经几个月不来，一来就来势汹汹，出血很多；或者一个月来好几次；或者几个月来一次月经。

（2）血管舒缩症状：这可能是女性朋友们最直观的感受，即常感到头颈部一阵阵地潮红、潮热出汗，持续几分钟后好转，一天反复发作多次；还有一些人会觉得头晕目眩、头痛耳鸣、腰痛、口干、喉部烧灼感。

（3）泌尿生殖道萎缩症状：因为雌激素水平降低，更年期女性会感觉有尿频、外阴痒、阴道干涩、性欲减退、性交痛，有些表现为反复发作的阴道炎和尿道炎。

（4）骨质疏松：雌激素水平降低会导致骨质的流失，短期表现为关节痛，远期会发生我们常说的"个子变矮""摔了一跤就骨折"的现象。

（5）精神神经症状：思想不易集中，失眠健忘，情绪复杂多变，时而情绪低落，时而性情急躁，和家人冲突增多。皮肤发麻发痒，有时有蚂蚁在身上爬动的感觉等，或者就是有"说不出来的不自在"。

21 更年期综合征的治疗方法有哪些？有什么益处？有什么风险？

（1）方法及益处：绝经后激素治疗（MHT）是目前治疗更年期综合征最主要的方法。他可以有效治疗月经紊乱，缓解血管舒缩症状、泌尿生殖道萎缩症状，预防骨质疏松，对心血管疾病也有一定的预防作用。但要注意 MHT 的治疗要在绝经 10 年内或 60 岁以前开始使用，如果超过这个年龄段，就不适合使用了。

（2）风险：MHT 会导致子宫内膜癌和乳腺癌也是个认识误区。子宫内膜癌主要是内膜长期在雌激素作用下、缺乏孕激素的拮抗作用导致，因此对于有子宫的女性朋友，雌孕激素联合应用不会导致子宫内膜癌，没有子宫的女性朋友单独使用雌激素更是安全。乳腺癌主要与孕激素有关，目前药物中所含的新型孕激素对乳腺刺激很小，也是较为安全的。使用 MHT 的人群发生乳腺癌、子宫内膜癌的风险很小，和普通人群的发生率差不多，只要在医生的指导下应用，定期评估，它带来好处是远远大过风险的。

（3）如果存在 MHT 使用禁忌证，一些植物类制剂对血管舒缩作用也有效；已有骨质疏松的患者可以到内分泌专科就诊，采取其他的治疗方式。

22　什么是宫内节育器（IUD）？

节育器是一种放置在子宫腔内的避孕装置，由于初期使用的装置多是环状的，因此也叫节育环。宫内节育器的种类很多，国内常用的有宫形环、环形环、T形环等，通常以不锈钢、塑料、硅橡胶等材料制成，不带药的节育器称惰性宫内节育器；如宫内节育器加上孕激素或铜，可提高避孕效果，称之为带药或活性宫内节育器，是目前推崇的节育器械种类。

23　宫内节育器为什么能避孕？对身体有影响吗？

宫内节育器通过机械性刺激及化学物质的干扰而达到流产避孕的目的，不抑制排卵，不影响女性内分泌系统，因而避免了一般药物避孕的不良反应。节育环对全身干扰较少，作用于局部，取出后不影响生育，具有安全、有效、可逆、简便、经济等优点，是最常用的节育用具之一。

24　上环术的适应证和禁忌证是哪些？

适应证：育龄期女性，自愿放置而无禁忌证者；用于紧急避孕而无禁忌证者。

禁忌证：

（1）生殖器官炎症，如急、慢性盆腔炎，阴道炎，宫颈急性炎症和宫颈重度糜烂及性传播性疾病。

（2）近3个月月经频发、月经过多（左炔诺孕酮-IUD 例外）或有不规则阴道出血者。

（3）生殖器官畸形，如双子宫、子宫纵隔等。

（4）人工流产出血多，怀疑有妊娠组织残留或感染可能；中期妊娠引产、分娩或剖宫产胎盘娩出后，子宫收缩不良有出血或潜在感染可能。

（5）有各种较严重的全身性疾病，如心力衰竭，心瓣膜疾病，中、重度贫血，血液病和各种疾病的急性期。

（6）子宫颈内口过松（固定式 IUD 除外）或重度狭窄。

（7）子宫脱垂 II 度以上者。

（8）宫腔 < 5.5cm 或 > 9cm 者不宜放置（人流术同时和有剖宫产史者放置及铜固定式 IUD 者例外）。

（9）妊娠或可疑妊娠者，须等终止妊娠后再放。

25 什么时间放环合适？

（1）月经干净 3 ~ 7 天无同房。

（2）人工流产后立即放置。

（3）产后 42 天恶露已净，会阴伤口愈合，子宫恢复正常。

（4）剖宫产后半年放置。

（5）含孕激素的 IUD 在月经第 3 天放置。

（6）自然流产恢复月经后放置，药物流产 2 次正常月经后放置。

（7）哺乳期放置应先排除早孕。

（8）同房后 5 天内放置为紧急避孕方法之一。

26 放环术后要注意什么？

（1）术后休息 3 天，1 周内忌重体力劳动，2 周内忌同房及盆浴，保持外阴清洁。3 个月内经期与排便时注意宫内节育器是否脱落。

（2）术后第一年 1、3、6、12 个月随访，之后每年随访至停用；随访注意 IUD 位置、不良反应，保证避孕有效性。特殊情况及时就诊。

（3）使用带尾丝的节育器者，月经期不使用阴道棉塞。

27 带环的不良反应及并发症有哪些？

（1）不良反应：不规则阴道出血，常见表现为经量增多、经期延长、少量点滴出血，一般不需处理，3~6 个月后逐渐恢复。少数患者可出现白带增多或伴下腹痛，要及时就诊、明确原因、对症处理。

（2）并发症：宫内节育器异位；宫内节育器嵌顿或断裂；节育器下移或脱落；带器妊娠。

28 取环术的适应证和禁忌证有哪些？

适应证：

（1）计划再生育或已无性生活不再需要避孕者。

（2）放置期限已满，需更换者。

（3）绝经过渡期停经 1 年。

（4）拟改用其他避孕方式或绝育者。

（5）存在不良反应或并发症治疗无效者，包括带器妊娠（宫内孕、宫外孕）。

禁忌证：

（1）并发生殖器感染时应先抗炎治疗，治愈后再行取环术。

（2）全身情况不良或疾病急性期。

29 什么时间取环合适？

（1）月经干净 3～7 天。

（2）带器早期妊娠行人工流产同时取环。

（3）带器异位妊娠时诊刮同时取环。

（4）子宫不规则出血者随时可取，取 IUD 同时诊断性刮宫术，组织送病理。

30 什么是诊断性刮宫术？

诊断性刮宫术是通过刮取子宫内膜或清除宫腔异物达到诊断和治疗目的的一类手术。

31 诊断性刮宫术的适应证有哪些？

（1）子宫异常出血，既可止血，又协助诊断，特别是排除内膜恶性病变。

（2）不全流产，既可明确诊断又可以起到治疗作用。

（3）宫外孕的辅助诊断。

（4）人工流产、葡萄胎清宫、宫腔内组织残留物的清除等。

32 诊断性刮宫术的禁忌证有哪些？

（1）全身或生殖道急性、亚急性炎症期。

（2）重度内外科疾病，不能耐受手术。

（3）凝血功能障碍，重度贫血者。

（4）手术日体温 >37.5°C 者。

33 诊断性刮宫术手术风险及并发症有哪些？

诊断性刮宫术手术风险及并发症有子宫穿孔、术中出血、感染、宫腔粘连、麻醉意外等。

34 诊断性刮宫术后注意事项有哪些？

（1）院内休息半小时至 1 小时，无特殊不适，方可离院。

（2）超过两周血仍未净或期间血量超过月经量、发热、腹痛等，及时到院就诊。

（3）2 周内忌同房及盆浴，保持外阴清洁。酌情使用抗生素预防感染。

（4）2 周左右复诊，注意查看病理结果。

35 什么是输卵管通液术？

输卵管通液术是一种检查输卵管是否通畅的方法，且具有一定的治疗功效。检查者通过导管向宫腔内注入液体，根据注液阻力大小、有无回流及注入的液体量和患者感觉等判断输卵管是否通畅。

36 输卵管通液术的适应证有哪些？

（1）不孕症，男方精液正常，疑有输卵管阻塞者。

（2）检验和评价输卵管绝育术、输卵管再通术或输卵管成形术的效果。

（3）输卵管黏膜轻度粘连有疏通作用。

37 输卵管通液术的禁忌证有哪些？

（1）内外生殖器急性炎症或慢性炎症急性或亚急性发作。

（2）月经期或有不规则阴道流血。

（3）可疑妊娠。

（4）严重的全身性疾病，如心、肺功能异常等，不能耐受手术。

（5）体温高于 37.5℃。

38 输卵管通液术前有哪些准备？

（1）月经干净 3~7 天，术前 3 天禁同房。

（2）术前半小时肌内注射阿托品 0.5 mg 解痉。

（3）术前排空膀胱。

39 输卵管通液术后注意事项有哪些？

（1）术后 2 周禁同房、盆浴。

（2）遵医嘱是否使用抗生素预防感染。

40　什么是女性盆底功能障碍性疾病？

当盆底组织受到损伤出现病理变化时，盆腔脏器乃至相应器官的生理状态及功能发生病理改变，盆腔脏器（下尿路、生殖道、下消化道等）出现功能障碍，患者出现系列临床有关症状，这类疾病称为女性盆底功能障碍性疾病。

41　女性盆底功能障碍性疾病的诱因有哪些？

（1）产科因素：产伤、助产、巨大胎儿、羊水过多、产程延长等。、

（2）妇科因素：会阴手术、雌激素缺乏、高龄、绝经。

（3）肥胖、便秘、吸烟者（慢性支气管炎）。

（4）激烈运动（举重）。

（5）反复尿路感染。

（6）神经损害。

42　盆底在女性生活中的重要作用有哪些？

（1）维持盆腔脏器正常的解剖位置。

（2）参与控尿、排尿。

（3）参与控便、排便。

（4）维持阴道紧缩度，增进性快感。

43　子宫托的适应证、禁忌证有哪些？

子宫托是盆腔器官脱垂的一线治疗方法。它

成为不想做手术或不能做手术患者的一个不错选择。长期应用子宫托对盆腔器官脱垂的患者是安全有效的。

适应证：

（1）适用于有症状的盆腔器官脱垂患者，尤其适用于年龄较大、体质虚弱或有心、肺、肝、肾等脏器疾病，不宜手术者。

（2）即使以后需手术者，也应先经过子宫托治疗使脱出的子宫复位，避免长期外脱的并发症，如溃疡、感染等。

禁忌证：

（1）会阴重度撕裂、阴道口松弛、阴道穹隆变浅或消失，因而不能卡住子宫托者。

（2）有内、外生殖道炎症存在者。

（3）子宫颈过长或疑有癌变者。

（4）尿瘘、粪瘘者。

（5）产褥期。

（6）盆腔肿瘤或合并腹水，使腹压增加者。

（7）对硅胶过敏者。

（8）不能坚持随诊者。

44 使用子宫托需要注意哪些问题？

（1）放托前要到医院由医生进行评估，同时进行试戴以决定型号。

（2）使用前冲净表层的滑石粉，在子宫托顶端的边缘可涂抹少量润滑剂，排尽大小便、洗净双手、采取卧位。

（3）第一周，每日早晨置入，晚上取出；第二周开始建议每 2～3 天取出一次。最长不超过 7 天。

（4）取出的子宫托用流动水清洗干净，彻底晾干后在容器内放置一夜，第二天再放入阴道内。

（5）刚开始佩戴时会有肛门坠胀感等轻度不适，一周左右会缓解。

（6）子宫托在排便或用力时可能会脱出，便后冲马桶前要检查。如感到子宫托外移，可用手放在阴道口以阻止脱出。

（7）建议使用子宫托的患者纠正便秘，不提重物。

（8）脱垂复位后，隐匿性尿失禁会显现出来，一部分患者表现出咳嗽时漏尿，如频度或量不多，不影响生活质量暂不处理。

（9）多年后如子宫托经常脱出，不能起到复位盆腔器官的作用，说明脱垂程度进展了，需更换相应大一型号的子宫托。如出现放置或摘取困难，说明随着年龄增长阴道等器官萎缩了，应更换相应小一型号的子宫托。

（10）遵医嘱随诊。但如出现出血、分泌物异味、疼痛、大小便困难等不良反应，随时就诊。

45 什么是尿失禁？尿失禁的分类有哪些？

尿失禁是指确定构成社会和卫生问题，且客观上能被证实的不自主的尿液流出。

不同类型的尿失禁及常见症状：

（1）压力性尿失禁：咳嗽、喷嚏、笑、体位改变和重力活动等腹压增加下引起尿失禁。

（2）急迫性尿失禁：尿频、尿急、尿痛、夜尿、排尿间隔<2小时，不能拖延和控制排尿。

（3）混合型尿失禁：同时存在压力性尿失禁和急迫性尿失禁症状。

（4）充溢性尿失禁：尿流细弱、中断、淋漓不净、残余尿、排尿困难。

46 何时是盆底康复的最佳时机？

产后42天是盆底康复的最佳时机。由于大部分产妇的恶露已经排净，盆底肌张力及身体各部分功能亦在逐渐恢复。因此，在产后42天进行盆底检查和评估后，需及时开展康复训练，减少盆底功能障碍、尿失禁及脏器脱垂疾病的发生，更好地恢复产后阴道状态，提高性生活质量。

47 盆底康复的适应证及禁忌证有哪些？

适应证：

（1）产后妇女作为常规盆底肌肉锻炼。

（2）阴道松弛、阴道痉挛、性生活不满意者。

（3）各种尿失禁。

（4）轻、中度子宫脱垂，阴道膨出。

禁忌证：

（1）产后恶露未干净或月经期。

（2）恶性肿瘤。

（3）神经系统疾病（癫痫，痴呆患者）。

（4）装有同步心脏起搏器者（可做生物反馈）。

48 盆底康复训练的目的是什么？

（1）预防脱垂加重。

（2）减轻症状的严重程度。

（3）增加盆底肌肉的强度、耐力和支持力。

（4）避免或延缓手术干预。

（5）提高生活质量和性生活质量。

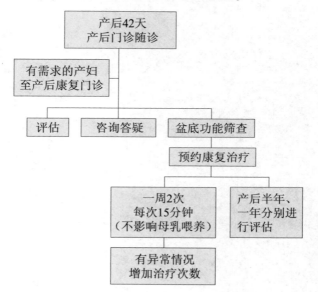

第七篇

儿 科 篇

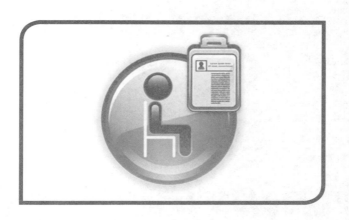

1 宝宝发热一定要输液吗？

小儿发热的经典定义是指腋下温度超过38.4℃。发热会导致新陈代谢率增加、呼吸加快、食欲不振及消化不良等，给宝宝带来不适。但是引起宝宝发热的原因有很多种，治疗方法也不一样，因此并不一定所有的发热都需要输液治疗。宝宝发热最常见的原因是上呼吸道感染，常见的致病菌为病毒和细菌，而目前并没有能够直接杀死病毒的药物，病毒的清除还要依靠机体自身的免疫力。因此宝宝可以经口摄入易消化、营养均衡的食物以及足够的水分，增强抵抗力，而输液就不是必需的；如果是明确的细菌感染，可以视宝宝情况口服抗生素类药物或者去医院就诊。

2 在家给宝宝测体温时，用哪种体温计比较合适？

传统体温计为水银体温计，测量温度准确，但是由于是玻璃和水银制成，容易摔碎并且发生汞污染，不推荐给不能配合的小宝宝使用。市面上的电子体温计种类很多，根据测量部位不同分为三种，即测量额头温度、耳朵内温度和腋下温度的，在家庭中应用比较广泛。这三种测量方式相比，推荐使用腋下测量的温度计，测量结果相对比较准确。

3 对宝宝来说，发热只有不利的方面吗？

发热其实是人体进化当中的一种保护性机制。病菌入侵机体后会产生致热物质，然后通过一系列信号通知下丘脑，将体温调定点升高，继而升高机体体温。体温升高后可以调动机体免疫力把致病菌杀死并抑制微生物的生长，所以小儿感染后一定程度的发热有利于清除病菌和疾病恢复。这就是为什么主张不一定把孩子的体温必须降至正常的原因，因此发热对宝宝来说并不是只有不利的一面，所以当体温 < 38.5℃时，家长不必太过焦虑，可不着急退热。

4 宝宝发热该怎么办？

如果宝宝体温低于 38.5℃，家长无需过分处理，让宝宝多休息、多喝水；如果体温超过 38.5℃，宝宝会感到不舒服，半岁到五岁的宝宝还有可能发生热性惊厥，因此要帮助宝宝降温。使用退热药是有效的降温措施，退热药可以使体温调节中枢的体温调定点下降，通过出汗散热使体温下降，也可以用温水给宝宝轻擦颈部、肘窝、腹股沟等大血管走行的部位，帮助宝宝散热。

5 宝宝发热时可以在家使用退热药吗？可以用的退热药有哪些？该如何选用？剂量怎么选择？

如果宝宝体温超过 38.5℃，在带宝宝到医院诊疗前可在家给宝宝服用退热药物，使宝宝体温下降后再外出。儿科常用的退热药有两种：对乙酰氨基酚和布洛芬，在药房的非处方类药品专柜都可以买到，给宝宝服用的剂量应根据药物说明书选择。这两种退热物均有较好的效果，但是也会出现不良反应，例如胃肠道不适、肝肾功能损害以及白细胞数降低等。一般来说，对乙酰氨基酚的药物作用快一些，对肝肾功能的损害大一些；而布洛芬药物作用持续时间更长，胃肠道不适更多一些，可以根据宝宝的情况及用药后降温效果进行选择。

注意，以下几种药物不适用于小儿退热：阿司匹林、尼美舒利、糖皮质激素。

6 宝宝发热时可能引起"抽风"，孩子智力会受影响吗？

发热引起的"抽风"，医学上称为热性惊厥。一般在患儿体温升高至38℃时出现，也可以在发热之后出现。热性惊厥一般出现在半岁至五岁的宝宝，发病年龄高峰为1岁半。根据热性惊厥发作的次数和持续时间等特征，分为单纯性和复杂性两种。短时间热性惊厥并不会对宝宝智力造成明显影响，预后良好，不影响宝宝的认知功能和运动发育，即使复杂性热性惊厥，其远期智力运动和行为与同龄儿相比并无显著差异。

7 宝宝在家突然"抽风"(惊厥),家长应该怎么办?

宝宝在家中出现惊厥时,最重要的是要预防惊厥发作带来的意外伤害,家长可以将宝宝放在平坦的地上或者床上,将宝宝头偏向一侧,防止分泌物吸入气管。同时家长要注意观察宝宝的呼吸、循环情况,尤其是面色、口唇及甲床的颜色,及时发现宝宝有无缺氧的状况,观察宝宝惊厥发作时的表现、持续时间,以便到医院就诊时能够提供正确全面的信息,帮助医生确诊。

值得一提的是,惊厥的处理原则与之前相比有一点不同:经过研究发现,宝宝惊厥发作时很少引起舌咬伤,而强行往宝宝口中塞入硬物反而会引起口面部软组织的损伤,甚至牙齿的断裂,因此不建议家长强行在患儿的臼齿处塞入勺柄、筷子等硬物,避免不必要的刺激,90%以上的惊厥发作通常会在5分钟以内缓解。

8 如果早点给宝宝服用退热药,宝宝是不是就不会再次"抽风"(惊厥)了?

一般来说,30%左右曾经发生热性惊厥的宝宝在体温上升时会出现惊厥的再次发作。目前越来越多的临床研究证实:热性惊厥宝宝的惊厥再次发作率与是否早期使用退热药物无关。所以家长也要知道,使用退热药是为了提高宝宝的舒适度，并不能起到预防惊厥再次发作的目的。此外，物理降温只能降低表面温度，而核心温度反而有可能升高，并不推荐应用于热性惊厥的宝宝。因此，对于反复发热的宝宝应该查明病因，积极治疗，从而减少热性惊厥的再次发作。

9 服用退热药以后应该注意什么？宝宝体温多久可以降下来？

服用退热药是宝宝发热时有效的降温方式，退热药物通过调节下丘脑的体温调定点使机体散热，从而达到退热的效果。宝宝退热的方式主要是出汗，所以用药后应该让宝宝多补充水分，也可以给宝宝水分含量多的饮品，如果汁、温水等，以防脱水。

宝宝体温下降快慢与个人体质有关，一般在服药后 1 小时左右会明显下降，家属应该及时测量宝宝的体温。

10 宝宝为什么要做雾化？

雾化吸入是指利用高速气流或者超声波声能，将液体状的药液变成雾状，由呼吸道吸入以达到治疗的目的，在儿科呼吸道疾病治疗中应用较为广泛。雾化吸入可以使药物直接作用于靶器官，临床上常用于哮喘、毛细支气管炎、肺炎等疾病的治疗，可以起到减轻炎症反应、稀释痰液、促进痰液排出的作用。相对于输液、打针等治疗方式，雾化吸入带给宝宝的痛苦最小。

11 宝宝哭闹的时候可以做雾化吗，雾化治疗中的激素对宝宝影响大吗？

雾化吸入的疗效取决于吸入药液沉积的位置，药液所能进入的气道越小，发挥的作用越好，因此最佳的呼吸方式是用嘴深吸气，用鼻子慢慢呼气。儿童哭闹时多表现为呼吸短促，药物不能完全吸入或到达病变部位，从而使雾化效果欠佳。所以雾化治疗中应尽量使患儿保持安静，年龄较大的患儿可采用语言劝说；年龄较小的患儿可采取分散注意力的方式，避免剧烈哭闹；对于剧烈哭闹、安抚无效的患儿，也不可强行雾化吸入，可在哭闹减轻时继续雾化，部分睡眠较深患儿，也可在其睡眠时进行。

目前国内雾化吸入治疗中糖皮质激素仅有布地奈德混悬液，它是目前美国 FDA 批准的唯一可用于小于 4 岁的儿童吸入性糖皮质激素。雾化吸入的药物主要通过呼吸道和消化道进入全身血液循环，部分药物可通过肝脏的首过代谢灭活，而不产生全身作用，而布地奈德的首过代谢灭活率达到 90% 以上，临床安全性很高。适量雾化产生的副作用很少，个别患儿用药不当可产生口腔霉菌感染，可通过吸入后漱口或暂停用药 1 ~ 2 天以及局部应用抗霉菌的药物治疗。

12 做雾化有什么需要注意的吗?

（1）使用面罩雾化吸入前不能涂抹油性面膏，雾化后及时清洁脸部，减少皮肤对药物的吸收。

（2）防止药物入眼，雾化时注意保护眼睛，避免宝宝拿药物或雾化面罩玩耍。

（3）如有排痰需要，雾化后适当拍背排痰。

（4）雾化后注意漱口。

（5）定期消毒雾化器，避免污染。

13 宝宝便秘应该怎么办?

排泄习惯是因人而异的，受到饮食、环境、遗传等多方面因素的影响。如果宝宝排出的大便不干燥，排便时无明显费力表现，即使 2~3 天一次排便也不算便秘。但是宝宝便秘确实是一个困扰很多家庭的问题。宝宝便秘一般有以下几个原因：

（1）纤维素含量高的食物摄入较少：如果饮食中肉质或者蛋白质摄入过多，或者吃的非常精细，蔬菜吃得少，纤维素摄入不足，宝宝容易有便秘。

（2）排泄习惯：已经习惯在固定时间排便的宝宝可能因为生活习惯的变化而引起便秘。

（3）宝宝精神紧张：如上幼儿园等。

针对以上原因出现的便秘，我们可以从调节

宝宝饮食、排泄习惯入手，给宝宝多摄入一些富含纤维素的饮食，多吃蔬菜瓜果，减少甜食、点心的摄入；养成固定时间排便的习惯；适当增加宝宝的运动量，从而促进肠道蠕动，促进排便。家长也可以给宝宝做腹部按摩，以增加肠道蠕动，具体的按摩手法为以肚脐为中心顺时针画圈按摩宝宝的腹部，如果以上方法还不能解决宝宝的便秘问题，需要带宝宝到医院检查。

14 宝宝腹泻，一定是肠道感染吗？一定使用抗生素吗？

宝宝腹泻分为两种：感染性腹泻和非感染性腹泻。感染性腹泻的病原菌有病毒和细菌；非感染性腹泻主要是由饮食不洁所致，也可因气候突然变化引起。所以不是所有的腹泻都是肠道感染引起，针对细菌感染所致的腹泻可使用抗生素治疗，其他原因引起的腹泻则无需使用抗生素。

15 在家如何留取宝宝的粪便标本以便检查？

宝宝腹泻时，家长可在家中留取粪便标本到医院检查。留取标本前准备一个不吸水的干净容器，任意留取黄豆粒大小的粪便即可，但如果粪便有明显的异常，如伴有黏液、脓血时，要留取黏液、脓血部分。提醒家长注意的是，不能留取纸尿裤上的粪便；粪便留取完成后，要尽快送检。

16 宝宝腹泻时出现什么症状必须去医院?

众所周知,宝宝体内水分含量较成人高,肾脏对于电解质的调节功能尚不成熟,腹泻严重时较易出现水电解质失衡,因此如果宝宝腹泻严重,进食进水不好时应及时就诊;若患儿出现精神萎靡、哭时眼泪减少、皮肤干燥、前囟凹陷等症状预示患儿出现脱水,需立即就诊;腹泻伴随发热的情况也需要到医院就诊判断原因,及时对因治疗。

17 宝宝拉肚子还能吃饭吗? 一般吃什么?

宝宝腹泻时消化能力会有一定程度的减弱,但是如果对宝宝的饮食限制过于严格或者是禁食,是非常错误的。首先,即使不吃不喝,肠道的肠液还是会分泌,而且饥饿状态下肠蠕动增加,腹泻并不能因此停止;其次,腹泻是一个大量体液丢失的过程,如果不能摄入足量液体,宝宝容易发生脱水。这比腹泻对宝宝造成的伤害更大,甚至会带来生命危险。所以宝宝腹泻时应该继续饮食,满足生理需要,补充疾病消耗,以使宝宝尽早康复。

腹泻时宝宝对于脂肪的消化能力减弱,但是还有一定的消化能力,所以饮食中不必完全限制脂肪的摄入,只要清淡一些就可以。避免食用高糖、高脂、生冷、刺激性的食物等。

18 培菲康、妈咪爱是什么药？服用这些药有什么需要注意的？

培菲康是双歧杆菌三联活菌，妈咪爱是枯草杆菌、肠球菌二联活菌多维颗粒剂，两者都是肠道益生菌，可直接补充正常生理菌丛，抑制致病菌，主要用于肠道菌群紊乱引起的腹泻、便秘、腹胀、使用抗生素引起的肠道黏膜损伤等。

培菲康为活菌制剂，为了保证药物的疗效，应在冰箱冷藏室保存。两种制剂均可以和奶同服，水温不超过40℃，如果有口服抗生素，应与活菌制剂间隔2小时服用。

19 呼吸道细菌感染和病毒感染怎样区分，实验室指标有哪些差别？

细菌性和病毒性呼吸道感染的临床症状相似，均有咳嗽、咳痰、发热等常见表现，但是两者的治疗不尽相同，所以正确区分感染原因非常重要。流行性病毒性感染多有群体发病的特征，容易群体传播，而细菌性感染多是散发性病例。如果幼儿园多数小朋友感染或者家中有几人同时发病，多是病毒性感染；单纯性病毒性上呼吸道感染多无脓性分泌物，而脓痰多是细菌性感染的重要证据；病毒感染起病较急，症状多不稳定；细菌感染开始轻后来重，全身症状较重。

实验室指标的差异主要体现在白细胞计数上，

一般病毒感染白细胞总数偏低或者正常，早期中性粒细胞总数可稍高；而细菌感染白细胞总数和中性粒细胞总数均升高。

20 在家里怎样护理长时间咳嗽的宝宝？

（1）注意衣着保暖，避免过凉或过热。感冒是咳嗽的最常见诱因，如果衣服穿着不当易引起宝宝感冒。

（2）饮食均衡有营养。可以少食多餐，食物搭配合理、种类多样，避免麻辣、冷饮以及油炸食品，多喝水、多吃富含维生素的蔬菜和水果。

（3）保证充足的休息和睡眠。鼓励孩子参与适当的体育运动，以改善体质，提高机体的免疫力和对环境的适应能力，但应避免剧烈运动。

（4）控制环境因素。净化室内环境，保持室内通风和适当的温湿度，避免冷空气刺激，吸烟的父母最好戒烟，尤其注意不要在孩子的居室内吸烟。

（5）避免接触易致敏的物质。对于过敏易引起咳嗽的宝宝，注意避免接触易引起过敏的尘螨、花粉、真菌、皮毛、食物和药物等。

21 幼儿急疹有什么表现？怎么处理？

幼儿急疹是婴幼儿时期常见的一种急性出疹性疾病，是感染人类疱疹病毒 6、7 型所致，多见于 6 个月至 2 岁的婴幼儿。该病起病急，体温可达 39~40℃，在高热时可出现热性惊厥，发热时小儿精神稍差，有时出现轻咳、流少量清涕等症状。当热退时宝宝精神好，嬉戏如常，一般食欲欠佳，大便正常。高热 3~5 天后，骤然退热并于全身出现皮疹，皮疹于颈部和躯干开始，迅速波及四肢，1~2 天后全部消退，不留色素沉着。

幼儿急疹为自限性疾病，无需特殊治疗。宝宝发热时保证休息，注意隔离，避免交叉感染，多饮水，给予易消化的食物。当宝宝体温超过 38.5℃ 且伴有明显不适时，家长可以适当给予退热药物，必要时去医院就诊。

22 纯母乳喂养的新生儿为什么要肌内注射维生素 K_1？

维生素 K 的主要功能是促进凝血酶原的合成，促进凝血。维生素 K 缺乏时，可导致凝血机制障碍，出现广泛出血。

人体所需的维生素 K50%~60% 是由肠道内细菌合成，另外 40%~50% 由食物中摄取。母乳中维生素 K 的含量明显低于牛乳，而刚出生时肠道菌群少，因此通过肠道细菌合成的维生素 K 也很少，因此单纯母乳喂养的新生儿较易发生维生素 K 缺乏。纯母乳喂养的宝宝通常会在 42 天体检时肌内注射一次维生素 K_1，以预防迟发型出血性疾病。

23 婴幼儿体检都有什么内容？一般需要检查几次，分别在宝宝多大的时候进行？

婴幼儿体检十分重要，可以从体检中得知宝宝的生长发育状况，从而做到早发现、早诊断、早干预。一般来说，从新生儿到 3 岁，宝宝需要 10 次体检。每次体检的项目大致有以下方面：

第一次：宝宝出生，在出生的医院完成。主要的检查项目：皮肤颜色、心率、刺激后反应、肌张力、呼吸等，检查身体各部位有无异常或畸形。这是宝宝出生后接受的第一次检查，如果发现异常，及早查找原因并进行治疗。

第二次：宝宝满月，一般由社区医院的医生完成。体检项目主要有测身长及体重，检查头部、眼部、耳部、颈部与胸部，观察呼吸频率，判断有无呼吸困难，检查腹部与脐部、臀部，是否存在脊柱裂、生殖器及肛门有无异常，如男婴的睾丸是否下降至阴囊、四肢有无多指或并指（趾）等。了解患儿的喂养史与生活史，评估其喂养状况。

第三次：宝宝出生后 42 天，一般回到出生医院完成此次检查。体检项目有体重、身高、头围、胸围、评价发育智能。此次体检是进行生长发育监测的开始。

第四次：宝宝 4 个月。体检项目主要有称体重、量身高、量头围、听心脏、验视力、测听力、检查动作发育、验血常规。

第五次：宝宝6个月。体检项目除了4个月时的检查内容，还包括口腔检查、评价发育智能及骨骼检查（检查有无肋外翻等缺钙症状）。

第六次：宝宝9个月。体检项目有称体重、量身高、量头围、验视力、检查动作发育、口腔检查。

第七次：宝宝12个月。体检项目有称体重、量身高、量头围、验视力、测听力、检查动作发育、口腔检查。

第八次：宝宝18个月。体检项目有称体重、量身高、量头围，检查脖子、耳朵、眼睛、牙齿、胸腹部、生殖器等，心肺检查，血红蛋白水平测定等。

第九次：宝宝2岁。体检项目有检查身高、体重、头围，测查心肺等。

第十次：宝宝3岁。体检项目有称体重、量身高、量头围、验视力、口腔检查。

24 新生儿常见湿疹怎样护理皮肤？

婴儿湿疹是婴儿时期常见的一种皮肤病，属于变态反应性（或称过敏性）疾病，病因有时很难找到。好发于颜面，多自两颊开始，逐渐累及额部、眉间、头皮，反复发作。皮损形态多样，分布大多对称，时轻时重。一旦宝宝出现湿疹，我们应该在家中如何护理宝宝呢？

（1）给宝宝洗脸洗澡时使用清水，不使用肥皂，如身体、四肢湿疹较重时，暂时不要盆浴，以免感染。也不要在患处涂擦油脂丰富的护肤品。

（2）给宝宝穿清洁、柔软舒适的衣服，枕头要常换洗，衣服被褥均要用浅色的纯棉布，不要用化纤制品。

（3）如果宝宝湿疹严重，母亲在母乳喂养期间忌食鱼、虾、蟹、鸡蛋以及辛辣刺激性的食物。

（4）保持适宜的室温，温度过高会使宝宝湿疹瘙痒感加重。

（5）注意给宝宝及时剪指甲，以免宝宝将患处抓破，引起感染。

25　怎样给新生儿做抚触?

首先选择合适的时间，抚触应该在喂养前或喂奶后1小时进行，以免宝宝呕吐；选择宝宝心情愉悦的时机，更能够提升宝宝对于抚触的接受度。在抚触之前，将室内温度调整到合适的水平，避免对流风。妈妈先用抚触油润滑双手，以减少按摩时的摩擦力。按摩的顺序是面部－头部－胸部－腹部（避开肚脐）－背部－上肢－下肢。整个过程中要注意宝宝脊柱和颈部的安全，按摩时间以10~15分钟为宜，如果宝宝在按摩的过程中觉得累或者哭泣，可以暂停按摩。按摩的时间可以由短到长、力度由小到大，妈妈一定要关注宝宝的情况，根据宝宝的适应性来决定按摩的时间和力度。按摩过程中要注意避开皮肤破损或受伤部位。

26 常见的微量元素都有哪些，宝宝需要做微量元素检查吗？

微量元素是指人体中存在量极少，低于人体体重 0.01% 的矿物质，常见的有铁、锌、铜、锰、铬、硒、钼、钴等。微量元素虽然在人体内的含量不多，但是对于维持人体新陈代谢十分必要。摄入过量、不足、不平衡都会不同程度的影响宝宝的生长发育。

微量元素检测作为一种筛查手段，其结果不能作为临床诊断的依据，只是一个参考，因为宝宝体内微量元素的含量是动态变化的，需要结合临床症状才能做出诊断，不能简单地依据检验报告单上的数值做出判断。而且微量元素的检验结果受很多因素的影响，比如被检测者近两天的饮食、检测设备、操作人员的水平等因素，因此，不推荐宝宝常规做微量元素的检测。

27 患有哮喘的宝宝家中需要如何护理？怎样避免哮喘的复发？

哮喘是容易反复发作的疾病，正确地遵医嘱用药和在日常生活中避免引起发作的过敏原非常重要。

（1）用药护理：家中应该常备支气管扩张剂

并放在显眼容易取的地方，在宝宝哮喘急性发病的时候，立即使用，迅速缓解哮喘。正确使用支气管扩张剂的办法是：让孩子先呼气，然后深吸气，在吸气的同时吸入药剂，吸入后屏气 5 秒。哮喘宝宝的用药一定要遵医嘱，不可自行停药、减药、增加药量，也不可在宝宝喘息加重时用药，而病情好转后过早停服，以免增加宝宝哮喘发作的机会。

（2）避免生活中的过敏源：家长在日常生活中要做到细心观察，发现可能引起宝宝急性哮喘发作的物质，明确后将其从生活当中剔除，避免宝宝与其接触。易引起宝宝哮喘的过敏原主要有①生活用品：香烟、螨虫、烟雾、尘土、动物毛发、汽车尾气、花粉、强烈的气味和气雾剂等；②病菌感染：细菌、病毒、支原体、真菌等，宝宝哮喘最常见的诱因即为感冒；③易致过敏的食物：海鲜、鸡蛋、牛奶等；④大量运动和起伏不定的情绪也有可能引起宝宝哮喘病发作。

28 **什么是支原体肺炎，一般支原体肺炎需要用什么药？**

支原体肺炎又称原发性非典型肺炎，是学龄前儿童常见的一种肺炎，其病原菌为肺炎支原体，是一种介于细菌和病毒之间的微生物。主要通过飞沫传播，全年均可发病，以冬季多见。起病较缓慢，病初有全身不适，乏力、头痛等。2～3 天后出现发热和咳嗽，体温常达 39℃ 以上，咳嗽开始为干咳，后转为顽固性剧咳、常有黏稠痰液偶带血丝，持续时间较长。婴幼儿起病急、病程长、病情较重，表现为呼吸困难、喘憋，喘鸣音较为突出。

支原体感染的首选药物为大环内酯类的抗生素，如红霉素、罗红霉素和阿奇霉素。

29 宝宝得了肾病综合征，饮食上有什么注意事项吗？

给予宝宝低盐、高生物效价的优质蛋白。在急性期，患儿水肿严重和血压高时应该忌盐。高度水肿、少尿的宝宝要适当限制水量，但是在使用大量利尿剂或腹泻、呕吐时，需适当补充水分和盐分。

当宝宝出现大量蛋白尿时，即使饮食中补充大量蛋白质对于提高血浆蛋白水平并无帮助，而只是排出更多蛋白，且有可能加速肾小球的硬化，所以补充的蛋白量不宜过多，每天 1.2 ~ 1.8g/kg 即可。例如宝宝体重 25kg，每天摄入的蛋白质在 30 ~ 45g 即可。并尽可能选择牛奶、鸡蛋、鱼、瘦肉等优质蛋白。应该根据医嘱补充足够的钙剂和维生素 D。在应用糖皮质激素的过程中，宝宝食欲大增，要控制饮食的总热量，以避免体重增加过快。

30 如何给肾病宝宝在家中留取 24 小时尿呢？

肾病宝宝经常需要留取 24 小时尿，以测量宝宝 24 小时自尿中丢失的蛋白质含量，正常人 24 小时排出的蛋白质在 0.2g 以下，肾病宝宝 24 小时自尿中丢失的蛋白质要高于 0.2g。家长可以在就诊前于家中留取 24 小时尿标本送检。

首先家长应准备一个带盖容器，清洗干净后控干，并将容器放置于阴凉处，每次排尿后盖好盖子，以防蒸发。宝宝晨起 7 点准时去排尿，此次尿不要，从 7 点以后的尿直至第二天早 7 点的尿全部留在容器中，注意第二天早 7 点无论宝宝是否有尿意都需排最后一次尿并留在容器中。将所有尿液混合，量取总量记录于化验申请单上，摇匀后留取约 10ml 尿液送检。

注意事项：

（1）首次在容器中排尿要同时加入防腐剂。

（2）留取 24 小时尿时勿丢失尿，不要混入粪便。

（3）留尿期间不能饮用特殊饮料，包括雪碧、可乐等，最好喝白开水和纯净水。

31 宝宝晨起尿中蛋白为 trace，一般来说 24 小时尿中蛋白会有多少呢？

次尿检查的蛋白为白蛋白，检查结果为（-）、trace（±）、0.3（+）、1.0（++）、3.0（+++）、

>3.0（++++）。24小时尿中检查的为尿液中的总蛋白，检查结果以数字表示。一般不能以次尿检查的尿蛋白含量来预测24小时尿蛋白的总量，因为每个宝宝的情况不一样，有些宝宝晨起浓缩尿中蛋白的含量最高，而有些宝宝活动后尿蛋白的含量会升高，所以不能够以晨起尿蛋白含量估算24小时尿蛋白总量。

32 宝宝得了系统性红斑狼疮（SLE），哪些食物是不能吃的呢？

关于SLE患者的饮食，我们在网上、各种各样的书上、杂志上可以看到很多不同的说法，在跟家长交流的过程中也会谈到饮食的问题，家长总结的不能吃的东西包括香菜、芹菜、香菇、海鲜、牛羊肉等。美国风湿基金会出版的《SLE患者健康教育手册》指出：SLE患者无特殊饮食禁忌。唯一需要避免的一种食物是：紫花苜蓿（Alfalfa）。已有报道说紫花苜蓿制成的营养补充剂可以引起狼疮复发或狼疮样综合征。狼疮样综合征的损害包括肌肉疼痛、疲乏、血象异常、肾脏问题。这与紫花苜蓿中含有一种称为L-刀豆氨酸（L-canavanine，在种子和嫩芽中检测到，叶子中未检测到）的物质有关。国内有草药紫花苜蓿，SLE患者应该避免食用。除此之外，宝宝不能吃生病前就已经过敏的食物。

SLE患者的饮食原则：

（1）营养、均衡、食物种类丰富，包含充足的新鲜蔬菜和水果、谷类、适量的肉、家禽和多油鱼类（三文鱼、鲭鱼、鲱鱼、金枪鱼等，为深海鱼）。

（2）Ω-3 脂肪酸可以帮助减少冠状动脉疾病、保护心脏功能、降低血压。因为女性 SLE 患者发生冠状动脉疾病的危险是一般人群的 5 ~ 10 倍，所以女性 SLE 患者饮食中应该多补充富含 Ω-3 脂肪酸的食物，深海鱼是一项不错的选择。

33 宝宝得了系统性红斑狼疮，应如何做好防晒工作呢？

约 2/3 的 SLE 患者对紫外线的敏感度增强。不只太阳光中含有紫外线，室内的日光灯也可以产生一定量的紫外线。过度的日光暴露可以引起 SLE 的复发，所以不管 SLE 患者是否有光过敏，都应该减少紫外线暴露的时间，尤其室外日光暴露的时间。

（1）防晒霜：SLE 患者是可以使用防晒霜的，并且推荐去户外活动时使用防晒霜。防晒霜的 SPF 值应该至少为 30，并且能防护 UVA（生活紫外线）和 UVB（户外紫外线）。为了预防防晒霜过敏，可以先选择涂在耳后或其他没有皮疹的部位，如果患者没有异常情况出现，此种防晒霜即可以使用。户外活动之前，将全部暴露部位涂抹防晒霜，尤其注意颈部、太阳穴、耳朵等部位的涂抹。

（2）衣物选择：穿合适的服装也能起到防晒的效果。推荐 SLE 患者穿长袖上衣、长裤，佩戴宽沿帽。一旦户外活动时间较长，应穿防晒衣物，撑防晒伞。

（3）户外活动时间：紫外线中的 UVB 在上午 10 点至下午 4 点时最强，为了避免过度暴露，SLE 患者可以把户外活动的时间选择在早晨 10 点以前或者下午 4 点以后，也可以选择在晚上进行。

由于雪和水的反射作用，高海拔地区的紫外线强度剧烈。建议 SLE 患者若去高海拔地区，一定做好防晒措施。

34 什么是过敏性紫癜？

过敏性紫癜是儿童时期最常见的血管炎之一。主要表现为皮肤紫癜、关节炎或关节痛、腹痛、胃肠道出血以及肾炎。多发于学龄期儿童，90% 以上在 10 岁以前发病，平均发病年龄为 6 岁。过敏性紫癜为自限性疾病，多数预后良好。部分可以复发，间隔时间数周至数月不等。决定预后的关键因素为肾脏的受损程度。

35 过敏性紫癜是对什么东西过敏引起的？

过敏性紫癜的发病机制尚不完全清楚。感染、食物、药物、花粉、虫咬以及预防接种等都可以作为致敏因素，使具有敏感素质的机体产生变态反应，从而造成损伤。但是临床上大多数病例查不到所接触的抗原，多数患儿在发病之前 1~3 周有上呼吸道感染史。

第八篇

眼　　　科

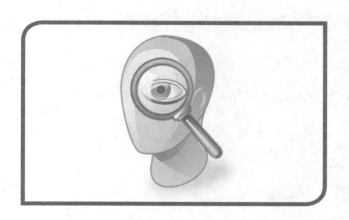

1 如何到眼科就诊？

请携带有效身份证件、医保卡到医院办理就诊卡，可使用多种预约挂号或挂号处窗口挂号方式挂眼科号，就诊前先进行视力检查后等待就诊。

2 看眼科前为什么要查视力？什么是视力？

眼病的主要症状之一是视力下降，视力检查是发现眼部疾病并进行诊断的重要依据。

视力分中心视力与周边视力，是用于检测形觉功能，周边视力称视野，中心视力分远、近视力，中心视力是形觉的主要标志。他是测量分辨二维物体形状和位置的能力，也是代表视网膜黄斑中心凹处的视觉敏锐度。

3 上周查过视力了，今天看病前还需要检查视力吗？

是的，视力受病情、治疗、情绪、休息等各方面的影响，所以需检查当日的视力。

4 眼部检查都包括哪些项目？

眼部检查项目繁多，一般眼科常规检查有视力检查、裂隙灯检查、眼底镜检查。此外根据具体病情还要选择必要的检查项目如眼压、视野、眼部 B 超、光学相关断层成像（OCT）、验光、眼底血管造影、电生理、眼科超声生物显微镜（UBM）等检查。眼底检查对某些全身性疾病可以提供线索，根据线索继续进行全身检查和血液检查。

5 眼压是怎么回事？正常值是多少？

眼压即眼内压，是指眼内容物作用于眼球壁及眼内容物之间相互作用的压力。正常人的眼压是 10~21 mmHg。正常的眼内压维持着正常眼球的形态，而正常的房水循环是维持正常眼压的主要因素，眼压异常可导致视功能改变。临床上眼压的高低主要看眼压测量值是多少。

6 眼压升高有什么危害？

正常人的眼压是 10~21 mmHg，正常的眼压维持眼球的形态，如果眼压 > 24mmHg，可认为眼压升高，任何原因引起的眼压升高都有可能造成视力及视功能的损害及视野的缺损，甚至视力的丧失。所以眼压升高不容忽视，要及时到医院就诊。

7 检查眼底为什么要滴散瞳药？能不散瞳吗？

散瞳药使瞳孔括约肌松弛，瞳孔开大肌收缩引起散瞳。充分散瞳后医生才能更清楚地查看眼底情况。不散瞳光源刺激反射地使瞳孔缩小，只能查看部分眼底情况，不能看清全部眼底，尤其看不见视网膜的周边部分。因此检查眼底一定要滴散瞳药。滴散瞳药后在座位上坐好闭眼等候，注意不要睡觉，否则会影响散瞳效果，20～30 分钟后瞳孔散大，医生方可进行眼底检查。

8 **点了散瞳药后多长时间眼睛恢复正常？滴药后要注意什么？**

速效散瞳药一般可维持 4～6 小时，之后，瞳孔可恢复正常。阿托品类长效散瞳药一般 3 周左右瞳孔可恢复正常。期间需注意：

（1）避免强光直射眼睛，户外活动时应戴遮阳帽或太阳镜。

（2）不要近距离用眼，如看书、看电视及电脑。

（3）不要驾驶车辆或其他有危险的活动。

（4）由于视近模糊，对小儿要注意安全防护

（5）患者使用散瞳药后可能出现口干、心慌等不适，特别是婴幼儿有时会有哭闹、面红耳赤的明显反应，可增加饮水量，加快药物代谢。

（6）注意有无药物过敏反应（变态反应），如有出现眼部红肿不适等类似症状，请及时就诊。

9 **宝宝如何验光？需要复验吗？**

12 岁以下的小孩，因为其睫状肌调节作用很强，如果不散瞳验光，会有一定的误差，所以医生会嘱患者在家中自行点 5 天长效散瞳剂（阿托品类药膏），第 6 天晨不点药，前来医院验光；3 周后待瞳孔恢复再进行第二次复验。复验后验光

师出具验光处方后方可配镜。

10 患者要做白内障手术，医生开了的检查项目中有先后顺序吗？

白内障术前常规检查，除抽血可能会需要空腹以外，其余都可在当日检查，无需空腹，没有先后顺序，全部完成即可。先在眼科进行泪道冲洗，角膜曲率检查，角膜内皮镜检查，眼部超声检查，超声角膜测厚检查；之后进行验血项目的检查，如有需要空腹检查的项目，可择日空腹再来；然后到内科检查区进行心电图检查；最后在放射科进行胸片正侧位检查。

11 患者要做排除青光眼的检查，医生开了多项检查，能在一天全部完成吗？

为排除青光眼的常规检查包括：四次眼压、眼科超声生物显微镜（UBM）、动态视野检查、海德堡视网膜厚度检查（HRT）＋青光眼视神经计算机图像分析（GDX）、角膜测厚检查等。以上项目中四次眼压、UBM、HRT＋GDX 目前需要进行预约，预约时护士会告知您日期、时间、地点、需要携带的物品以及注意事项，其余无需预约，自行排队检查即可。这些检查不能在一天完成，如四次眼压检查需要滴麻药接触角膜，检查后再查其他项目会影响检查的结果。

12 准备做玻璃体腔内注药术，下一步需要做什么？应注意什么？

（1）与医生完成签注药术的知情同意书的签字。

（2）凭就诊卡交费后到护士站预约注射时间。

（3）完成相关必要的血化验检查。

（4）到药房取药，术眼注射前三天使用抗生素滴眼液，每天四次。注药术当日按照预约好的日期、时间，携带病历本、就诊卡、血化验结果、导诊单、手术知情同意书到手术室进行玻璃体腔内注药术。

（5）注药术后遵医嘱按时用药，按时复查。

（6）特别提示：玻璃体腔注药术所需药物需低温冰箱保存于手术室，因此门诊患者缴费后不需要领药，待手术当日由医生在手术室领取并使用。

13 患者突然视物不清可能是什么原因？

（1）一过性视力下降（也称为黑矇）是指视力下降在数分钟或数小时内恢复，通常不超过24小时恢复正常，多为血管性因素。

（2）突然视力下降，无眼痛，多见于视网膜血管阻塞、缺血性病变、玻璃体积血、视网膜脱离及视神经炎等，要到医院及时诊治，以免延误诊治。

（3）突然视力下降伴眼痛，多见于角膜炎、闭角型青光眼急性发作、急性虹膜睫状体炎、葡萄膜炎及眼内炎等，应到眼科急诊诊治。

（4）视力下降眼底正常，多见于球后视神经炎、中毒、视路上肿瘤等病变、色盲及癔症。

建议：突发视力下降，视物不清，要及时就医，以免延误治疗

14 滴眼药水应注意什么？怎样正确滴用？

一般中国人结膜囊最大容量为 20μl，而眼药水一滴是 50μl，故一般眼药水 1 滴就足够用，滴多也都流出了。一般眼药水的次数 4~6 次/日，每次一滴；若同时需用两种以上的眼药水，可每一种眼药间隔 5~10 分钟后再滴，同时滴眼药水后闭眼，减少药液排出，保证疗效。滴眼药水时应注意：

（1）滴眼药之前要洗净双手，保证眼睑周围皮肤清洁，患者取坐位或仰卧位，眼睛向上看，一手持眼药水，一手轻牵下睑。

（2）药瓶不可直接接触眼部，以免污染，使用混悬液时，用前须将药液摇匀，将眼药滴下穹隆部，勿直接滴在角膜上，对毒性大的药液，滴后轻压泪囊部，以免经鼻泪管吸收中毒。

（3）用药前检查药名、颜色、使用期限，保证清洁无污染，避免使用过期、不清洁及变质的眼药水，而造成不良后果。

（4）眼药水要按照说明书要求保存于室温或

低温4℃冰箱内，不可冷冻，打开的眼药应尽快使用，不要超过一个月。

15　眼睛刚打过针应该注意什么？

结膜下注射后不要揉眼睛，尤其是激素类药物，注射后眼白部能看到白色药物隆起，不要挤压。注意眼部清洁，遵医嘱按时复查，如有眼胀、眼痛、出血等不适症状应及时就诊。球侧注射后要按压局部5～10分钟，如有全身及眼部不适及时立即与医生联系。

16　眼科门诊手术应做哪些准备？

确认需做眼科小手术的患者与医生完成手术签字单后，持就诊卡先缴费，然后到护士站进行预约手术时间，完成抽血等检查项目，建门诊大病历，门诊药房取药。术前三天给予抗生素滴眼液滴眼治疗，手术日带齐化验单、大病历、缴费单、导诊单到外科楼门诊手术室等候手术。

17　做激光治疗近视眼的手术，门诊需要检查哪些项目？

首先要挂号，医生通过检查决定是否可行手术，然后根据医嘱完成视功能、散瞳验光、角膜地形图、超声角膜测厚、光学相关断层成像（OCT）、裂隙灯检查、非接触眼压测量等项目的检查，签署手术知情同意书。

18 压平眼压和非接触眼压的区别？哪个更准确？

压平眼压测量的基本原理是，改变压力使角膜压平的面积呈固定大小，根据所用压力的大小来测算眼内压。优点是基本不受眼球壁硬度和角膜弯曲度的影响，是目前国际通用的眼压测量法。

非接触眼压的测量是，用气流压平法，基本原理是利用一束固定气压的气流吹向角膜，角膜在气流的作用下变平来测量眼内压。优点是不用麻醉，不用直接接触眼角膜，没有角膜上皮损伤及感染的危险，测量快速便捷。

关于准确性的问题：就诊医生会根据患者眼睛的具体情况，确定使用哪种测量方法。这两种测量方法都需要患者注意力集中认真配合，配合差会直接影响结果。所以遵医嘱测量，认真配合测量是保证测量准确的两大关键因素。以上两种测量法均受中央角膜厚度的影响。

19 为什么做完压平眼压不能揉眼睛？

测量压平眼压前会滴用表面麻醉的眼药水，使用后眼睛的感觉能力下降，会持续 1～2 小时，期间用力揉眼睛会增加角膜上皮损伤的危险性，所以要避免揉眼睛，以免造成角膜上皮的损伤。

20 外眼小手术后缝合多长时间拆线？拆线后需要注意什么？

外眼手术伤口缝合线一般 7 天左右拆线，拆线后注意保持伤口清洁，防止感染，卧床休息时避免头部位置过低而加重伤口肿胀，以及避免眼睛过度疲劳。

21 什么是四次眼压检查？为什么要做四次压平眼压？

四次眼压是在一天的规定时间完成四次压平眼压的测量，并记录测量结果。我院一般规定的时间是上午8点、11点，下午2点、4点。青光眼患者的治疗有赖于准确诊断。青光眼患者的诊断与其他疾病一样，根据病史、临床表现及检查结果进行综合分析。对可疑青光眼患者，首先应测量眼压。眼压高于24mmHg为病理性高眼压，但一次眼压偏高不能诊断青光眼，而一次眼压正常也不能排除青光眼。如眼压在一日内呈周期性波动。日眼压波动>8mmHg则为病理性眼压。正常人双眼眼压接近，如双眼压差>5mmHg也为病理性眼压。所以测量24小时内的四次眼压是作为诊断青光眼必要辅助检查之一。

22 糖尿病患者为何要定期做眼科检查？

糖尿病是一种全身血糖代谢异常的疾病，由于长期高血糖导致全身各个器官的血管病变，包括眼睛、肾脏、神经系统、心脏等。眼部发生的病变称为糖尿病性眼病，以晶状体和眼底改变最常见。这些并发症的出现对视功能都会造成或轻或重的影响，严重的糖尿病视网膜病变会引起视力的永久性损害。因此糖尿病患者应定期到医院进行眼科检查，及早发现病变，及早治疗。

23　泪道通畅为什么还迎风流泪？

迎风流泪有生理性和病理性两种原因。

生理性原因：有些人对寒冷刺激比较敏感，当眼睛受到冷空气的刺激，泪腺分泌增强，便分泌出较多的泪液；同时泪小管遇到冷风刺激，括约肌发生痉挛性收缩，使泪小管不能把过多的泪液马上排出去，便出现了流泪现象，实际上这种现象是泪腺对寒冷刺激所产生的一种保护性生理反应。

病理性原因：

（1）慢性炎症：如沙眼、慢性结膜炎。

（2）泪道狭窄或阻塞：泪道炎症，使泪液排出受到障碍。

24　眼胀痛就是眼压高吗？

眼睛胀痛不一定是眼压高，视疲劳、眶上神经痛、干眼症、角结膜炎、眼眶肿瘤等都可能引起眼睛胀痛。出现不适需及时到医院就诊。

25　孩子最近视力下降明显，会不会是近视？怎么区分真假近视？如何保护视力？

孩子视力下降不能盲目认为是近视，需要到

医院确认是真性近视还是假性近视。真性与假性近视均表现为远视力下降，近视力正常。假性近视由于用眼过度、调节痉挛引起的一种功能性改变，是青少年常见眼病。视力可在数周或 1~2 个月内下降，适当休息后又可得到某种程度的恢复，真性近视为器质性改变，不能自然恢复。真假性近视需要通过阿托品类药物散瞳来区分。散瞳后视力恢复正常为假性近视，视力无改变为真性近视。如何保护视力：

（1）养成良好的用眼习惯，看书时姿势端正，不要在光线不好的环境下阅读，也不要在强光下看书，不要长时间阅读。

（2）保证充足的睡眠，规律的作息，营养均衡。

（3）常做户外活动，远眺绿色植物，眼睛尽可能放松。

（4）做眼保健操，可以去除眼睛疲劳，保护视力。

（5）不要长时间观看电视、电脑和电子游戏。

26 散瞳对眼睛有危害吗？

按医生的医嘱正确散瞳一般是没有危害的。散瞳只要是用于眼底检查、验光检查及一些特殊检查等，对眼睛是没有伤害的。对于青光眼或眼压高的患者，散瞳要慎重，应严格遵医嘱，用药以免诱发青光眼急性发作。

27 眼压高有季节性吗？一天中眼压什么时候最高？

眼压高低是受多种因素影响的，如情绪波动、疲劳、天气骤变、血压变化、内分泌紊乱等因素都有可能影响眼压。另外，还有季节波动性，冬季眼压水平较高。一天之内眼压亦有波动，一般早晨和上午眼压偏高，下午和夜晚较低。

28 为什么眼睛里会长结石？剔除后还会再长吗？

结膜结石是睑结膜表面出现的黄白色凝结物，常见于慢性结膜炎患者，一般无自觉症状无需治疗，如结石突出结膜表面引起异物感，在表面麻醉下剔除。剔除后，继续治疗结膜慢性炎症，如炎症控制不理想，结石常再发，还需要继续治疗，以防角膜擦伤。

29 手术前为什么要做泪道冲洗？

泪道冲洗既是术前准备也是术前检查，术前用来检查泪道是否通畅，有无脓性分泌物，当医生开出术前检查中有泪道冲洗的话应在术前完成。

30 视疲劳是怎么回事？

视疲劳也称眼疲劳，是由于视觉器官与工作环境互相作用而产生的一种自觉症状。其主要表现为眼睛酸胀、视物模糊，看书串行复视，头痛头晕、不适，有疲倦感。若闭眼休息片刻或按摩眼球，疲劳的症状可缓解。视疲劳是一个主观症状，对自觉症状明显者首先要注意休息好，不要用眼过度，注意克服不良用眼习惯，对屈光不正、屈光参差、斜视等应及时矫正，同时要增强体质，这样大部分患者都可好转。

第九篇

耳鼻喉篇

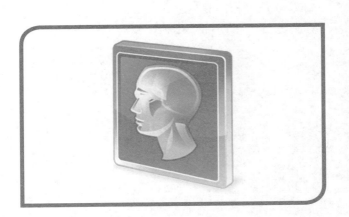

1　外耳道堵了怎么办？

由于外耳道耵聍腺分泌旺盛，耵聍聚集与外耳道上皮脱屑混合，形成块状不能排出。不可用指甲或者火柴及发卡等物掏取，需由专业医生取出，坚硬者可先行药液浸泡，再冲洗出来。

2　小虫子进入耳中如何处理？

昆虫类异物进入外耳道内骚动，可引起疼痛及巨大耳鸣。日常生活中，如果遇到这类事情，可向耳内滴入香油，将虫类浸死后，由医生取出。

3　坐飞机为什么会得气压损伤性中耳炎？

大气压发生急剧变化时，鼓膜内外压十分悬殊，造成气压性耳损伤，表现为耳痛、耳鸣、听力下降、耳膜内陷，严重时充血、鼓室积液，甚至耳膜破裂。所以，气压变化时，如飞机升降时，需及时做吞咽动作、咀嚼动作或者捏鼻、闭口鼓气吹张。对于有鼻炎、鼻堵者，应提前用药。

4　儿童为何易患急性化脓性中耳炎？

急性化脓性中耳炎多由咽鼓管感染引起，儿童咽鼓管短且平直，相对管径较大，鼻咽部感染容易经咽鼓管入耳而引起感染。

5　为什么耳部手术需要剃头？

耳部手术多由耳外切口实行。由此可见，耳

边头发会形成一种障碍，耳手术需要良好视野，如果有大量头发，不但手术医生无法操作，而且容易因头发掉入术野引起严重感染。因此，暂时性剃头非常必要。

6　突发性耳聋是怎么回事？

突发性耳聋指无明显原因瞬间发生的重度感音性聋。目前认为本病的发生与内耳供血障碍或病毒感染有关。无论什么原因，都应该尽快尽早就医治疗，及时用药，同时注意休息和饮食调整，禁食辛辣，戒烟酒，保持情绪稳定，心情舒畅。

7　享受美好音乐时容易发生噪声性耳聋的原因是什么？

正常人耳能听到的频率为 20 ~ 20 000Hz，人类语言频率通常 500 ~ 3000Hz。长期持续受环境中强噪声影响，可能发生一种慢性进行性耳聋，即噪声性耳聋，如电锯的声音、敲击声、工地施工的噪声等。现代生活中，人们往往忽视一些小的细节，如长期使用随身听高音播放摇滚、爵士音乐等。这样的噪声也是一种强烈刺激，不亚于施工噪声的影响，同样会损害听力，导致耳聋。所以，应该警惕耳边隐藏的危险。

8　鼓膜穿孔影响听力吗？

鼓膜具有一定的弹性和张力，当外耳道或中

耳腔内压力超过一定强度时，可引起鼓膜穿孔。单纯小穿孔对声音传导不会有太大的影响，中度或大面积穿孔对听力有较大影响。对于鼓室内无肉芽、胆脂瘤、骨质无病理变化等患者，鼓膜修补成功后，听力可以显著提高。

9 鼓膜穿孔为何不能游泳？

鼓膜将外耳和中耳区分开来，一旦鼓膜穿孔，致病菌可以直接进入中耳，可以引发急性化脓性中耳炎，因此不能游泳。

10 什么药物需要预防耳聋？

在众多抗生素中，许多药物可以引起不同程度或不同部位的听力损伤。一旦出现，恢复十分困难。耳毒性药物中毒与机体易感性有密切关系。这类药物如硫酸链霉素、双氢链霉素、新霉素、庆大霉素、卡那霉素、丁胺卡那、多黏菌素等，以及奎宁、氯喹、水杨酸、利尿酸、尿素等。

11 先天性耳聋还有希望复聪吗？

自1980年以来，开展了人工耳蜗植入术，用于治疗深度感音神经性聋和听力完全丧失的患者。这种技术是将一种特殊的微电极系统植入到丧失功能的耳蜗内，借助电刺激听神经末梢，激活残存的听神经纤维，从而恢复听力。选择此种手术的患者有一定的局限性，需经过专业医师评估，术后需要配合系统、专业、刻苦的语音练习，方能达到理想效果。

12 怎样观察 0 ~ 3 个月孩子的听力？

对于 0 ~ 3 岁的孩子，主要通过观察听性反射判断其听力。测听用具可以选择便携式听力计，采用中频、高频、低频等测试音。测听房间要保持安静，给声时机最好选择在受试儿浅睡眠时，距离测试耳规定距离，突然给声（70dB 以上）。正常听力受试儿约在 2.5 秒内出现听性反射，正常听力表现类型有：双臂突然向内屈曲，即惊跳反射；如果眼睑睁开，为觉醒反射；突然哭叫，为哭叫反射；测听前受试儿眼睑睁开，给声时突然闭目，为闭目反射，此外还有吸吮反射、呼吸反射等。惊跳反射出现频率最高。

13 耳聋能预防吗？

根据流行病学调查资料，重度聋在新生儿的发生率 3‰ ~ 4‰，0 ~ 6 岁中度聋和轻度聋约占 5‰，多由中耳炎引起，并认为婴幼儿中耳炎可能影响其语言的发育。面对这样众多的耳聋患者，除了采用必要的医疗、康复对策外，积极开展对新生儿听力筛查，普及、宣传听力保健知识，重视流行病学调查，开展耳聋遗传咨询，加强医学监护及科学用药，是预防耳聋的关键。

14 耳聋会遗传吗?

先天聋的发病率约占我国聋人的50%，而其中遗传性聋占先天性聋的85%。其中大多数为常染色体隐性遗传。据有关文献报道，正常人群中，近亲结婚率仅为2‰，而在遗传性聋患者中，70‰为近亲结婚。由此可见，近亲结婚是并发遗传性聋的主要因素。另外，遗传性聋发病集中在福利工厂，因其相互通婚者甚多，他们的后代多数成为遗传性聋基因的携带者，周而复始，造成人口素质下降。因此，先天性聋人的婚育问题应引起社会重视。

先天性聋应以预防为主，需要做到：

（1）严格执行婚姻法，禁止近亲结婚。

（2）先天性聋人之间不应该结婚，如果非要结婚，应该考虑婚前节育。

（3）先天性聋人可以与非遗传性后天聋人或者正常听力人结婚。

（4）先天遗传性聋人与非遗传性后天性聋人或者正常听力人结婚，如果第一胎为先天聋儿，则不应该再生第二胎。

（5）耳聋青年男女，应该通过遗传咨询，判定其是否具有家族遗传性。

15 梅尼埃病需要注意什么?

至今原因不明，突发性眩晕（持续数分钟到

数小时)、耳鸣、波动性听力下降(发作时听力下降)。本病发作多能自行缓解。眩晕发作严重时,多需要卧床休息。环境保持安静,解除思想负担,消除恐惧。在身体耐受的情况下,进行动眼、动头、动躯体运动。注意保持液体摄入和排出量,及时补充水分。

16 耳石症复位治疗后的注意事项?

复位时需要家人陪同,复位完成后至少休息15~30分钟方可离开。个别患者可能引起剧烈的恶心呕吐。复位后三天内保持固定头位,避免头部剧烈运动。一周内避免做头部充分后仰、低头、摇头、跳跃等动作,以及在耳石症恢复前应当避免登高、游泳等较危险运动。复位后需要保持充足睡眠,清淡饮食,避免长期卧床、低头玩手机等。复位成功后,若有体位变动时眩晕,提示有耳石脱落,需要再次复位。复位成功后,一周复诊。

17 鼻出血时怎样紧急处理?

手指紧捏鼻翼两侧10~15分钟。指压期间,用冰块或凉毛巾放前额,可以促进血管收缩,减少出血。禁用不洁物填塞。若出血不止,应及时就诊。

18 如何正确擤鼻涕?

有些人喜欢用手指捏住双侧鼻翼用力擤鼻涕。

这样做对咽腔和鼻腔部的压力过大，容易将鼻腔分泌物经鼻窦开口挤入鼻窦，或经咽鼓管挤入中耳，导致化脓性鼻窦炎或者中耳炎。正确做法是：紧压一侧鼻翼，轻轻擤出对侧开放鼻腔的鼻涕，或将鼻涕吸入咽部再吐出。

19　过敏性鼻炎持续治疗的重要性？

变应性鼻炎也称过敏性鼻炎，机体接触变应原后，主要由 IgE 介导的鼻黏膜非感染性炎症疾病。喷嚏、流涕、鼻塞、鼻痒是常见症状。未控制的鼻部炎症可能诱发哮喘、中耳炎、鼻息肉、听力减退、颜面部发育畸形，甚至睡眠呼吸暂停。因此，应及时就诊，明确诊断，进行正规治疗。

20　腺样体肥大的手术指征有哪些？

患儿张口呼吸，有时可见典型的"腺样体面容"。硬腭高而窄，常见脓性黏液从鼻咽部流下，常伴有腭扁桃体肥大。充分收缩鼻腔黏膜后进行检查可在鼻咽见到红色块状隆起，触诊在鼻咽顶部及后壁可扪及柔软块状物。X 线有助于诊断。

腺样体切除术一般在患儿 4～10 岁施行为宜。由于儿童分泌性中耳炎多与腺样体肥大有关，可同时治疗。

21　未控制的鼻炎会发展成什么疾病？

未控制的鼻炎会发展成为哮喘、中耳炎、鼻

息肉、鼻窦炎、听力减退、颜面部发育畸形，甚至睡眠呼吸暂停。

22　如何正确使用滴鼻剂和喷鼻剂？

首先将鼻腔清理干净，使用滴鼻剂时，可用：

（1）仰卧法：仰卧，肩下垫枕，使鼻腔低于口咽部或将头悬垂于床沿外，头向后仰鼻孔朝上，向鼻腔内滴药。

（2）坐位法：坐位，背靠椅背，头尽量后仰，然后滴药。

（3）侧卧法：向病侧侧卧，头向下垂滴药，此法适用于单侧鼻窦炎患者。

（4）使用喷鼻剂时，可用站位或者坐位。摇晃药瓶，使药物充分混合，使用时，左手持瓶，将喷嘴放入右侧鼻孔内，于吸气时喷药，然后更换右手同法喷左侧鼻孔。

23　鼻窦炎会引起头痛吗？

鼻窦炎会引起头痛，鼻及鼻窦的急性感染往往伴有感染性鼻源性头痛。如疼痛位于前额部，眼眶内上方或者全头痛，往往见于急性额窦炎；如果上午轻下午重，常见于急性上额窦炎；早晨重，下午缓解，夜间消失，见于急性额窦炎。

24　什么是阻塞性睡眠呼吸暂停低通气综合征（OSAHS）？

阻塞性睡眠呼吸暂停低通气综合征一般是指

成人于 7 小时夜间睡眠时间内，至少有 30 次呼吸暂停，每次发作时，口鼻腔气流停止流通至少 10 秒以上。或呼吸暂停指数 AHI（即平均每小时睡眠中呼吸暂停和低通气的次数）≥5。

25 阻塞性睡眠呼吸暂停低通气综合征是否需要手术？

若病因明确，可手术治疗，去除病因。如鼻息肉摘除，鼻中隔偏曲纠正，扁桃体、腺样体切除。可以做悬雍垂（腭垂）腭咽成形术或腭咽成形术。

26 阻塞性睡眠呼吸暂停低通气综合征多见于哪些人群？

此病多见于肥胖男性，下颌角小、颈粗短、口腔狭小、鼻部病变，如鼻息肉、鼻中隔弯曲；咽部病变，如扁桃体肥大等。这些问题均使气道受阻而引起夜间打鼾并憋醒。

27 扁桃体肿大需要做手术吗？

扁桃体切除适应证：

（1）慢性扁桃体炎，反复急性发作或多次并发扁桃体周围脓肿。

（2）扁桃体过度肥大，妨碍吞咽、呼吸功能及语言功能。

（3）慢性扁桃体炎已成为引起其他脏器病变的原始病灶，上呼吸道急性炎症和急性中耳炎与扁桃体炎有明显关联。

（4）扁桃体角化症及喉带菌者，经保守治疗无效时。

（5）各种扁桃体良性肿瘤，可以连同扁桃体一起切除；对于恶性肿瘤，则应该酌情选择适应证和手术范围。

28 什么是儿童阻鼾症？

儿童阻鼾症在医学上又称为儿童睡眠呼吸暂停综合征。患儿熟睡后呼噜声响度增大超过60dB以上，妨碍正常呼吸时的气体交换。5%的鼾儿兼有睡眠期间不同程度的憋气现象，称阻塞性睡眠呼吸暂停综合征。临床表现为打鼾、憋气、夜间呼吸暂停，梦游、遗尿和白昼昏睡。病因主要是腺样体肥大。

29 北京协和医院耳鼻喉科目前都有哪些检查项目？

耳鼻咽喉科手法检查、听力测验、前庭功能检查、面神经检查、鼻咽喉镜检查、嗅觉检查、言语测听检查，耳聋基因筛查、助听器及人工耳蜗调试等。

30 听力检查前需要做什么准备？

检查前需要将耳道内的耵聍清理干净。环境安静，受检者体位适当，不要乱动，配合医务人员。检查前受检者要保持充足睡眠，不要过度紧张，放松心情。在做前庭功能检查时，因易引起呕吐，故要求空腹进行。抗抑郁药、镇静药和镇定剂、利尿剂、酒精、大麻和阿司匹林等对前庭功能检查有一定影响，所以，检查的48~72小时内不应服用这类药物。

第十篇
口 腔 科

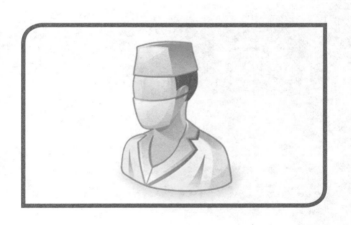

1 宝宝几岁开始刷牙好呢?

宝宝从出生后到开始正式刷牙,一般要经历三个阶段。

第一阶段宝宝出生后到长牙之前,此阶段家长可以手指上缠上湿纱布,每天两次,帮宝宝擦拭口腔,并按摩即将长牙位置的牙龈。

第二阶段宝宝长第一颗牙齿时,家长可以使用套在手指上的硅胶牙刷,帮宝宝进行清洁。

第三阶段在宝宝能够从事简单技术操作后,家长应替宝宝选择合适的儿童牙刷每日两次,家长站于宝宝身后,教会孩子独立完成刷牙动作,此阶段宝宝缺乏主动性,家长还应起到监督指导作用。

家长应定期检查孩子换牙情况,每半年进行一次口腔专科检查。

2 当宝宝需要看牙时,家长该做些什么呢?

家长对口腔诊疗的态度是影响孩子就诊时行为的重要因素,对此我们有如下建议:

(1)家长要懂得调节自己的焦虑情绪。家长对治疗的焦虑甚至恐惧情绪会在不经意间传递给孩子,家长如果对口腔治疗很恐惧,那么孩子就很难以平和的心态来面对口腔治疗。目前,口腔医学的发展逐渐步入"无痛时代",医生会在治疗中根据孩子的情况采取各种措施尽量做到"无痛"。遇到有少许疼痛（如注射麻药）时，请您保持镇静，耐下心来，和我们一起鼓励孩子"坚持一下"'，大多数孩子能够顺利完成治疗。

（2）家长要在孩子治疗前、治疗中和治疗后不断鼓励孩子配合治疗的行为。口腔治疗对多数孩子来说是一个新鲜事物，不可否认治疗中会有各种刺激，包括轻微的疼痛、声音、恶心等，对多数孩子来说通过医生的行为诱导，他们是能承受并配合治疗的。治疗前家长不要刻意隐瞒治疗中可能出现的各种不适，这样做只会给孩子不切实际的预期，削弱他们应对治疗的能力；相反家长可以向孩子说明检查治疗的意义，提高孩子自主配合治疗的愿望。另一方面，家长对孩子的配合行为应该予以及时的表扬鼓励。

3　乳牙龋病的预防措施有哪些？

乳牙龋病的预防措施有早晚刷牙、窝沟封闭、局部涂氟、合理饮食。

4　如何正确刷牙？

首先选择适合自己的牙刷，刷牙水温 30 ~ 36℃为宜。每天早晚各刷牙一次，每次 3 ~ 5 分钟，坚持饭后漱口。每次刷牙后用清水把牙刷清洗干净并甩干，刷头朝上置于通风干燥处。牙刷每 3 个月更换一把，切忌几人合用一把牙刷。刷牙时将牙刷刷头放在牙齿与牙龈边成45°，部分刷毛压于龈缘上作前后向短距离来回颤动。将牙刷顺着牙缝，上牙从上往下刷，下牙从下往上刷，每 3 颗牙为一组，每组重复刷 10 次左右，里外面刷法相同。刷牙齿咀嚼面时，可将牙刷平放。

5 如何正确地使用牙线?

牙线的使用通常分为五个步骤:

第一步:从牙线盒里拉取出一段约 25cm 长的牙线，将线头两端分别在两手的示指第一节上绕 2~3 圈，两示指间的距离约 5cm。

第二步:用拇指或中指支撑着将牙线拉直，引导牙线沿牙齿侧面缓和地滑进牙缝内，同时带出食物嵌渣。

第三步:将牙线贴紧牙齿的邻接牙面并使其成 C 形，以增加接触面积，然后上下左右缓和地刮动，清洁牙齿的表面、侧面以及牙龈深处的牙缝。

第四步:刮完牙齿的一边邻面后，再刮同一牙缝的另一边，直至牙缝中食物嵌渣、牙菌斑及软牙垢随牙线的移动被带出为止。

第五步:换一截干净的牙线，用同样的方法，逐个将全口牙齿的邻面刮净，并漱去刮下的食物嵌渣、牙菌斑及软牙垢。

6 为何要定期做口腔检查?

通过口腔体检可以检查到有无龋齿、牙周健

康情况、智齿情况、牙齿缺失情况、黏膜有无异常、口腔有无肿物或异常变化等。还可以帮助评价刷牙效果，给受检人以正确的口腔健康指导，给患者以科学的治疗建议，对促进口腔健康很有意义。因此医生建议每一年 1~2 次接受定期口腔检查。

7 为什么洗完牙后会觉得牙齿酸痛？

通常是由于牙齿周围所包绕的牙龈有萎缩、牙根有暴露，去掉牙石以后暴露的牙根短时间内不能适应外界冷热刺激，所以会有短期内酸痛的感觉，之后会逐渐恢复。

8 每天都刷牙，为什么还要洗牙呢？

洗牙是刷牙的补充，可以去除牙齿周围有害的细菌和刷牙刷不掉的牙结石，从而防止牙龈组织发炎，牙齿变得松动。如果长期不洗牙，口腔内已经生成的牙石会压迫牙龈萎缩，最终使牙槽骨萎缩，牙齿松动，所以牙医通常会建议您每半年洗一次牙。

9 孕妇可以洗牙吗

育龄期妇女在怀孕前应进行一次全口口腔检查，并进行口腔洁治。如果没来得及洗牙，孕妇在怀孕 4~6 个月时是可以洗牙的。

10　洗牙会把牙齿洗坏吗？

洗牙是不会破坏牙釉质的。因为洁牙的原理是通过高频的声波振动产生一些气流和力量，使牙结石从附着的牙面上震碎下来，不会对牙面造成直接损伤，牙釉质是人体中最坚硬的组织，所以洁牙的力量不足以让牙釉质发生破坏。

11　洗牙后有什么需要注意吗？

洗牙后，如牙龈上了药（碘甘油），20 分钟内请勿漱口，可以吞咽或者吐掉；洗牙后半小时内勿食用过热和过冷的食品和饮料；洗牙后几天内牙齿容易出现对冷热酸甜的敏感症状，建议使用一段时间的抗敏感牙膏；保持良好的口腔卫生习惯，每天认真刷牙，使用正确的刷牙方法，辅助用牙线、牙间隙刷和漱口水；同时医生建议每半年到一年洗牙一次，保护及维持自然、健康的牙龈。

12　什么是楔状缺损？楔状缺损需要治疗吗？

楔状缺损：是指牙齿牙颈部硬组织在某些因素，如不恰当的刷牙方法等的长期作用下造成的牙颈部楔形凹陷和缺损。由于这种缺损常呈楔形而得名。当楔状缺损发生时，如牙体组织缺损较少，无牙本质过敏症状者，一般不需做特殊处理，改变正确刷牙方法即可。如已经有症状的，则需及时到医院进行治疗。

13 楔状缺损如何预防?

掌握正确刷牙方法,避免横刷,刷牙用力不可过大,选用软毛牙刷是预防楔状缺损发生的首要措施。

14 补牙后有哪些需要注意的吗?

对于龋坏较为严重的大面积缺损的牙,补牙后往往由于牙体本身抗力不足,在咀嚼时易发生牙折,为此,这类牙齿补牙后应根据医师的建议及时做牙冠,将牙齿保护起来。补牙后应养成良好的生活习惯及口腔护理习惯,定期进行口腔检查,一旦出现补牙材料脱落或疼痛等问题,应及时来医院复诊。对于使用传统银汞材料充填的牙齿,因银汞充填物24小时后的体积变化才能稳定,所以补牙当天,应避免用补了牙的那一侧吃东西,以免充填体折断、脱落。对于光固化复合树脂材料充填的牙齿,补牙后之后可正常进食,补牙当天不吃过黏过硬的东西。

15 杀神经治疗期间有什么需要注意的吗?

牙髓治疗(杀牙神经)数日内可能会有轻、中度疼痛或咀嚼痛,可口服抗生素,一般症状会渐渐好转。如有剧烈疼痛应及时复诊。牙髓治疗期间牙洞内会用临时补牙材料封闭。勿用患牙去咬过黏过硬的东西。以防将材料咬掉。当有极少量临时材料脱落时，不会影响您的治疗效果。经过牙髓治疗后的牙齿变脆，容易劈裂，建议治疗完成后行全冠修复（烤瓷或金属牙套）。

16 为什么治牙有的一次能完成有的要来三四次？

因牙髓治疗程序比较复杂，必须经过开髓、拔髓、根管消毒、根管封药等步骤。医生会根据牙齿发炎状况确定治疗方案，有的可一次完成，有的需多次复诊。

17 位置不佳的智齿为什么最好拔掉？

对于某些不能正常萌出的，由于牙冠可部分或全部被牙龈覆盖，形成盲袋。食物及细菌极易积存于盲袋内不易清除干净，容易引起炎症，同时长时间的细菌侵蚀，智齿前面的邻牙也容易被龋坏组织侵蚀，所以不能正常萌出的智齿建议尽早拔除。

18 拔牙后要注意些什么？

纱球30~40分钟后吐掉，拔牙当天不漱口。拔牙当日勿食过热饮食，可用凉饮食。不要用舌头去舔拔牙窝，1~2天内唾液中带粉红色血丝属于正常现象。如出血过多、唾液中有血块、疼痛严重、张口困难、高热等不适症状，请随时来医院急诊就诊。术后一般不需用药，如需服用镇痛药及抗生素，请按医嘱服用。口内如有缝线，5~7 天来院拆除。

19 拔牙后多久可以镶牙？

拔牙时医生会建议 3 个月后才可以镶牙，这是有原因的。过早镶牙由于牙槽骨和牙龈没有完全恢复，制作的义齿（假牙）会不合适，造成食物残留，滋生细菌。太晚镶牙则会增加镶牙的复杂程度。

20 义齿（假牙）材料多种多样，它们有什么区别？

固定修复常用的材料是合金和瓷，活动修复常用的材料是树脂和合金。首先是合金，常用合金分为贵金属和贱金属。金合金、钛合金是常用的贵金属，镍铬合金、钴铬合金、钴铬钼合金（维他灵）是常用的贱金属。合金结实耐磨，价格低，与牙齿密合性好，但是不美观，对磁共振检查影响大，镍铬合金可能会使牙龈边缘变黑。其次是瓷，他美观耐磨，无过敏现象，对磁共振无影响，缺点是可能出现崩瓷现象，牙齿磨除量较金属多。最后是树脂，美观、易修理、价格低廉，对磁共振无影响，但是缺点是不结实、不耐磨、易老化。

21 选择什么样的义齿合适？

当大家为这个问题发愁时，了解他们的优缺

点是非常有帮助的。活动义齿的优点主要是制作简单、价格低廉、容易清洁。缺点是不美观，容易有异物感，导致恶心，影响发音，而且不耐磨，咀嚼效果差；最不方便的是需要每天摘戴，过个五六年还要重新制作义齿。固定义齿相较于活动义齿，他更加稳固、坚实、舒适、美观。特别是烤瓷冠和全瓷冠，其外形、颜色和缺失的牙齿基本一样。当然他也有缺点，包括适用范围窄，制作时需要对两侧健康牙组织进行大量的磨除，不易清洁，佩戴者需要注意口腔卫生，损坏后不易修理，价格较高等。

22　佩戴活动义齿有哪些需要注意的吗？

首先我们应该知道，活动义齿的咀嚼功能远不如真牙，初戴活动义齿的前几天，先吃软的、小块的食物，咬食物时要慢，用两侧后牙咀嚼食物，锻炼一段时间后，再逐渐吃一般食物。最好不要吃过硬、过黏的食物。每次饭后应将活动义齿取下，用冷水冲洗或用牙刷刷洗后再戴上，以免食物残渣存积在义齿的组织面，影响口腔健康。活动义齿每周至少用义齿清洁片彻底刷洗清洁一次。刷洗义齿时需小心，避免掉在地上摔坏。睡觉时应将活动义齿摘下，使牙床能得到适当的休息。将摘下的活动义齿清洁后浸泡于冷水中，切忌干放、放于沸水或酒精等药液中，以免活动义齿变形。全口总义齿初戴后异物感很强，吃饭容易掉，打喷嚏、打哈欠、漱口、咳嗽、低头等动作时均易松脱。一般经过一段时间的练习使用即可自行控制。

23 戴上活动义齿总是不适应怎么办？

活动义齿初戴时常有异物感以及说话不清楚、口水多、恶心呕吐、咀嚼不便等现象，一般戴用1~2周即可适应。活动义齿的咀嚼功能远不如真牙，最好不要吃过硬、过黏的食物。初次使用时如造成口腔黏膜压痛、溃疡等情况可暂时摘下，复诊前数小时戴上。以便医生准确发现痛点进行修改。戴用过程中如咬腮，咀嚼不得力或卡环过松，吃饭易掉，应及时复诊修改，请不要自行修改。佩戴活动义齿时，应按医生指导方法用手指在义齿或托上轻轻加压即可戴好。摘下牙时用拇指将钩向上推动。摘上牙时用示指或中指将钩向下拉动即可。不要用猛力推动，以免义齿折断或变形。

24 什么是无痛看牙？

首先从心理行为方面，医生会与患者充分交流，建立信任，细致讲解诊疗过程，治疗内容采取从简单到复杂逐步深入脱敏法，以及辅助催眠术。

其次可以应用各种先进的口腔治疗设备，如计算机控制无痛注射仪、微创拔牙器械等。比如在拔牙前进行麻醉注射时，医生会选择麻醉效果强的麻醉药；为了避免注射时疼痛，还会在注射部位先涂表面麻醉剂，注射麻醉药的针具也不同于普通治疗，针头特别细锐，并且注射速度是由计算机控制的，通常推完麻醉药需要 4~5 分钟，并且，局部麻醉注射部位可以精确到单个牙齿，使麻醉效果更加理想。

最后，还可通过药物镇静治疗，包括笑气、口服镇静药物、静脉镇静药物等。口腔科镇静与全身麻醉不同，患者各种生理反射正常，能够配合医生的指令，因此是非常安全的。治疗结束后，大多数患者对治疗过程感觉舒适，留下愉快的看牙记忆。

25　什么是颞下颌关节病，都有哪些表现？

颞下颌关节由颞骨的下颌关节凹、下颌骨的髁状突、二者之间的关节盘、关节四周的关节囊和关节韧带组成。常见的疾病有以下 3 种：

（1）颞下颌关节紊乱综合征。

（2）颞下颌关节强直。

（3）颞下颌关节脱位。

常见的颞下颌关节病表现有双侧颞下颌关节疼痛、关节弹响、张口受限。

26　口腔里总是溃疡怎么办？

复发性口腔溃疡，人们一般称之为"口疮"，是一类具有周期性、复发性、自限性特征的口腔黏膜疾病，可发生在口腔黏膜的任何部位，如唇、颊、软腭或牙龈等。通常表现为"红、黄、凹、痛"，即单个或多个大小不等的圆形或椭圆形溃疡，表面覆盖灰白或黄色假膜，中央凹陷，边界清楚，周围黏膜红而微肿，局部灼痛明显。复发性口腔溃疡是发病率最高的口腔黏膜疾病之一，但目前其病因及致病机制仍不明确。可能的诱因有局部创伤、食物、药物、体内激素水平改变、焦虑等。某些系统性疾病、遗传、免疫等因素在口腔溃疡的发生、发展中可能也起着重要作用。因此，对于口腔溃疡的诊断完全是基于病史及临床表现，缺少可作为确诊依据的实验室指标，在治疗中也以减少发作频率、局部对症治疗为主，而不能根除。

27　有哪些不良习惯易导致错颌畸形？

不良吮指习惯、吐舌习惯、咬唇习惯、口呼吸、夜磨牙习惯、偏侧咀嚼习惯易导致错颌畸形。

28　种牙后有哪些注意事项？

注意保持口腔卫生，掌握正确刷牙方法，学会使用牙线及牙缝刷。避免咀嚼过硬食物及偏侧咀嚼，防止种植义齿受力过大影响使用寿命。种植义齿初戴后1、3、6个月复诊，此后每半年到一年复诊一次。每半年到一年进行一次专业种植体洁治，彻底清除菌斑和牙石，预防种植体周围炎的发生。

第十一篇
皮肤科篇

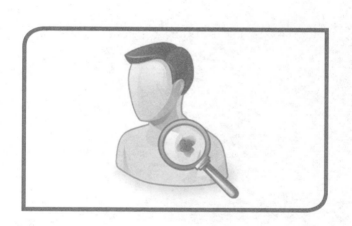

1　什么是痤疮？

痤疮是常见的毛囊皮脂腺慢性炎症性皮肤病，俗称"青春痘"。本病好发于面部及胸背部等皮脂腺发达部位，好发年龄为 15～30 岁，女性发病略早。

2　痤疮是怎么形成的？

现代医学已经证明痤疮发生的根本原因是患者体内雄性激素作用过强，刺激皮脂腺分泌过多皮脂。过多的皮脂引发皮肤一系列变化：助长细菌的繁殖，增加脂肪酸，刺激毛囊管腔角化，阻塞毛囊管，引发炎症，从而形成痤疮。所以，许多患者的皮肤往往比较油腻。

3　痤疮的发病原因？

发病原因很多，包括内分泌因素、毛囊皮脂腺导管角化异常、微生物感染、遗传、精神紧张、饮食、药物等。

4　痤疮皮损有哪些特点？

皮损为特征性的粉刺及丘疹、脓疱、结节、囊肿等，常数种同时存在，可持续多年，青春期后可减轻或消失，部分严重患者愈后出现色素沉着或瘢痕。

5　痤疮分为几类？

根据皮损表现分为丘疹性、脓疱性、结节性、囊肿性、聚合性、瘢痕疙瘩性、恶病质性、暴发性痤疮。此外，临床上按痤疮的轻重程度采用Pillsbury分类法，分为Ⅰ～Ⅳ级，以便合理制定治疗用药。

6　如何避免痤疮？

应少吃含高脂食物及刺激性食物，常用温水和含硫磺或其他去脂消炎香皂洗患处。勿用手挤压粉刺，避免长期使用油脂类化妆品和皮质类固醇激素。

7　什么是带状疱疹？

带状疱疹是由水痘 - 带状疱疹病毒引起的，以红斑上出现成群的丘疹、水疱，伴明显神经痛为特征的皮肤病。祖国医学称为"缠腰火丹""串腰龙"，俗称"蜘蛛疮"。该病毒具有亲神经性，初次感染后，可发生水痘；或长期潜伏于脊髓神经后根神经节内，在免疫功能减退时发病，损害常沿一侧周围神经分布呈带状排列，多见于肋间神经或三叉神经第一分支区，可发生于头面部、躯干、四肢及内脏。

8　带状疱疹是否会复发？

患病后可获得对该病毒的终身免疫，偶有复

发。本病多发于春秋季节，成人多见，男性略多于女性，病程 2~4 周。

9 带状疱疹分哪些类型？

带状疱疹按皮损特征分为不全性/顿挫性、大疱性、出血性、坏疽性和泛发性带状疱疹 5 型，其中有坏死溃疡者可留下瘢痕。

10 临床常用护肤品分为几种类别？

常用护肤品分为清洁类、保湿和皮肤屏障修复类、舒缓类、控油和抗粉刺类、美白祛斑类、防晒类、促进创面愈合类、嫩肤和抗皱类、遮瑕类及其他。

11 清洁类护肤品有哪些成分及作用？

临床上应用的清洁产品一般选用性质温和的表面活性剂，对皮肤刺激性小。多关注产品的理化性状如 pH 值。其组分添加了如洋甘菊、马齿苋、天然活泉水、保湿因子等，从而兼有清洁和舒缓的作用，可达到缓解皮肤干燥、紧绷等效果。

12 保湿和皮肤屏障修复类护肤品对皮肤有哪些作用及成分？

该类护肤品常通过以下多个途径对皮肤发挥保湿和滋润作用：

（1）吸湿剂原料（包括甘油、丁二醇、乳酸钠、尿素等一些小分子物质）从环境中吸收水分，使皮肤角质层由内到外的形成水浓度梯度，以补充从角质层散发而丢失的水分。

（2）封闭剂原料（如脂肪酸、凡士林、芦荟、牛油果油等）能在皮肤表面形成疏水性的薄层油膜，有加固皮肤屏障的作用。

（3）添加与表皮、真皮成分相同或相似的"仿生"原料，补充皮肤天然成分的不足，增强自身保湿，具有修复皮肤屏障的作用，如天然保湿因子；脂质屏障剂，如青刺果油、神经酰胺；生物大分子，如透明质酸、胶原蛋白等。

13　舒缓类护肤品含有哪些成分及作用？

舒缓类护肤品含有一定抗炎、抗刺激、抗氧化等作用的成分，如芦荟、马齿苋、洋甘菊、甘草提取物、α-红没药醇等，具有较好的辅助抗炎和抗过敏作用。

14　控油和抗粉刺类护肤品含有哪些成分及作用？

添加锌、维生素 B 族、月见草、丹参酮、榆绣线菊、重楼提取物等具有抑制皮脂腺分泌功能的组合，从而具有减少油脂分泌的作用。其含有低浓度的水杨酸、果酸、视黄醛等组分还具有一定的溶解角栓和粉刺作用等，从而良好的改善油性皮肤的不适症状。

15 美白祛斑类护肤品对皮肤有哪些功效及成分？

美白祛斑类护肤品添加了熊果苷、甘草黄酮、氨甲环酸、维生素 C、绿茶、滇山茶提取物等活性美白成分，其通过抑制酪氨酸酶等的作用而达到美白、祛斑和减少色素沉着的功效。

16 防晒类护肤品对皮肤有哪些功效？

防晒类护肤品添加了二氧化钛、二苯甲酮 3 等防晒剂后，其通过物理性遮盖、散射光线或化学性吸收紫外线来延缓皮肤光老化，并预防光皮肤病的发生。

17 促进创面愈合类护肤品含有哪些成分及功效？

促进创面愈合类护肤品添加了芦荟、多肽、氨基酸、透明质酸等成分后，可促进激光、微创术后创面的愈合。

18 嫩肤和抗皱类护肤品对皮肤有哪些成分及作用？

嫩肤和抗皱类护肤品添加了维生素 E、绿茶提取物等抗氧化剂，维生素 A 类似物，或人参、黄芪、灵芝提取物等，可改善皮肤的新陈代谢功能，起到了嫩肤和延缓皮肤衰老的作用。

19 遮瑕类护肤品对皮肤有哪些成分及作用？

遮瑕类护肤品添加了不透明的原料如滑石粉、

高岭土等矿物粉后，可起到遮盖瑕疵和美化皮肤质地的作用。

20 适用于皮肤屏障受损的皮肤病的护肤品有哪几类？

皮肤屏障受损的皮肤病的护肤品主要适用于如下疾病：

（1）干燥性皮肤病：特应性皮炎、湿疹、皮肤瘙痒症等。

（2）红斑鳞屑性疾病：银屑病、毛发红糠疹、红皮病等。

（3）面部皮炎：脂溢性皮炎、酒渣鼻（玫瑰痤疮）、口周皮炎、慢性剥脱性唇炎等。

（4）角化异常的皮肤病：如鱼鳞病、毛周角化症、剥脱性角质松解等。

（5）药物导致的皮肤干燥脱屑：如维甲酸、过氧化苯甲酰等。

（6）生理性皮肤干燥：主要见于老年人或季节气候变化造成的皮肤干燥。以上疾病多选择舒缓类、清洁剂、保湿或皮肤屏障修复类护肤品。

21 敏感性皮肤包括哪些疾病？又适用于哪种护肤品？

敏感性皮肤主要包括以下疾病：

（1）敏感性或不耐受性亚健康皮肤。

（2）劣质化妆品或化妆品使用不当致皮肤屏

障破坏。

（3）医源性：如激光等微创术后，各种药物治疗造成的皮肤不耐受，如激素依赖性皮炎等。

以上疾病多选择舒缓类、清洁类或皮肤屏障修复类护肤品。

22 皮脂溢出性的皮肤病包括几类？适用于哪种医学护肤品？

皮脂溢出性的皮肤病主要包括如下疾病：痤疮、脂溢性皮炎、酒渣鼻（玫瑰痤疮）等皮肤病。以上疾病多选择控油类、清洁类，控油和抗粉刺类护肤品、舒缓类或皮肤屏障修复类护肤品也具有良好的辅助治疗作用。

23 色素性的皮肤病包括哪些疾病？适用于哪种医学护肤品？

色素增加性皮肤病，如黄褐斑、炎症后色素沉着、黑变病等。该类疾病辅助应用美白祛斑类护肤品，并配合保湿类、舒缓类护肤品进行基础护理，外涂防晒霜等有明显的疗效。色素减退性皮肤病，如白癜风等，在药物治疗的同时，可选用遮瑕类护肤品掩盖皮损。

24 光皮肤病包括哪些疾病及适用于哪种医学护肤品？

光皮肤病包括光敏性皮炎、多形性日光疹、

慢性光化性皮炎、红斑狼疮、皮肌炎、皮肤光老化等。护肤品选择原则为强调防晒功能，同时使用保湿剂改善皮肤干燥、脱屑的症状。临床上嫩肤类产品就用于延缓皮肤的光老化。

25 激光等微创术后的皮肤护理应该选那种护肤品？

激光等微创术后的皮肤的护肤品选择：舒缓类、清洁类，舒缓类湿敷面膜、保湿类或皮肤屏障保护类产品。促进创面愈合的护肤品可加速皮肤修复功能，急性期后也要使用防晒类护肤品。

26 什么是湿疹？

湿疹是临床上常见病，发病原因很复杂，常是多方面的。是一种由多种复杂的内外因素引起的一种有多形性皮损和易渗出倾向的皮肤炎症反应。本病病因多难以确定。自觉症状为瘙痒明显，病情易于反复，可多年不愈。

27 湿疹的分类？

湿疹按皮损表现分为急性湿疹、亚急性湿疹和慢性湿疹。

28 湿疹好发于什么部位？

皮疹可发生于任何部位，但以外露部位及屈侧为主，皮疹往往对称分布。自觉瘙痒明显。病程可规则，常反复发作、迁延难于治愈。常见部位的湿疹有耳湿疹、手湿疹、乳房湿疹及肛门外生殖器和小腿湿疹等。

29 湿疹应注意些什么呢？

尽可能避免外界不良刺激，如热水洗烫、剧烈搔抓，不穿化纤内衣，避免食用致敏和刺激性食物。保持皮肤清洁，防治皮肤感染，避免过劳，保持乐观稳定的情绪。

30 什么是银屑病？

银屑病俗称"牛皮癣"，是一种慢性复发性炎症性皮肤病。特征性的皮肤损害为边界清楚的红色丘疹或斑块，表面覆盖多层非黏性银白色鳞屑；轻轻刮除表面鳞屑，则露出一层淡红发亮的半透明薄膜，称薄膜现象；刮除薄膜，则出现小出血点称点状出血现象。

31 银屑病的病因有哪些？

我国银屑病的发病率估计为 0.123%，各个年龄阶段均可发病。对于本病的病因尚未得出肯定的结论，可能与以下原因有关：遗传因素、病毒或细菌的感染、代谢障碍、内分泌因素、神经精神因素（精神创伤、情绪紧张）、其他（外伤、药物刺激、环境气候因素）等。

32 银屑病的类型？

根据银屑病的临床特征，一般可分为寻常型、关节病型、脓疱型和红皮病型的四种类型。银屑病一旦发现，将持续终生，不可能获得持久性消退。脓疱型和红皮病型银屑病的预后较差，少数病例可因慢性消耗和严重的并发症而死亡。

33 银屑病的临床表现？

（1）典型皮疹为红色斑丘疹，或由斑丘疹扩大形成的斑片，表面覆盖银白色鳞屑。

（2）头皮的损害鳞屑较厚，使毛发呈束状，可引起脱发。

（3）皮损可累及皮肤的任何部位，以头皮、躯干、四肢的伸侧为主。

（4）初发年龄大多在青壮年，病程慢性，有一定季节性，多数患者冬重夏轻，皮疹可自愈，也可复发。

（5）根据临床表现，本病可分为三期：进行期、静止期、消退期。

34 如何治疗银屑病？

由于病因未明，目前治疗手段尚难根除，以局部治疗为主。去除诱因，如慢性扁桃体炎、上呼吸道感染，应予有效的抗生素治疗，有明显瘙痒者，可予抗组胺药口服。

35 性病主要包括哪些疾病？

性病是指以性行为作为主要传播途径的一组传染病，主要包括梅毒、淋病、艾滋病、生殖道沙眼衣原体感染、尖锐湿疣、生殖器疱疹等。

36 性病可以防治吗？

多数性病是可防可治的。除艾滋病外，梅毒、淋病、生殖道衣原体感染等可以彻底治愈，尖锐湿疣、生殖器疱疹可以临床治愈。

37 性病是否会传播？

性病会促进艾滋病传播。人体感染性病后可造成皮肤黏膜的破溃、炎症等，容易被感染艾滋病病毒和将病毒传染给他人。因此，防治性病是预防控制艾滋病的一项重要测试。

38 性病通过哪些渠道传播？

性病除通过性接触传播外，还可通过母婴、血液及污染的生活用具传播，例如梅毒可通过胎盘传染胎儿，分娩时新生儿因接触母体产道污染的分泌物可发生淋菌性或沙眼衣原体性眼炎等。

39 性病有哪些症状？

性病感染可无自觉症状，尤其是女性。因此，有多性伴、频繁更换性伴等不安全性行为者应定期到医院检查。

40 性病治疗期间有哪些禁忌？

性病患者治疗期间应避免性行为。

41 性病如何防治？

洁身自爱、避免性乱行为是预防性病的有效措施。正确使用质量合格的安全套可以预防性病。性病患者主动寻求艾滋病自愿咨询检测，是艾滋病预防控制的重要措施之一。

42 生殖道沙眼衣原体感染是通过哪种渠道感染的？潜伏期为多长时间？

生殖道沙眼衣原体感染患者有不洁性接触史或配偶感染史。潜伏期平均 1～3 周。

43 生殖道沙眼衣原体感染的主要表现有哪些？

男性患者表现为尿道炎，常有尿痛或尿道分泌物。尿痛的程度比淋病轻，有时仅表现为尿道刺痛。尿道分泌物常为浆液性或黏液性，较稀薄，量较少。

女性患者有尿急、尿痛等尿道炎症状，但主要为宫颈炎表现。宫颈有充血。水肿触之易出血、黄色黏液性分泌物增多以下腹部不适等症状。但也有患者症状轻微或无任何临床症状。

44 生殖道沙眼衣原体感染有哪些检查？

生殖道沙眼衣原体感染表现为沙眼衣原体抗原检查阳性，或沙眼衣原体细胞培养阳性。

45 生殖道沙眼衣原体感染有哪些药物治疗？

可选用下列药物之一治疗：多西环素（强力霉素）、阿奇霉素、红霉素、氧氟沙星、米诺环素（美满霉素）等。

第十二篇
变态（过敏）反应科

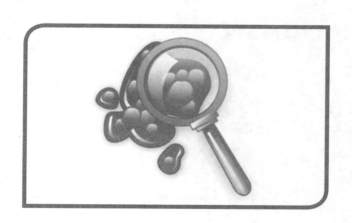

1 变态（过敏）反应科看哪些疾病？

变态反应一词是从英文翻译过来的，原意是变化了的反应，实际就是老百姓所说的过敏反应。变态（过敏）反应科是诊治过敏性疾病的科室，包括呼吸道过敏病，如过敏性鼻炎、过敏性哮喘等；皮肤过敏病，如急慢性荨麻疹、接触性皮炎、特应性皮炎等；消化道过敏病，如嗜酸细胞性食管炎、嗜酸细胞性胃肠炎等，以及食物过敏、药物过敏、严重过敏等多种过敏性疾病。

2 生活中常见引起过敏的物质有哪些？

引起过敏的物质通常被称为过敏原或者变应原，常见过敏原包括吸入物（如尘螨、花粉、真菌、动物皮屑等）、食物、药物及接触物（如染发剂、化妆品金属）等。

3 常用过敏原检测的方法有哪些？

常用过敏原检测的方法有：皮肤试验（包括皮内试验、点刺试验和斑贴试验）、血清特异性IgE检测。必要的时候有可能要做激发试验，包括结膜、鼻黏膜、食物及药物激发试验等。

4 什么是过敏原皮肤试验？

用于检测过敏原的皮肤试验已经发明了一百多年，皮肤试验通常对患者只引起很轻微的疼痛，而且出结果速度快，多种可疑的过敏原可以在同一时间进行测试。目前点刺试验和皮内试验是变态反应科最常用的过敏原检测方法。

（1）点刺试验的操作方法是将过敏原制剂滴在患者前臂屈侧，然后用点刺针穿过液滴后轻轻地刺入表皮。

（2）皮内试验的操作方法是用 1ml 的一次性注射器抽取极少量的过敏原制剂，然后注射到患者上臂外侧的皮内（真皮浅层）。

这两种皮肤试验均在操作 15 分钟后观察皮肤的反应，如果局部出现风团反应和周围红晕，同时伴有瘙痒，看起来且感觉像被蚊子叮咬一样，就表示患者体内可能有引起过敏的抗体（特异性IgE）的存在。通常来说，风团和红晕越大，皮肤试验结果的分级越高。

皮肤试验必须由受过专业训练的变态反应医生决定是否需要做、做哪些项目并解释皮肤试验结果。医生需要在详细询问患者病史和查体后，选择患者所需要进行的检测项目，结合病史，最终才能对皮肤试验的结果做出正确的解释。

5 皮肤试验是否有不良反应？

任何医学检测均可能涉及一些风险。过敏原皮肤试验的风险是在测试过程中可能会诱发过敏症状。最常见的症状是皮试部位的红肿、瘙痒及轻微的疼痛，这些反应通常是可以忍受的。在极少数情况下，可能会出现更严重的全身性过敏反应。这就是为什么皮肤试验应该在变态（过敏）反应专科来完成。此外，少数人可能会皮肤试验过程中出现晕针反应。

6 哪些情况下不适宜做皮肤试验？

（1）如果患者正在服用的药物会干扰皮肤试验的结果，但由于病情需要不能停用（如口服抗组胺药、激素）。

（2）患者具有严重的皮肤疾病，如严重的荨麻疹、湿疹或银屑病。

（3）患者既往有严重过敏反应病史，皮肤试验有可能诱发严重反应。

（4）患者处于哮喘发作期。

（5）对于婴幼儿，抽血进行过敏原检测比一针一针的皮肤试验可能更容易被接受。

（6）老年人皮肤松弛，皮试反应不明显。

（7）某些有毒（如甲醛）或致敏性强易诱发严重不良反应的过敏原（如坚果）。

7 皮肤试验及抽血检测哪种过敏原检测方法是最好的？

皮肤试验出结果快，阳性反应比较直观，价格比抽血检测低。但皮肤试验容易受到患者本身病情或者某些药物的影响，而且在极少数情况下可能出现严重过敏反应。另外，该测试需要经过培训的变态反应专科护士进行操作。

抽血检测过敏原不受患者病情及服用药物的影响，但出结果相对较慢，而且成本高，但是安全性好、没有诱发严重过敏反应的风险，且痛苦小，婴幼儿也容易接受。

实际上，这两种测试方法各有优缺点，必须根据患者病情需要由医生来选择合适的检测手段，不能互相替代，有可能两种检测都需要做。而且不能单纯根据过敏原检测结果诊断过敏，必须结合患者病史、测试结果综合判断。才能明确患者是否对所检测的过敏原过敏。

8 什么是斑贴试验？

斑贴试验是用来明确某种接触物是否会导致患者皮肤接触性过敏的方法。怀疑变应性接触性皮炎的患者需要进行斑贴试验。斑贴试验有助于确定哪些物质可能会导致患者皮肤出现延迟型过敏性反应，而且这些接触性过敏原无法用血特异性 IgE 检测或皮肤点刺、皮内试验确定。斑贴试验不用针刺，而是将各种可疑接触性过敏原贴至患者的背部皮肤上，并保持 48 小时。在此期间，应避免洗澡及导致大量出汗的活动。在 72（必要时 96 小时）再次返回医院时观察接触部位皮肤是否出现阳性反应。常见的引起变应性接触性皮炎的物质包括金属物质（如镍）、香料、染发剂等。

9 变态（过敏）反应科采血检查注意事项有哪些？

（1）由医生开具采血医嘱后（无化验单），凭就诊卡或医保卡缴费，缴费后根据导诊单上的指示地点到门诊治疗室采血。仅检测过敏原时，采血前不需要严格空腹（清淡饮食即可），通常不需要停药。

（2）采血后根据导诊单提示的取报告时间，在医院检验结果打印机上打印检验报告。

（3）请医生看检验报告需重新挂号。

10 变态（过敏）反应科皮内试验和点刺试验检查注意事项有哪些？

（1）由医生开具皮肤试验医嘱后（无化验单），凭就诊卡或医保卡缴费，缴费后到变态反应科护士站刷就诊卡排队。

（2）皮内试验通常在患者上臂外侧进行皮试操作，如方便请穿短袖且袖口宽松的衣物或便于穿脱的衣物。

（3）点刺试验通常在患者前臂屈侧进行皮试操作，如方便请穿短袖衣物或袖口宽松的衣物。

（4）皮试部位的皮肤不应外涂任何药物、护肤品、防晒霜等。

（5）皮试检查时不需要空腹，请进食清淡饮食。皮试检查前请停用包括口服抗组胺药、激素在内对皮试结果有影响的药物。

11 对皮肤试验有影响的常见因素有哪些?

部分抗过敏药物（口服抗组胺药、激素）对皮肤试验（包括皮内试验、点刺试验、斑贴试验等）有影响，就诊时要告知医生，由医生判断能否停用药物、进行皮肤试验。

皮肤本身原因：严重的皮肤疾病，如严重的急慢性荨麻疹、湿疹或银屑病。

12 对皮肤试验有影响的常见药物有哪些?

（1）抗组胺类药物需停用 3～7 天（依品种而异，请咨询医生）。

（2）抗抑郁药物和镇静剂至少停用 1 周。

（3）长期大剂量全身应用激素至少停用 1 周。

（4）皮试局部皮肤外用激素至少停用 2～3 周。

（5）白三烯受体调节剂和鼻喷及吸入激素类药物不需停用。

13 变态（过敏）反应科皮肤试验过程是怎样的?

（1）挂号［变态（过敏）反应科］，就诊，由医生根据病情需要开具皮肤试验医嘱。

（2）开医嘱后（无化验单），拿就诊卡或医保卡缴费。

（3）缴费后到变态（过敏）反应科护士站刷

卡排队。

（4）得拿到号码后，请于皮试室前的候诊区等候叫号屏叫号。

（5）当听到叫号屏叫到您时，请认真核对您的姓名、顺序号及操作台号。

（6）进入皮试室找到相应操作台。

（7）按护士要求方式就座，并与护士核对您的信息。

（8）护士根据医生医嘱进行相应皮试操作。

（9）皮肤试验过程中，如有任何不适，请及时告知操作护士。

（10）皮肤实验后请不要外出活动，在皮试室外候诊区安静休息，皮试局部不要抓挠，不要自行擦拭，如有不适请及时告知护士。

（11）候诊区等候 15 分钟（自行记时）后，本人进入皮试室原操作台由护士判读结果（看皮肤试验部位的皮肤反应）。

（12）拿到结果后请及时回到原就诊医生处。

14 变态（过敏）反应科皮肤试验后的注意事项有哪些?

（1）皮肤试验回家后可进行简单淋浴，不要用太热的水，时间不能太长，不要对局部进行搔抓。

（2）皮肤试验后不要游泳、泡浴、运动及饮酒等，待局部反应消失后，方可进行。

（3）皮试后如有不适请到医院及时就诊，必要时急诊就诊。

15 儿童多大年龄适合采用过敏原特异性皮下注射免疫治疗（脱敏治疗）？

根据儿童自身情况，至少5~6岁后方可进行过敏原特异性皮下注射免疫治疗（脱敏治疗）。

16 过敏原特异性皮下注射免疫治疗（脱敏治疗）维持多长时间为宜？

一般来说，建议过敏原特异性皮下注射免疫治疗（脱敏治疗）持续至少3年，以充分实现免疫耐受。如果患者在治疗中途有退、减剂量的情况，建议时间还应适当延长。每位患者具体时间要根据个人情况，由医生具体判断。上述时间仅供参考。

17 过敏原特异性皮下注射免疫治疗（脱敏治疗）的禁忌证有哪些？

（1）严重免疫性疾病、心脑血管疾病、恶性肿瘤及慢性感染性疾病。

（2）严重的哮喘，即使用最佳的药物治疗，肺功能仍不能接近正常。

（3）接受β受体阻滞剂（如美托洛尔）治疗的患者。

（4）不能够配合的患者及严重心理疾病

患者。

（5）在接受治疗期间发生两次不明原因严重过敏反应者。

（6）医生认为不合适进行免疫治疗的其他特殊情况。

（7）请患者就诊时，尽量将个人健康状况详细告知医生。

18 目前常见的用于过敏原特异性皮下注射免疫治疗（脱敏治疗）的过敏原有哪些？

进口：尘螨；国产：尘螨、霉菌类、花粉类、猫毛、狗毛等。

19 过敏原特异性皮下射免疫治疗（脱敏治疗）药物如何保存？

各种过敏原特异性皮下射免疫治疗（脱敏治疗）药物对冷链要求较高，取药后要求 2～8℃避光运输、保存，防止冻结。药物拿取后，途中最好置于保温壶中，天气热时，可防置冰或冰袋保存，放置过程中避免直接接触，防止冻结。在家中可放于冰箱冷藏室 2～8° 保存。

20 皮肤试验禁忌证有哪些？

（1）有严重过敏反应病史者慎做皮试。

（2）心脑血管疾病者。

（3）处于发作期的重度特应性皮炎患。

（4）处于哮喘发作期者。

（5）皮试部位有大片皮疹者。

（6）银屑病患者急性期。

（7）患者正在服用会干扰皮肤试验的结果药物（如口服抗组胺药、激素）。

（8）老年人皮肤松弛，皮试反应不明显；婴幼儿及儿童不能耐受者。

（9）患者就诊时，尽量将个人情况详细告知医生。

21 过敏原特异性皮下注射免疫治疗（脱敏治疗）注射的注意事项

过敏原特异性皮下注射免疫治疗（脱敏治疗）注射液是根据临床病史、皮肤试验、抽血结果综合判断后配制的个体化药物，请严格按医生要求治疗。

（1）取药后请严格按脱敏治疗药物保存要求保存。

（2）如来我科注射请严格按科室注射时间来注射。

（3）如将药物拿到外院注射，请到国家卫生行政管理部门（各级卫生局）认可的正规医疗机构注射，不要在家中自行注射，以免出现不良反应无法得到及时处理。

（4）开始脱敏治疗前请认真阅读注射单背面的免疫治疗注射注意事项。

（5）注射后请不要立即离开医院，请在医院观察15～30分钟，以免出现严重不良反应而无法得到及时处理，如有不适请立即联系医生、护士。儿童必须有成人陪伴。

（6）注射前及注射后当日不要饮酒，洗热水澡或剧烈运动，以免加速脱敏治疗液的吸收，出现严重不良反应。

（7）如果出现感冒（特别是发热）、哮喘发作或加重，注射其他传染病疫苗，请推迟注射。推迟注射时间间隔由医生根据具体情况决定。

（8）如果未按计划注射，延迟时间超过3周，需调整注射剂量，具体调整方案请挂号就诊，按医生要求调整。

（9）注射后出现不良反应时，不要再递增剂量，需维持原剂量重复注射或降低剂量，具体剂量请挂号就诊，按医生要求调整。

（10）如果因心血管疾病需应用β受体阻滞剂（如美托洛尔）治疗，请您暂时中止脱敏治疗。停药后如需恢复治疗，请再次挂号就诊，由医生重新制定治疗方案。

22　注射脱敏治疗药物后出现哪些情况要及时就诊？

出现局部或全身过敏反应，如注射部位出现巨大风团（直径超过5cm），出现手、足心痒，全身皮肤发热、瘙痒，咳嗽、胸闷是出现严重过敏反应的先兆。请先服用抗过敏药物，立即到医院必要时急诊就诊。

23　尘螨到底是什么？

目前在人类居住环境中能诱发过敏反应最常见的吸入性过敏原是螨虫。在全世界范围内，居室内最具优势的螨类是尘螨。尘螨寄生的地方主要是：地毯、床垫、床上用品（如枕头、被褥），有时还有衣物；另外，空调、空气过滤机的过滤网也容易滋生和藏匿尘螨。能引发人过敏的不是活螨，是螨体碎屑及螨排泄物。

24　尘螨与过敏性疾病有什么关系？

尘螨是最重要、最常见吸入物过敏原之一。尘螨的过敏可发生在各个年龄阶段，是引发过敏性鼻炎、过敏性哮喘最主要的过敏原。

尘螨是引发特应性皮炎最重要的过敏原之一。患者对尘螨的过敏程度与特应性皮炎的病情严重程度密切相关。尘螨引起特应性皮炎的途径有两个：

（1）直接通过皮肤接触引起。

（2）通过吸入尘螨过敏原也可引起特应性皮炎，许多特应性皮炎患者往往伴有其他的过敏症状，如哮喘或过敏性鼻炎。

25　尘螨如何控制？

由于尘螨很难彻底消灭，严格意义讲，只能

说尘螨可以控制。具体控制方法有：

（1）降低室内相对湿度：将相对湿度控制在50%以下是控制螨过敏原水平最有效的方法。

（2）室内使用高性能除湿机、空调降低相对湿度是控制尘螨即实用又有效的措施。

（3）使用特殊的防螨材料包被床垫和枕头。理想的材料应该是舒适、透气的织物，幼螨的长一般 $>50\mu m$，因此，织物孔隙 $\leqslant 20\mu m$ 可阻止螨通过。

（4）床上用品的清洗、烘干：床单、枕头、毛毯、床垫套每周用 $\geqslant 55℃$ 的热水洗一次可杀死螨和去掉绝大多数螨过敏原。用温水或冷水清洗可去除绝大多数螨过敏原。干洗是杀死螨的有效方法，但是，不能去掉螨过敏原。

（5）地毯、窗帘和家居装饰的更换：地毯、窗帘和家居装饰织物为螨繁殖提供了理想栖息地。家里最好不要使用地毯，窗帘或遮光帘应换为百叶窗，家居装饰织物换为乙烯树脂或皮革材质，沙发不要使用布艺沙发，可换成真皮沙发。

（6）地毯真空吸尘：如果家庭铺地毯，至少应每周真空吸尘一次，并经常更换吸尘器的尘袋；吸尘器的尘袋应是双层，以避免在吸尘过程中尘螨过敏原再次播散。或使用性能好的空气过滤器或中央真空。

（7）冷冻：玩具和小件物品：在 $-20 \sim -17℃$ 冷冻玩具或小件物品至少24小时后，再清洗这些物品以去除死螨和变应原。

（8）化学杀螨制剂：室内使用化学制剂的关键问题是制剂的安全性，应尽可能减少室内应用化学杀螨剂。

26 什么是霉菌？

真菌是自然界分布最广的一类生物体，主要生活方式是腐生或寄生。霉菌是能够引起霉变反应的真菌，在日常生活中极为常见，如下水道、垃圾筐、霉变的蔬菜水果、阴暗潮湿的墙角屋檐、室内植物都含有大量霉菌等。霉菌可通过吸入、食入、接触、注入使人过敏，其中吸入霉菌引发过敏最为常见。

27 霉菌过敏有什么表现？

霉菌过敏者吸入霉菌后可诱发过敏性鼻炎，表现为打喷嚏、流清涕、鼻痒、鼻堵、胸闷、咳嗽，甚至发生哮喘。也有少部分患者表现为眼部症状（眼红、眼痒等）、皮肤症状（皮痒、皮疹等）。

28 哪些季节和地区霉菌多？

霉菌适于在潮湿、温暖的环境生长，最适温度为 18～32℃，最适相对湿度为 65% 以上。所以分布有一定的季节性和地区性。如炎热的夏季、湿热的南方特别是沿海地区等。

29 家中哪些地方霉菌多？

下水垃圾筐，浴室或厨房的地面、墙面，地下室的地面、墙面，空调、空气过滤机的滤网、加湿器、冰箱盛水器，未晾晒干的衣物被褥、浴帘、窗帘，室内长久放置的蔬菜、水果等。喜欢养花的朋友注意，盆栽植物的土壤也是霉菌容易生长的地方。

30 如何控制室内霉菌？

霉菌喜湿热，只要控制好室内温度和湿度，霉菌自然不宜生长。

（1）夏季多开窗，保持室内空气流通，必要时可以使用除湿器，控制湿度在50%以下，或者经常使用活性炭，以保持家中干燥。

（2）避免使用地毯和软垫，如有使用应注意保持干燥。

（3）衣物完全晾干再收，定期翻晒被褥；发霉的书籍、报纸和衣物应及时清除。

（4）室内和封闭阳台尽量不要摆放盆栽植物，潮湿的土壤里有可能隐藏着大量霉菌。

（5）垃圾桶应放在室外，每天及时清理厨房等处的厨余垃圾，保证厨房干燥，避免霉菌生长。

（6）对于浴室、厨房等不容易保持干燥的地方，可以使用60℃热水进行清洁，抑制霉菌滋生。

（7）定期用热水清洗窗帘、浴帘。

（8）应定期清洗、更换空调、空气过滤器的滤网。

（9）定期给冰箱除霜、清洗并保持干燥，保持冰箱下的盛水器清洁干燥。

（10）墙壁、天花板上发现大片霉斑时，可以选用防水、防霉性能好的乳胶漆来重新粉刷。

31 霉菌过敏的患者应尽量避免什么环境？

霉菌过敏患者除了做好家庭居室的霉菌控制外，还应尽量避免在以下环境逗留：室内游泳池、蒸汽浴室、温室花房及室内植物较多的地方；地下室、阴暗潮湿的房间；旧房拆迁处；阴雨季节的森林、草原等。

32 花粉季节如何预防过敏？

（1）晴天、刮风时花粉浓度较高，应尽量减少外出。

（2）花粉季节尽量避免室外工作及剧烈运动。

（3）花粉季节避免到花粉浓度较高的区域，如春天避免到公园、森林、山上等树木较多的地区，秋天避免爬山或到草原等野草较多的地方。

（4）花粉季节外出时需佩戴防花粉口罩或使用花粉阻隔剂、封闭式眼镜，可阻隔花粉与结膜、鼻黏膜接触；从室外回到室内后应尽可能清洗颜面、眼睛、鼻腔。

（5）在车内时关好车窗，晚间睡觉时关好门窗，有条件者可安装空气净化器。

（6）花粉季节勿将衣服晾在室外，以防止花粉附着在衣服上。

33 如何预防宠物过敏？

（1）尽量不在家中饲养宠物。

（2）如必须饲养，尽量让宠物在室外活动，不要让宠物待在家中，更不要待在卧室内。

（3）使用高效吸附变应原、配有特殊集尘袋的真空吸尘器去除宠物过敏原。

（4）经常清洗衣服和被褥，去除地毯并彻底除尘。

（5）每周给宠物洗澡1~2次。

（6）避免触摸宠物，接触了宠物后要立即洗手。

（7）不要到饲养宠物的家中做客。

（8）尽量避免与饲养宠物的人接触，避免乘坐宠物坐过的汽车。

34 什么是食物过敏？

食物过敏是免疫反应所介导的食物不良反应，可在任何年龄发病，但婴幼儿和儿童好发，即使是已经吃了多年、没有出现任何问题的食物，也可能出现过敏反应。

食物过敏症状大多发生在进食后 2 小时内，严重者也有在进食后数分钟内发作，少部分可延迟至 4~6 小时甚至更长时间以上才发作。

食物过敏反应症状可累及皮肤、胃肠道、心血管及呼吸系统。这些症状可以单独或多个系统一同受累，主要表现：恶心、呕吐、腹痛、腹泻；风团、皮痒、皮肤充血、水肿；咳嗽、胸闷、气短、喘息、咽喉发紧、声音嘶哑；低血压或循环衰竭，头晕乏力或视物不清，严重的甚至会引起潜在危及生命的严重过敏反应导致休克或死亡。

引起食物过敏反应的常见食物包括牛奶、鸡蛋、坚果、海产品（鱼虾、贝类）、谷物（小麦、荞麦）、油料作物（芝麻、大豆）、蔬菜、水果等。

35 中国人发生过敏性休克的诱因有哪些?

食物诱因占 77%，药物占 7%，昆虫占 0.6%，余 15% 为不明原因的"特发性"休克。在诱发过敏性休克的食物清单里，小麦为元凶，占到总诱因的 37%；水果、蔬菜排第二，占到 20%；随后是豆类/花生占 7%，坚果/种子占 5%。其中，最常见的致敏水果为桃子，最常见的坚果为腰果。从发病严重程度看，小麦诱发了 57% 的重度过敏反应（变态反应），而水果蔬菜类倾向于轻中度。

第十三篇
门 诊 篇

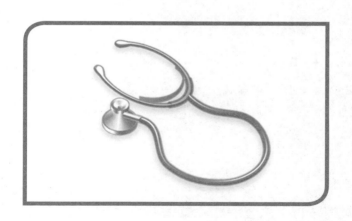

1 采血需要空腹吗？空腹是指什么？

除餐后血以外，均应空腹。空腹是指禁食 10 ～ 14 小时，勿 < 8 小时或 > 14 小时，适量进清水，以保持无渴感为宜。

2 患者采血前应注意什么？

（1）避免剧烈运动：采血前 24 小时内不做剧烈运动，匆忙赶到门诊采血时应至少休息 15 分钟后采血。

（2）注意合理饮食：除急诊或其他特殊原因外，一般建议正常饮食 3 天后采血，应避免暴饮暴食及刻意控制饮食。

3 采血前可以吃药吗？

药物进入人体后可使某些化验项目的结果增高或降低，如咖啡因可使血糖和胆固醇增高；氯贝丁酯可使甘油三酯和乳酸脱氢酶水平降低；维生素 C 可使乳酸脱氢酶水平降低；口服避孕药可使转氨酶水平升高等。故患者在化验前应尽可能停服对检验有干扰的药物；但在服用药物治疗高血压、冠心病等慢性疾病患者在医生开具检验项目时应向医生咨询采血当日服药时机问题，医生会根据检验项目予以判断，在医生许可情况下，可于采血前饮用少量清水服药。

4 生气、紧张对采血有影响吗？

紧张、情绪激动可影响神经 - 内分泌功能检验项目；急促呼吸可使血清乳酸等水平升高，因此采血时保持情绪稳定、心情平静。

5 采血部位选择在哪？

静脉血首选采集部位是肘部的贵要静脉、肘正中静脉、头静脉；动脉血首选采集部位桡动脉（手腕处）、肱动脉（肘窝处）。

6 为什么血常规也要采集静脉血？

指尖及耳垂等末梢血液循环较差，易受温度影响，且易因出血困难而施行挤压导致组织液混入血液中造成某些结果不准确，同时由于采血量少，结果异常时无法进行复核。

7 穿刺点需要按压多长时间？

静脉穿刺点一般需要按压 5 ~ 10 分钟，在服用抗凝、抗血小板类药物或存在出凝血时间异常的患者需延长按压时间；动脉穿刺点需按压15 ~ 20分钟。按压完毕观察一下穿刺点，若仍有出血或皮下出现血肿，应重新计时按压并适当延长。

8 采血后穿刺部位肿胀淤青是怎么回事？

采血后手指按压位置过低导致按压在穿刺针

进皮处而非进血管处，即使按压时间充足仍会导致穿刺点血管内血液渗出至皮下，导致穿刺点局部血肿而出现肿胀、淤青。在采血完毕后，用 2～3 根手指按压穿刺点，扩大按压面积，可预防出现穿刺点周围肿胀淤青，若患者没有出凝血障碍性疾病，穿刺点的肿胀淤青无需特殊处理，皮下淤血会慢慢吸收，老年人会吸收得慢一些。

9　采血后可以洗澡吗？

采血穿刺点非常细小，采血后可以正常洗澡。

10　采血后可以锻炼吗？

正常成年人的血液总量约相当于体重的 7%～8%，或每千克体重为 70～80ml，当失血量在全血容量的 10% 以内，人体不会有任何不适感，而一般情况下的检验采血量在 2～20ml，因此不会对人体造成任何影响，可以参加正常锻炼。

11　频繁采血的患者要注意什么？

频繁采血患者应注意左右上肢的交替采血，避免同一静脉长期反复穿刺。

12　餐后血糖检测注意什么？

（1）准确计时：从进第一口食物开始计时，于 2 小时后（前后 5 分钟之内）采血。

（2）饮食要求在医生开具检验项目时咨询清

楚，若无特殊饮食要求时，主食保证在 2 两左右，在 15 分钟内进餐完毕，直至采血前不再进食其他食物及饮料。

（3）进食完毕至采血前安静休息。

13 特殊体位血采集注意什么？

采血一般体位要求有坐位、立位，这里所指的特殊体位为"立位"采血，立位采血需在站立 1 小时以上情况下采血

14 血标本不合格是什么意思？

血标本不合格一般指采集的标本发生溶血、凝血现象，无法进行有效检验，常发生于患者血管条件较差，例如静脉细小、充盈度不良，采集时血流出速度较慢、流出量不足，进入负压较大的采血管（含肝肾功检测的 5ml 生化管）时造成红细胞内的物质向细胞外转移，或由于遗传、药物或毒物作用引起的患者红细胞脆性的增加等导致溶血发生；同样血流速度慢导致采集标本未能及时与抗凝剂充分混合致凝血现象发生。溶血、凝血可干扰某些项目的测定，严重影响结果的准确性，因此需要重新采集。

15 检测血清碘应注意什么？

检测前一天建议不要食用含碘高的食物，如海带等。

16　血乳酸检测要注意什么？

血乳酸检测常有以下几种情况：①单次运动前乳酸检测；②有运动前、中、后要求的乳酸检测。因此患者采血前应认真听取医生要求，采血前准确回答护士的提问及仔细记住护士的准备工作指导。

17　渗透压检测应注意什么？

进行血渗透压检验时，应在采血完毕后即刻完成尿渗透压标本的留取及送检。

18　动脉血与静脉血采集有什么不同？

两者采集要求及部位不同，动脉血采集较静脉血采集难度大，患者感觉更加疼痛，不易一次穿刺成功。

19　注射后为什么会有出血？

注射后出血是因为进针过程中刺到毛细血管所致，注射后适时按压至无再出血即可。

20　皮下注射的部位？

皮下注射部位常选择上臂三角肌下缘、腹部，也可选择上臂外侧、股前侧和外侧、臀部、背部。

21　注射需要固定时间吗？

医生依据患者的病情及药物的半衰期确定注

射时间要求，护士会在医嘱要求时间的前后半小时内予以执行。

22 注射后按压多长时间？

一般情况下肌内注射、皮下注射后按压数秒，注射点无出血即可；但注射抗凝药物（如低分子肝素）、某些特殊药物［如诺雷得（醋酸戈舍瑞林缓释植入剂)］应按压 10 分钟，注意护士的指导。

23 注射后可以洗澡吗？

常规情况下肌内注射、皮下注射的注射部位损伤均非常小，可正常洗澡，但某些特殊药物如诺雷得（醋酸戈舍瑞林缓释植入剂），在注射当日不洗澡，请听从护士的指导。皮内注射后多出现皮丘，皮丘处不可揉搓、皂液刺激，洗澡时应注意保护。

24 输液需要多长时间？

输液所需时间受多种因素影响，不能一概而论。要根据输注药物种类、液体量、患者的年龄及其心肺功能情况而定。

25 为什么输液器内的液体不能全部输完？

当输液器内的液面接近穿刺部位时，输液器内液体压力低于静脉压，液体将无法继续注入静脉。

26 输液器的墨菲壶没有液体了，会不会进空气？

不会，在一般情况下静脉压力高于大气压，输液是依靠大气压和液体静压的原理，并且将液体袋（瓶）悬挂高于输液穿刺部位 50~60cm 处而形成的大于静脉压的压力进行，随着液面的下降此压力逐渐与静脉压接近，当液面接近穿刺部位时，此压力低于静脉压，液体将不再注入静脉，因此输液器的墨菲壶内没有液体也不会进入空气。

27 经常输液好吗？有没有风险？

静脉输液不是医生常规选择的给药方式，医生会按照能口服不注射，能注射不输液的原则给药，是因为静脉输液使血行性感染及耐药性发生率增加。

28 一样的病，为什么医生给我开 100ml 液体，给他开 500ml 液体？

医生开具医嘱时要依据患者的病情程度、患者年龄和基础状态等个体性情况决定，因此即使同一疾病治疗内容也不尽相同。请遵从医生的医嘱。

29 输液时可以上卫生间吗？要注意什么？

输液时可以上卫生间，应注意留置输液针的手保持在低位，勿抬高，以免引起输液压力不足而致静脉回血形成血栓，导致输液针堵塞影响输液。避免输液管的拉拽，防止脱出。

30 输液完毕拔针后需要按压多长时间？有时按压了 10 分钟为什么还是青了？

一般需要按压穿刺处 5 ~ 10 分钟，若输入的为抗凝性药物则应延长按压时间。按压完毕观察一下穿刺点，若仍有出血应重新计时按压并适当延长。按压 10 分钟后穿刺处仍然淤血，可能是因为使用单手指按压力度不均匀，血管的穿刺点仍有出血渗在皮下造成，按压时用 2 ~ 3 根手指按压穿刺点可预防出现穿刺处淤青。

31 输血是不是越慢越好？

在输血开始 15 分钟应慢速输注，观察患者的病情变化，若无不良反应应根据患者的病情、个体情况调节输血速度，但一袋血必须在 4 小时内输注完毕；而新鲜冰冻血浆、血小板应在开始 15 分钟后以患者能接受的速度快速输注完毕。

32 骨髓穿刺在什么部位做？

骨髓穿刺常选骨盆的髂后上棘或髂前上棘，周围无大血管及神经主干，安全性好。

33 抽骨髓对我有没有影响？

骨髓穿刺是穿刺进入骨髓腔，抽取 5ml 左右骨髓液用于检验，对人体不会造成不良影响。

34　做完骨髓穿刺能走路吗？

骨髓穿刺是在局部麻醉下完成，操作时患者不会十分痛苦，穿刺完毕后无需卧床休息。

35　胸腔穿刺时为什么不能咳嗽？

胸腔穿刺时咳嗽可误伤肺脏而导致发生气胸，因此胸腔穿刺时患者不能咳嗽。

36　PPD（结核菌素试验）皮试后注射局部有红肿硬结是得结核病了吗？

PPD（结核菌素试验）皮试后注射局部出现红肿硬结表明为阳性反应，但仅表示结核感染，并不一定患病，应及时就诊，请医生根据临床表现及其他检查结果进行判断。

37　肿瘤会传染吗？用不用与家人隔离？能和别人接触吗？能出去活动吗？

癌症不会传染，但某些癌症有家族聚集情况，应规律体检，并针对家中亲人易患癌症种类加强关注，定期体检；患者无需与家人及外人隔离，可正常接触，但在家人或其他人患流行性感冒等感染性疾病时，应避免近距离接触，以防被感染。患者适当的活动有很多好处，如帮助维持肌肉力量和骨骼的硬度，改善体力、减少压力、治疗抑郁、缓解便秘等。在医生认可及自身体力允许的情况下进行，可以每天散步 30 分钟，1 周锻炼 5 次以上。化疗患者可在休疗期进行。体力较差者，可以从每天锻炼 5 ~ 10 分钟开始，逐步增加运动量，直到达到每天锻炼 30 分钟的目标。

38 化疗期间需要注意什么？

（1）化疗前的注意事项：

1）尽量放松心情，保持精神愉快，对减轻化疗的副作用有一定的帮助；

2）准备有刻度的水杯一个（以便记录饮水量）、带盖儿塑料小桶一个（呕吐时用）如需要记录尿量再准备一个带盖儿的小桶（容量约3000ml）；

3）前需要测量身高体重，以计算用药量，脱掉鞋和外衣，只穿贴身衣裤测量。

（2）化疗中的注意事项：

1）注意通风，保持空气清新，减少气味刺激；

2）进食，避免过饱和饥饿，应多吃煮、炖、蒸等易消化的食物，忌食辛辣、油煎食物；

3）护士记录出入量；

4）时注意保持管路通畅，如出现输液手臂的疼痛、红肿等不适，及时告知护士；

5）期间会有恶心呕吐等不适反应，呕吐严重、用药期间有腹泻（排便超过 3 次）、便秘（3

天未排便），告知医护人员。

（3）化疗后的注意事项：

1）注意开窗通风，保持空气清新，温湿度适宜。

2）锻炼身体，注意休息，保证睡眠，增强抵抗力。减少去人员密集场所，注意保暖和个人卫生，预防感冒和感染。

3）应以优质蛋白为主，注意饮食均衡全面。

4）良好卫生习惯，勤洗澡，勤更衣。

5）嘱复查，如果出现异常情况及时到医院就诊。

39　为什么化疗后会发热？

某些化疗药，例如盐酸吉西他滨，化疗后会发生药物热；但要排除上呼吸道感染等疾病。

40　为什么化疗时会觉得冷？

某些化疗预处理药物，例如苯海拉明，使用后在某些患者身上会出现发冷的情况，但多数是因患者身体较虚弱导致，因此在化疗期间应注意保暖。

41　为什么放化疗时嗓子发生干痛？

喉咙干痛是化疗的常见不良反应。因此在化疗期间应保证充足的饮水量，多吃水果，尽量减少对喉咙的刺激，戒烟禁酒、避免辛辣刺激性食物。放疗患者出现嗓子干痛，多为放射性炎症，应就医进行对症处理。

42 化疗有副作用吗？应如何应对？

化疗常出现恶心、呕吐、食欲下降、乏力、血常规及肝肾功异常等不良反应，在化疗期间应在饮食、休息、睡眠、活动方面加以注意，并关注有无牙龈、皮下出血等。化疗后一周内均要多饮水，选择清淡、易消化饮食，少食多餐，即使恶心、呕吐也要坚持进食；保证足够的睡眠，适当活动，劳逸结合，遵医嘱定期检测血常规、肝肾功。

43 化疗后能晒太阳吗？

化疗后能晒太阳，但与普通人一样应注意防止暴晒及时间过长，以免发生日晒性皮肤炎症或损伤。

44 化疗后为什么血管变黑了？为什么变硬了？还能恢复吗？以后输液还能用么？

化疗药物均具有不同程度的血管刺激性，部分化疗药物会沉积于血管壁，直接导致血管变黑变硬及静脉炎发生，能否恢复要视情况而定。为保证安全用药，建议留置 PICC、输液港、中心静脉导管进行化疗。

45 化疗期间饮食应注意什么？

化疗期间的饮食营养原则：高蛋白、高维生素、适量微量元素的清淡饮食。

（1）在化疗期间应摄入足够的能量，及时补充适量的水分，进食优质蛋白，如牛奶、鸡蛋、鱼类等；避免油炸、腌制、辛辣等刺激性食物，宜少食多餐、少烫多温、少硬多软、少盐多淡、少酒多茶（忌浓茶）、忌烟酒等。

（2）化疗当天早上治疗前进食高质量的早餐。

（3）在化疗期间可服用蜂蜜，既清热又解毒，并减少化疗药物所致的不良反应，且对缓解大便干燥具有较明显的效果。

46 化疗期间能喝中药吗？

运用中医药治疗既可以减轻化疗的副作用，又可以辅助增强化疗效果，但一定要在正规的中医院就诊。

47 化疗期间为什么要关注口腔卫生？

化疗患者抵抗力低，口腔卫生不佳易导致化疗期间牙龈出血、溃疡等的发生，引起进食不适或障碍，从而发生营养不足甚至不良，进一步致抵抗力下降。

关注口腔卫生应注意：

（1）保持口腔清洁，保护牙齿和牙龈。饭后及入睡前用软毛牙刷刷牙，使用无刺激性的牙膏，如不能耐受牙刷的刺激，可用棉签清洁牙齿。勿用牙签剔牙，防止黏膜受损。

（2）蔗糖、饼干、巧克力等少食可导致菌斑堆积致龋，以上食物应在进食后漱口或刷牙；多喝水，忌食物过热、过冷、过硬、辛辣，戒烟酒。

（3）口腔溃疡者，应避免食用过热、酸性强或粗糙生硬、刺激性的食物与饮料，如咖啡、辣椒等，服用 B 族维生素可促进溃疡面的愈合。

48 化疗期间为什么要关注排便情况？

某些化疗药的不良反应中有胃肠道异常，常出现腹泻，严重者应告知医生护士；也有便秘的情况发生，尤其当使用止吐药物对抗恶心、呕吐反应时，常发生便秘。化疗期间应关注排便情况，预防便秘。

（1）规律作息，养成定时排便习惯，不可忽视便意，有便意时及时排便。

（2）每天起床后、早餐前喝 1 杯温开水，可湿润和刺激肠蠕动。适当进食有润肠道通便功效的食物如：蜂蜜、芝麻、核桃等。

（3）多食含膳食纤维素多的食物：新鲜蔬菜、水果。

（4）多饮水，保证每天 2000～3000ml，使肠道获得充足水分，利于肠内容物通过。

（5）适当体育运动，如散步、打太极拳等。卧床不能行动者，可用手掌按于脐部或脐上四指，适当加压，顺时针方向揉动按摩腹部，每天早、晚各 1 次，每次 10 分钟。

49　感冒会使癌症加重吗？

感冒不会加重癌症，但可导致抵抗力下降易发生感染，身体耐受程度下降而使化疗方案延迟，因此应积极预防感冒。

50　癌症会遗传给孩子吗？怎么预防？

癌症不会遗传给孩子，但某些癌症有家族聚集情况，应规律体检，并针对家中亲人易患癌症种类加强关注，定期体检；建立良好的生活规律和习惯，世界卫生组织提出的 15 条防癌要则，倡导人们积极的自我保护和健康的生活方式，以防癌症于未患之时。

（1）不吃发霉的粮食及其制品。花生、大豆、米、面、植物油等发霉后，可产生黄曲霉菌，是一种强烈的致癌物质。

（2）少吃熏制或腌制的食物，如熏肉、咸肉、咸鱼、盐酸菜、腌咸菜等。因为这些食物可产生一种致癌物质——亚硝酸盐。

（3）不饮酒，特别是不饮烈性酒。因为酒在制作过程中产生多种致癌物质，酒精又能直接刺激口、舌、食管、胃、肠黏膜，可能致癌。

（4）空气污染严重的时候减少户外活动，污染的空气里含有少量的致癌物质。

（5）不吸烟。烟尘吸入气管和肺中，危害比空气污染大 5 万倍，烟雾中有多种致癌物质。

（6）不吃被农药污染的蔬菜、水果和其他东西，吃前要充分洗净。

（7）不能用洗衣粉擦洗餐具、茶具或洗食物，洗衣粉可促使癌瘤发展。

（8）不要用有毒的塑料薄膜包装食品或用有毒塑料制品盛食物。因聚氯乙烯是一种致癌物质。

（9）不要过度晒太阳。在阳光中有强烈的紫外线，久晒对皮肤有致癌作用。

（10）不吃过热、过硬、烧焦或太咸食物、不喝过烫的水。因为它能刺激胃黏膜上皮细胞，破坏黏膜屏障的保护作用，给癌变以可乘之机。

（11）同时吸烟与喝酒会大大增加致癌的机会。

（12）多吃新鲜蔬菜、吃饭不要过饱，控制肉类食物，体重不要过重，这样可以减少癌症的发病率。

（13）不要经常吃可能致癌的药物，如激素类药物、大剂量维生素等。这些药物可降低人的免疫能力，给癌症发病造成机会。

（14）有宫颈糜烂的妇女，定期检查并及时治疗，防止癌变。

（15）有包皮过长的成人或儿童，要及时切除。环状切后，可防止阴茎癌。

第十四篇

专病门诊

1　核医学科^{131}I治疗甲状腺癌的适应证？

（1）有远处转移或骨转移。

（2）侵袭性强的病理类型如大细胞、柱状细胞、嗜酸细胞或其他亚型。

（3）有甲状腺外侵犯如颈部淋巴结、血管、纤维脂肪及肌肉等。

（4）如果没有甲状腺外侵犯，甲状腺乳头状癌或者滤泡状癌直径大于1cm。

2　核医学科^{131}I治疗甲状腺癌的禁忌证？

（1）怀孕和哺乳期。

（2）严重肝肾衰竭。

（3）血白细胞计数 $< 3 \times 10^9/L$。

3　^{131}I治疗后的注意事项？

（1）无论住院还是门诊治疗，治疗后7天内独立一人一房间睡觉，与家人保持2m距离，特别是孕妇、婴幼儿。小便后冲坐便器2次。

（2）低碘饮食1周。

（3）女性1年内，男性半年内不能考虑怀孕。

（4）治疗后如有不适，随诊。

4　^{131}I治疗后可能的并发症？

（1）白细胞计数下降。

（2）放射性唾液腺（涎腺）炎。

（3）男、女性性腺受损。

（4）肺纤维化。

（5）继发性肿瘤如白血病、乳腺癌、肾癌。

第十五篇

健康医学部健康教育相关问题

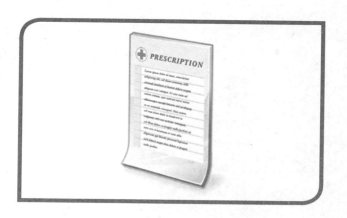

1 多长时间体检一次合适？

一般来说需要每年进行一次全身体检；针对前一年体检中发现的问题，有些需要 3 个月或者是半年进行复查，并专科随诊。

2 体检当日可以服降压药吗？

体检当日可以服用降压药，一定要以少量白开水送服。

3 体检前治疗糖尿病的药物要停用吗？

体检要求空腹，故应按实际早餐时间服用相关药物或胰岛素治疗。但因早餐会较平日有所延迟，体检者可随身携带少量饼干桃酥糖块，以备应急之需。

4 体检前需要注意些什么？

（1）体检前三天内保持正常饮食，不要大吃大喝，不宜太甜、太咸，过于油腻、高蛋白食品及大量海产品，不要饮酒及浓茶、咖啡等刺激食物。下类食物可能对体检造成的影响：

1）含碘高的食品：如深海鱼油、藻类、海带等会影响甲状腺功能检测；

2）含嘌呤类高的食物：如动物内脏、海鲜类食品，会影响血尿酸的检测；

3）动物血液制品：对大便潜血试验检查有一

定影响；

　　4）含糖过高食物：对血糖、尿糖的检测有一定影响；

　　5）高蛋白食品：对肾脏功能检测有一定影响；

　　6）高脂肪食品：影响血脂的检测。

　　（2）体检前需禁食至少8小时。

　　（3）体检前3天不要服用非必需药品，因为各种药物在体内作用可能会影响到体检的准确性。

　　（4）体检前勿贸然停药。

5　体检需要提前预约吗？

　　现在体检需要预约，进入北京协和医院官网，右侧有健康体检点入后选择好体检套餐进行预约。

6　能帮我预约特需专家门诊（专科医师）吗？

　　选择VIP套餐体检的客人，如在体检中发现问题，3个月内体检中心安排有医师答疑并可预约相应特需专家门诊，进一步诊治。

7　什么是健康管理服务？有何特点？

　　动态个人健康档案；科学健康监测与评估；专业的健康指导方案；温馨的全程跟踪服务；权威的专家健康咨询和健康危险因素干预；便捷的就医绿色通道；全面的年度健康状况分析。

8　如何选择个性化体检项目？

首选明确选择 VIP 套餐还是普通套餐；其次根据个人的具体情况选择项目：第一次体检者或间隔较长时间未查体者，最好进行全面体检；年龄偏大者应常规检查肿瘤标志物；育龄妇女（尤其 >40 岁）重视宫颈、卵巢、乳腺疾病检查；根据既往病史重点选择，如慢性乙肝病史者，肝脏影像学、病毒血清学、肝功能等；孕前体检要筛查传染性疾病；过敏体质者应进行过敏原筛查；近期体重消瘦明显、疑似肿瘤者，可加 PET-CT 等；孕妇则要注意避免接受放射性检查。

9　健康体检中有哪些医疗风险需要管控？

（1）选项风险，如孕妇、准备妊娠者的 X 线检查问题、妇科检查、特殊检查、有创检查等。

（2）医疗风险，如低血糖、晕针、突发心脑血管事件、专科查体及影像学漏诊/误诊问题等。

10　一般项目包括哪些内容？

年龄、性别、籍贯、既往史、用药史、过敏史、家族史、个人史、婚姻史、生育史、月经史、外伤史、手术史、身高、体重（体质指数）、血压等。

11　如何计算体质指数，怎么根据体质指数判断消瘦、超重和肥胖？

体重可从总体上反映人体的营养和健康状况，

体质指数是比较方便的判断指标，体质指数 = 体重（kg）÷ 身高^2（m^2），正常范围为 18.5 ~ 23.9，<18.5 为消瘦，>24.0 为超重，其中 ≥28.0 为肥胖。

12 体检显示甲状腺结节，如何进行医学指导？

甲状腺结节在临床非常常见，人群中 40% ~ 50% 有甲状腺结节。甲状腺结节有良恶性之分。临床发现的甲状腺结节中约 5% 为恶性，高分辨率的甲状腺 B 超检查是评估甲状腺结节的首选方法。根据 B 超的描述，能作出一定的良恶性倾向的判断。对于 B 超评估恶性风险较低的结节，可以观察；对于恶性风险较高的结节，后续可能需要做核素显像、细针穿刺等相关检查；对于恶性风险很高的结节，可直接选择手术切除。

13 留尿标本时有哪些注意事项？

（1）女性避开生理期。

（2）留取标本前应清洁阴部。

（3）尽量留取中段尿。

（4）留取满管标本。

14 留粪便标本时有哪些注意事项？

留取当日粪便。避免受到痔疮出血的干扰（女性同时需避开月经期），否则会导致化验结果假阳性。

15 无痛内镜检查预约流程是什么？

选择 VIP 体检套餐的客人，如有意愿进行无痛内镜检查，需完善相关必须化验，并由专科医生评估能否耐受检查，之后方可预约检查日期并行肠道准备。

16 幽门螺杆菌（HP）有哪些检测方法？

幽门螺杆菌（HP）常用两种检测方法，分别是取血检查（幽门螺杆菌抗体）和 ^{13} 碳呼气试验检查

17 检查发现有痔疮，有何建议？

饮食上少食辛辣食物，少饮酒，多食高纤维食物，如蔬菜、水果等。培养定时排便习惯，保持排便通畅、规律，可适当坐浴。如有便血、疼痛等情况发生，需基本外科或肛肠专科医院就诊。

18 体检发现乳腺肿块，如何进行医学指导？

体检中发现乳腺肿块，总检医师会结合专科查体和乳腺相关检查来提出相应建议，通常当乳腺肿块具有如下特点：单发、边界不清、活动度差、质地较硬、原有的乳腺结节短期内增大或伴有疼痛、腋窝淋巴结肿大，以及任何辅助检查发现可疑病灶均需要专科就诊，进一步检查。

19 健康医学部体检套餐都包括哪些？

北京协和医院健康医学部体检套餐分为 VIP 套餐和普通套餐两部分。

VIP 体检套餐分为：

（1）基础女性 VIP 体检项目和男性 VIP 体检套餐。

（2）>40 岁女性 VIP 体检套餐和 >40 岁男性 VIP 体检套餐。

（3）老年女性 VIP 专项体检项目和老年男性 VIP 专项体检项目。

（4）女性 VIP 体检套餐和男性 VIP 体检套餐。

普通体检套餐分为：

（1）含风湿免疫筛查的普通女性体检项目和普通男性体检项目。

（2）含过敏原筛查普通女性体检项目和普通男性体检项目。

（3）普通女性体检项目和普通男性体检项目。

20 总觉得头晕，体检时需要增加什么项目？

造成头晕的原因很多，需要逐一排查。体检时可以增加颈椎正侧位像，颈椎磁共振，头颅磁共振，经颅多普勒超声，颈动脉彩超、耳鼻喉科体检等相关检查。

21　哪些部位的病变适合做 MRI 检查？

　　MRI（磁共振成像）检查是影像诊断学中重要的方法之一，是临床价值较高的特殊检查项目，在临床应用于神经系统（脑、脊髓）、关节、软组织（乳腺、前列腺）。包括脑部；五官；脊柱、脊髓；纵隔、肺、胸膜；乳腺病变；心脏、大血管；肝、胆、胰、脾病变；胃肠道；肾及肾上腺；女性盆腔及生殖器官；男性盆腔及生殖器官；骨骼、肌肉；关节等。

22　健康生活方式包括哪些内容？

　　健康生活方式包括科学膳食（低盐、低糖、低脂、高蛋白、丰富的维生素和纤维素）、适量运动、规律作息、戒烟限酒、心态平衡、合理用药、定期体检等。

23　如何持久有效地控制体重

　　自觉长期坚持饮食控制和体育锻炼是持久有效控制体重的关键。限制饮食总热量：限制脂肪、甜食糕点、啤酒等高热量食物，使每日摄入总热量低于消耗量；细嚼慢咽，吃八成饱。再配合科学的运动方式，长期坚持必定会迎来美好身材。

24　脂肪肝需要治疗吗？

　　健康的生活方式是对脂肪肝最好的治疗，要

做到科学饮食、严格戒酒、加强锻炼。饮食结构应强调高蛋白质、高维生素与低糖、低脂肪；少吃或不吃动物内脏、鸡皮、肥肉及鱼籽、蟹黄，减少脂肪的吸收量；运动以中等强度的有氧运动最为适合，包括中速步行、慢跑、骑自行车、游泳、跳舞、打羽毛球等。

目前还没有专门针对脂肪肝的药物，但脂肪肝病者如果合并高血脂，可用些降脂药。如果出现肝功能异常，可以用保肝药。

25 高尿酸血症者的饮食指导

体内 20% 的血尿酸来源于食物，控制饮食可在一定程度上起到降低血尿酸和预防痛风急性发作的作用。尽量避免食用如动物内脏、海鲜、肉汤等高嘌呤食物；肉类、豆类和豆制品等也含一定量嘌呤，宜少食；多吃低嘌呤食物如新鲜蔬菜、水果；牛奶、鸡蛋、精肉等属优质蛋白，也要适量补充。因饮酒会使尿酸生成增加，故应严格戒酒。

26 糖尿病患者的运动原则是什么？

（1）最好坚持每天运动，每次 20～40 分钟，餐后 30 分钟～1 小时后运动为宜。

（2）建议选择强度低、有节奏的有氧运动，简单易坚持，如步行、慢跑、骑车、太极拳、健身操等。

（3）运动时需穿适当的鞋袜和其他保护物，

绝对不要赤脚运动。

（4）血糖控制不良、合并感染、心功能不全、患有严重糖尿病并发症等情况时不宜运动。

（5）使用胰岛素或口服降血糖药物后，不可马上运动。

27 前列腺增生的日常预防有哪些？

目前前列腺增生病因尚未彻底明了，但以下措施对减轻病情及推迟该病的发生仍有一定的价值。

（1）防止受寒。

（2）绝对忌酒。

（3）少食辛辣刺激性食品。

（4）避免憋尿。

（5）避免久坐

（6）适量饮水。

（7）慎用可加重排尿困难的药物。

（8）彻底治疗前列腺炎，膀胱炎与尿道结石症等。

28 健康体检人群中哪些人易患颈椎病？

从事文字、电脑工作人员及学生最易患颈椎病。颈椎病的发病，年轻人主要是外因，即姿势疲劳和损伤，主要以姿势疲劳为主。长时间同一姿势伏案工作，颈肩部的肌肉处于紧张强直状态，血液循环不畅，极易导致颈椎肌肉劳损。中学生的书包越来越重，导致走路姿势不适合人体正常的生理弯曲，久而久之易患颈椎病；喜欢玩电脑、打游戏机的中学生也因长时间颈部保持一个姿势而导致颈部肌肉痉挛、劳损而发生颈椎病。对于中老年人来说，颈椎病则是身体的退行性病变的表现。

29 常见食物中膳食纤维含量如下？

食物（100克）	膳食纤维含量（单位：克）
稻米	0.2~0.4
糙米	0.2~0.4
糯米	0.2~0.4
面粉（全）	1.5~2.4
面粉（标准）	0.6~0.8
麦麸	0.9~6.5
燕麦	3.1
大麦片	4.9~6.5
小米	0.8~1.6
玉米	1.2~1.6
黄豆	3.4~4.8
绿豆	3.2
豆腐	0.1~0.3
红薯	0.5~1.3
土豆	0.3~1.0
芋头	0.6~1.0
白萝卜	0.7~1.0
冬笋	0.8
白菜	0.1~1.2

30 女性自查乳腺时发生哪种情况应及时找医生就诊？

女性应对乳腺进行规律的自我检查，在自我检查时，若发生下列情况，请尽早就诊进行必要的检查、治疗和定期随访。①乳房或腋下有肿块，尤其此肿块无周期性变化；②乳头有溢液；③乳头或乳房皮肤有凹陷、皱缩、隆起等变化。

31 健康体检人群如何自我发现颈椎病？

如果出现以下情况，应考虑有颈椎病，并及时去医院检查。

（1）有慢性劳损或外伤史，如长期低头工作或年龄在 40 岁以上的中年人。

（2）呈慢性发病，也有急性发病，如一次外伤或急刹车后，突然出现肩背酸困，后渐出现一侧肩臂和手的疼痛或麻木、颈部或上肢活动受限，体位不当时疼痛、麻木加重等。

（3）逐渐出现颈周肌肉僵硬疼痛，颈部活动受限、肩背部沉重、肌肉变硬、手指麻木、无力，感觉减退，下肢无力，步履不稳等。

若出现上述几种情况者，应到医院做 X 线检查及颈椎 MRI，如显示颈椎曲度变直或反弓、骨质增生、椎间孔狭窄或椎间盘突出、神经受压等表现，即可诊断。

32　健康体检人群的基本防癌知识都包括哪些？

（1）摄取均衡的营养食物，不偏食，减少脂肪量，适当增加蛋白质的摄入，特别是植物蛋白较为丰富的豆类食品，动物蛋白要适量。

（2）多食含适量维生素 A、C、E 及纤维多的食物。

（3）吃食物不可太快太饱，不反复吃同类食物。

（4）不食用太咸、太热的食物或大量冷饮。

（5）不食用烧焦、烤焦、发霉的食物，少吃烟熏和化学污染的致癌食物。

（6）不吸烟、避免二手烟或尽量减少香烟的吸入被动吸烟。

（7）减少对放射线的接触

（8）饮酒要适量（有节制，控制量），不饮用烈性酒。

（9）避免强烈的阳光暴晒。

（10）保证足够的睡眠避免过分疲劳。

（11）避免在可能致癌的环境下工作与居住。

（12）不要随便服用激素或不必要的药物。

（13）定期接受健康检查。

（14）妇女定期子宫颈刮片检查、自我乳房检查。

（15）注意个人及环境卫生。

（16）适合的运动，多摄取氧分，增加体内淋巴细胞解毒及破坏癌细胞的能力。

（17）保持心情愉快，情绪安定，不要有恐癌情绪。

（18）身体有异常时，如发现不正常出血、异常分泌物、肿块、溃疡、声音沙哑、消化不良、食欲减退、疼痛、耳鸣、呕吐及进行性体重减轻等，应立即就诊。

33　健康体检人群如何预防感染乙型肝炎？

（1）检查乙型肝炎病毒指标（乙肝五项），如为全部阴性，同时肝功能检测指标正常，应注射乙肝病毒疫苗。

（2）不用别人的牙刷、毛巾、剃须刀。

（3）避免不必要的输液和输血。

（4）怀孕时要验血，以确定是否带有乙型肝炎病毒。

（5）如确定自己携带乙型肝炎病毒，最好不要献血，以免传染别人。

（6）养成良好的个人卫生和饮食卫生习惯。

（7）饭前便后用肥皂洗净双手。

（8）尽量不食用路边饮食摊贩的食物。

（9）避免和他人共用餐具，改良进餐方式，采取分餐制。

（10）绝对避免把食物放入口中咀嚼后再喂孩子。

（11）新生儿出生后 3～5 天、满 1 个月、满

2 个月及满 12 个月应各接受一剂乙型肝炎疫苗注射。若母亲为 e 抗原阳性的乙型肝炎携带者，除需按照上述时间接受疫苗注射外，务必于出生 24 小时内接受一剂乙型肝炎免疫球蛋白注射。

34 前列腺肥大的症状有哪些？

（1）排尿时必须等待一阵子才能排出，有的甚至等一两分钟还解不出来。

（2）尿流变细且微弱无力，有时会中断，分几次才能解完。

（3）排完尿后，还会滴滴答答地流出一些无法干净的余滴。

（4）常会尿急到无法控制而流出。

（5）排尿后仍觉尿急，总感觉膀胱里的尿液没有排完。

（6）夜尿次数增加，尤其是晚上必须起床好几次排尿。

35 高血压会造成什么后果？

（1）对脑部的影响：引起脑部血管硬化，易使血管破裂或阻塞，造成中风（卒中）。我国中风（卒中）患者约 75% 患有高血压。

（2）对心脏的影响：引起心室肥大、心力衰竭、冠状动脉粥样硬化性心脏病，严重者因冠状动脉栓塞而猝死。

（3）对肾脏的影响：引起肾脏动脉硬化、肾脏组织逐渐被破坏，肾功能不全而致尿毒症。

（4）血管破裂出血。

36　影响健康人血压的因素有哪些？

（1）年龄：老年人高于年轻人。

（2）性别：45 岁以前男多于女，45 岁以后女多于男。

（3）姿势：躺着高于坐着，坐着高于站着。

（4）运动：运动时会上升。

（5）情绪：紧张、发怒或焦虑时会上升。

（6）盐分：盐分过多会使血压上升。

（7）烟酒：皆会刺激血压上升。

（8）肥胖：过度肥胖会使血压上升。

（9）浓茶或咖啡：刺激交感神经兴奋使血压上升。

（10）气温：气温变化快速使血压上升，所以应避免突然进入冷空气的环境中。

（11）遗传：家族中父母有高血压，子女患高血压比例比较高。

第十六篇
急诊健康教育篇

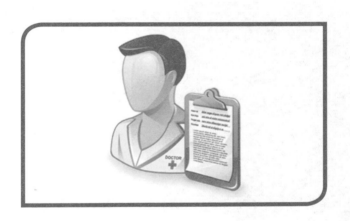

1 输液时使用钢针和留置针的区别？

留置针又称套管针，能在血管中留置 3～4 天（根据不同的血管条件、药物性质以及患者病情等因素而有差异）。优势有：

（1）保护血管，减少穿刺次数。

（2）减轻患者因多次穿刺带来的痛苦。

（3）输液过程中，患者更加舒适，不用担心血管被刺破。

（4）方便合理安排用药时间，提高药效。

（5）建立静脉通路，便于抢救用药。

钢针，一次性输液针，因针芯材质尖锐，输液过程中应当限制输液部位的活动，否则容易刺破血管，发生药物外渗。

2 留置套管针后患者需要注意什么？

（1）可以适当活动。留置于上肢时，应避免上肢下垂；留置于下肢时，应尽量减少下肢活动。

（2）在输液过程中，可轻轻松握拳，以促进血液循环，减少静脉炎的发生。

（3）输液后可以适当活动，如写字、简单家务、洗澡等，但不要剧烈活动，如提重物、打球等。

（4）睡眠休息时身体不要压住留置针肢体。

（5）如使用无菌透明敷料，那么他本身就有一定的防水作用，但在洗澡时建议外包一层保鲜膜防止进水，淋浴时间不宜过长，换衣服先脱未打针手，穿衣服先穿打针的手。

（6）经常观察，如发现穿刺点有发红、肿胀、疼痛时，应及时通知护理人员处理。虽然使用静脉留置针可能出现皮下血肿、液体渗漏、导管堵塞以及静脉炎等并发症，但可通过我们共同的护理予以预防。

3 静脉留置针有哪些优点？

静脉留置针的优点有保留时间长，避免反复穿刺，减轻痛苦；减少躁动患者药液外渗机会，容易固定；大量补液患者可适当活动，不易脱出；留置针较普通输液针粗，更易达到快速补液的要求。

4 输液港患者带管回家的注意事项有哪些？

静脉输液港又称植入或中央静脉导管系统（CVPAS），是目前国际上首选的可植入皮下长期留置的体内静脉输液装置，主要用于长期及反复输液的患者。适用于治疗药物、抗生素、血液制品、静脉治疗，能有效保护患者的生命线。

（1）必须使用无损伤针穿刺输液港，7天更换。

（2）保持局部皮肤清洁、干燥，观察输液港周围有无发红、肿胀、灼热或疼痛等炎性反应。

（3）植入静脉输液港患者不影响一般性日常工作、家务劳动、轻松运动。但应避免使用同侧手臂提过重物品、过度活动等。不用这一侧手臂做引体向上、托举哑铃、打球、游泳等活动较大体育锻炼，避免重力撞击输液港部位。

（4）治疗间歇期每四周维护一次。

5 PICC 患者置管后的观察重点有哪些？

经外周静脉穿刺中心静脉置管（PICC），是利用导管从外周手臂的静脉进行穿刺，导管直达靠近心脏的大静脉，避免化疗药物与手臂静脉的直接接触，加上大静脉的血流速度很快，可以迅速稀释化疗药物，防止药物对血管的刺激，因此能够有效保护上肢静脉，减少静脉炎的发生，减轻患者的疼痛，提高患者的生命质量。

（1）如遇透明敷料污染、卷边、潮湿等导致不完全脱落时，应及时到医院更换敷料。

（2）如发现穿刺点及周围皮肤有瘙痒、皮疹、红肿、肿胀、疼痛、有分泌物活动障碍等异常情况，应及时至医院就诊。

（3）如遇输液时疼痛、输液停滴、缓慢等异常情况，应及时告知护士及医生。

（4）如发现导管内有血液返流，外露导管打折、脱落、漏水等异常情况，应及时至医院就诊。

6 PICC 患者带管回家的注意事项有哪些？

（1）定期来医院复诊，穿刺点如有红、肿、出血、化脓、渗液，应及时和医院取得联系，返院治疗，不能去不正规的医疗机构处理，以免加重病情。

（2）回家后可以做一些家务劳动，不能挂拐杖，用搓衣板，举哑铃等负重工作（物体重量不超过2.5kg），保持袖口松弛。置管侧不能测血压。

（3）可以淋浴、保护好针眼处防止进水感染，用保鲜膜缠绕2~3圈，两头用大宽胶布粘好，不能盆浴。

（4）不可做下蹲动作，防止因腹腔压力增高导致导管移位。如有导管发生断裂，立即停止手臂活动，一定要冷静。上臂处扎止血带或布条勒紧，按住导管上端静脉，防止导管断移入体内，迅速返院。

（5）每周对导管换药，更换接头，贴膜，冲封管。

7 PICC 患者多长时间换一次药？

新置管患者，置管后24小时内进行一次换药。如无特殊情况，携带PICC患者每周定时到医院换药一次。

8 如何预防输液外渗？

（1）输液时尽量减少活动，可以在输液前先去卫生间，并根据医生要求完成必要的检查，这样可以减少输液过程中的活动引起外渗。

（2）输液一侧手臂避免移动和提拿重物。

（3）不要随意调整输液速度，输液过程中如必须活动请使用移动输液架。

（4）输液部位有疼痛感、烧灼感等不良反应时及时告知护士。

9　静脉输液外渗如何处理？

药液外渗是指由于药液管理疏忽造成腐蚀性（或非腐蚀性）的或刺激性药物（或溶液）进入了周围组织，而不是进入正常的血管通路。

（1）一旦出现外渗应立即停止输液，拔除输液针，按压穿刺点或稍上方，直至不出血为止，一般 5~10 分钟，切记在按压处揉动，按压的力度适中。

（2）小范围外渗，外渗的药液对组织刺激性小，容易吸收，24 小时内冷敷，超过 24 小时可以热敷，抬高肿胀肢体，避免剧烈活动，肿胀很快就会消退。

（3）大范围外渗，一般在药液外渗的 48 小时内，应抬高受累部位，以促进局部外渗药物的吸收，用 50% 硫酸镁持续湿敷。

化疗药物外渗时应立即停止滴入，请护士给予专业指导，不要擅自处理。

10　氧气面罩雾化的正确方法是什么？

神志清楚患者取坐位，指导患者深呼吸，使药液充分吸入支气管和肺内，以便更好地发挥疗效。

卧床不能自主更换体位患者取床头抬高30°~45°，保证药液充分雾出。

11 雾化吸入后使用过的面罩如何正确保存？

雾化面罩使用后用清水清洗晾干后备用，空气导管不建议清洗。

12 雾化吸入后协助患者拍背咳痰的有效方法？

（1）坐位患者：双脚着地，身体稍前倾，双手环抱一个枕头，进行数次深而缓慢的腹式呼吸，于深吸气末屏气，然后缩唇，缓慢呼气，在深吸一口气后屏气 3~5 秒，身体前倾，从胸腔进行 2~3 次短促有力咳嗽，张口咳出痰液，咳嗽时收缩腹肌，或用自己的手按压上腹部，帮助咳嗽。

（2）卧床患者：患者侧卧位叩击者使掌侧呈杯状，以手腕力量，从肺底自下而上，由外向内，迅速而有节律地叩击胸壁，每次 5~15 分钟。

13 雾化吸入后要漱口吗？

雾化吸入后要清洗面部，将附着到脸上的药物洗掉；漱口清理口腔和咽部药物，减少药物刺激。

14 吸氧是越多越好吗？

吸氧即吸入氧气，是临床常用的治疗方法，是氧疗中一部分，是缓解缺氧的一种方法。健康人在正常情况下一般不会缺氧。

盲目无限制的吸氧或高浓度吸氧，可抑制呼吸，发生氧中毒，出现胸骨后不适及疼痛，吸气时加重，咳嗽，呼吸困难，心肺功能衰竭等。所以，即使是简单的吸氧，也应该遵医嘱。

15　清醒患者如何有效进行排痰？

（1）遵医嘱给予祛痰剂。

（2）湿化痰液：可以做雾化吸入。

（3）拍背与振动法：协助患者取坐位，护士单手轻叩患者背部（不可用力过度），避开脊柱，同时嘱患者咳嗽，每日 2～3 次。

（4）深呼吸咳痰法：患者先做深呼吸，吸气后屏住气 2～3 秒后深咳。

（5）机械排痰法：利用振动排痰仪协助患者排痰，每次时间为 15～20 分钟。

（6）指导有效咳嗽法：患者坐位，双脚着地，身体稍前倾，双手环抱一个枕头，进行数次深而缓慢的腹式呼吸，深吸气并屏住、缩唇，缓慢呼气，再深吸一口气后，屏气 3～5 秒，身体前倾，从胸腔进行 2～3 次短促有力咳嗽，张口咳出痰液，咳嗽时收缩腹肌，或用自己的手按压上腹部，帮助咳嗽。

16　排痰费力的患者，在家中如何帮助他胸部叩击？

胸部叩击法：患者侧卧位，叩击者使掌侧成杯状，以手腕力量，从肺底自下而上，由外向内，迅速而有节律的叩击胸壁，每次叩击 5 ~ 15 分钟，叩击时避开乳房、心脏和骨突部位，在餐后 2 小时至餐前 30 分钟完成。

17 慢性阻塞性肺疾病（COPD）患者为什么要持续低流量吸氧？

如氧流量或浓度过高，反而抑制呼吸中枢，从而加重 COPD 患者的慢性呼吸衰竭。低浓度低流量给氧，一定的二氧化碳吸入可刺激呼吸中枢，反射性地进行调节，更有利于患者改善通气障碍。

18 尿潴留患者第一次留置尿管后的注意事项？

膀胱过度膨胀，第一次放出尿量不应超过 1000ml，因大量放尿可导致腹腔内压力突然降低，大量血液滞留于腹腔血管内，使有效循环血量减少，血压下降而引起虚脱；另外，当膀胱突然减压，可引起膀胱黏膜高度充血，易发生血尿。

19 长期留置尿管患者拔除尿管前有何注意事项有哪些？

在准备拔尿管前，应该先以碘伏擦拭消毒，然后以注射器将尿管前端水囊内的液体抽吸干净，然后顺尿道直接将尿管拔出；加强膀胱功能锻炼，长期留置尿管的患者，每日定时开放尿管（每 3 ~ 4 小时开放一次），不可使尿管长期开放，经常热敷，按摩膀胱区，避免拔管后膀胱充盈、收缩功能缺如；最少要膀胱功能训练两天，使膀胱反射功能恢复正常，多喝水，防止感染。

20　患者留置导尿管后有何不良反应？

大多数患者在留置导尿管后都会有一些身体上的不适感觉，例如：尿道疼痛、有排尿感却无法尿出的憋胀感，内心的焦虑感觉等。多数患者1~2天后不适感会减轻或者消失，少数患者仍然有异物感和排尿困难的感觉。

21　什么叫多尿、少尿、无尿？

正常情况下，成人一天的尿量为 1500 ~ 2000ml。如 24 小时尿量少于 400m 称为少尿，少于 100ml 称为无尿。尿量超过 2500ml 为多尿。

22　患者何时需要留置尿管？

（1）各种原因引起的排尿障碍。

（2）特定手术（腹腔、泌尿道、妇科），防止术中膀胱过度充盈引起损伤。

（3）需要记录单位时间尿量，例如危重患者尿量监测以观察肾功能。

（4）膀胱容量、残余尿量测定，鉴别尿闭及尿潴留。

（5）某些特殊检查（膀胱、尿道造影检查，膀胱测压）。

（6）膀胱药物灌注。

（7）尿道长度测定，探测尿道有无狭窄。

（8）昏迷、尿失禁或会阴部有损伤时，留置导尿保持局部干燥、清洁。

23 留置的尿袋应该挂在什么位置？

无论是站立位或卧位，尿袋均应垂放在耻骨联合（膀胱）以下，预防尿液返流，引起感染。

24 哪种 B 超需要憋尿？

泌尿系 B 超、妇科 B 超、盆腔 B 超，需要憋尿，使膀胱膨胀，区别腹部其他脏器。

25 哪种 B 超需要空腹？

做肝、胆、胰、腹膜后、肾上腺 B 超检查前应空腹，以减轻胃肠内容物和气体对超声声束的干扰，保证胆囊及胆道内有足够的胆汁充盈，确保诊断的准确性。空腹检查项目通常安排在上午，因此检查前一天的晚餐应以清淡少渣的食物为主，食后禁食一夜，检查当日早晨禁食早餐和水。值得注意的是，有些患者虽然没有吃早餐，但在凌晨两三点时吃过东西，同样会影响检查效果。

26 哪些患者易发生坠床？

年老体弱（年龄≥65 岁）、1 年内有跌倒史、生活不能完全自理、不能正常行走、合作意愿差、神志不正常、视觉障碍、尿频尿急、腹泻、近期服用利尿剂、降压药、降糖药、镇静安眠药等。

27 如何预防患者坠床或跌倒?

（1）凡卧床患者，均应使用床档，并有家属陪伴。对于躁动的患者，可应用约束带实施保护性约束。

（2）日常用物放于可及处，避免跨越、翻越床档。床档上不系重物。对于病情需要，不能下床的患者，应练习床上使用便器；对于服用特殊药物的患者，应注意用药后的反应；对于夜间起床如厕的患者，应做到"三个半分钟"——夜间起床时，醒来睁开眼睛后，继续平卧半分钟；在床上坐半分钟；双腿下垂床沿半分钟，最后才下地活动。

28 如何预防患者跌倒?

凡急诊就诊患者，因病情可能随时发生变化，必须有家属陪伴。注意急诊区域、卫生间等地方标示着"小心地滑"的警示牌；注意路面平整性，如门槛、卫生间台阶等；穿着长短合适的衣裤和防滑鞋。对于病情需要，不能下床的患者，应练习床上使用便器；对于服用特殊药物的患者，应注意用药后的反应；对于夜间起床如厕的患者，应做到"三个半分钟"——夜间起床时，醒来睁开眼睛后，继续平卧半分钟；在床上坐半分钟；双腿下垂床沿半分钟，最后才下地活动；对于长时间卧床的患者，不要随意调整病床高度，固定好床脚刹车，并使用床档。

第十七篇
急诊综合病房

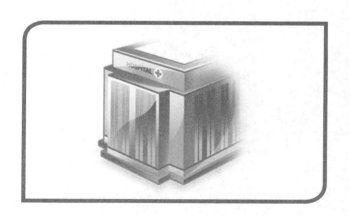

1 什么叫流食、半流食、普食？

（1）流食：是一种食物呈液体状态，在口腔内融化为液体，比半流质饮食更易吞咽和消化的无刺激性食物。此种膳食只能短期应用，作为过渡期的膳食。

适应证：流食适用于极度衰弱，无力咀嚼食物的重症患者。如高热，口腔、面颊部及外科手术前后，部分检查前后，急性胃肠炎，食管狭窄等疾病。

适宜的流食：米汤、稀藕粉、杏仁茶、麦片粥、各种牛奶及奶制品（如酸奶、奶酪）、果汁、菜水、豆浆、清鸡汤等。

用法：每日 6~7 次，每次 200~300ml，蛋白质 40~50g。

（2）半流食：是一种比较稀软烂，易消化易咀嚼，含粗纤维少，无强烈刺激呈半流质状态的食物。介于流食与普食之间，外观呈半流体状态，少食多餐

适应证：适用于发热，咀嚼吞咽困难及急性消化道炎症，手术前后、检查前后及病情危重的患者。

适宜的半流食：大米粥、小米粥、肉末粥、碎菜粥、面片、面条、馄饨、面包、馒头、包子、花卷、蛋糕、蛋花汤、煮鸡蛋、蒸蛋羹、豆腐脑、菜泥、果泥等。

用法：每日 5~6 次，蛋白质 60~80g。

（3）普食：即正常饮食。

适应证：适用于一般人，包括生了病而饮食无需特殊限制，消化功能正常的患者，以及恢复期和不发热的患者等。

饮食要求：正常饮食必须是富有各种营养的平衡饮食，每天供给的热量 2200~2600 千卡；蛋白质每天每千克体重 1.0~1.5g 计算，每天需 70~90g；其次无机盐和维生素等。

2 出入量怎么记？

维持体液平衡，即摄入的液体量与排出的液体量大致相等，是减少水肿、食欲差、高血压、心力衰竭等发生率的重要前提，是改善生活质量和预后的保证。我们希望患者养成每天记录出入量的习惯。

（1）液体：指摄入的各种液体状食物的量，如果汁、牛奶、粥类、汤类，它们的含水量是实际测得的毫升数。

（2）食物：是指摄入的各种食物的含水量，他们的含水量等于实际重量乘以含水百分比。

（3）输液量：是指静脉输入的各种药物，如葡萄糖水、盐水、血浆等，它们的含水量是实际的毫升数。

（4）尿液：是指 24 小时内排出尿液的实际毫升数。

（5）粪便：是指24小时内排出粪便的实际重量乘以含水百分比。干便，糊状便的含水百分比是70%，稀便的含水百分比为90%。

（6）呕吐：是指24小时内呕吐物的实际重量乘以含水百分比。偏干的呕吐物的含水百分比为70%，偏稀的呕吐物的含水百分比为90%。

（7）汗液：是指24小时通过体表蒸发和排出的汗液，通常计为500ml，体温每超过正常37.2℃的1℃，汗液多计100ml。

（8）其他：引流量，渗出液（大面积烧伤）。

各种食物的含水比：

（1）含水100%：鲜奶、饮料、茶水，水。

（2）含水>90%：粥、汤、豆腐、新鲜的蔬菜和水果。

（3）含水80%：酸奶、冰激凌、稠粥。

（4）含水70%：米饭、薯类、肉、蛋、饼。

3　空肠营养管应该怎样保持通畅？

（1）管饲前用约50ml温水或无菌生理盐水冲洗喂养管，喂养后重复。

（2）每4小时用碳酸钠或酶溶液冲洗管道。

（3）以上方法无效，通知医护人员，必要时更换新管。

（4）不要将菜汤、米汤等经喂养管注入。

4　不同种类肠内营养的适应证有哪些？

（1）瑞代的适应证：有以下症状的糖尿病患

者，包括咀嚼和吞咽障碍、食管梗阻、中风后意识丧失、恶病质，厌食或疾病康复期；糖尿病合并营养不良等。

（2）瑞素的适应证：有营养摄入障碍、但无严重消化或吸收功能障碍的患者，包括颅面或者颈部烧伤或者颅颈部手术后、咀嚼和吞咽功能性或神经性损害，吞咽困难、术前和术后高能量营养阶段、上消化道食物通过障碍、意识丧失的患者或接受机械通气的患者、高分解代谢状态，如癌症、烧伤和颅脑创伤患者、影响进食的心理障碍，神经性厌食、疾病恢复期、与年龄有关的摄食障碍等。

本品作为不含膳食纤维的肠内营养，还适用于需减少肠道内容物的情况；直肠功能紊乱，如憩室炎、结肠炎、直肠炎；直肠检查准备期间；结肠手术准备期间。

（3）瑞高的适应证：需要高蛋白、高能量、易于消化的脂肪以及液体入量受限的患者，包括代谢应激患者，特别是烧伤患者；心功能不全患者的营养治疗；持续性腹膜透析患者；黏稠物阻塞症（胰纤维性囊肿病）。

（4）瑞能的适应证：营养不良的肿瘤患者，包括恶病质、厌食症、咀嚼及吞咽障碍等情况；也适用于脂肪或者 ω-3 脂肪酸需要量增高的其他疾病患者。

（5）能全力的适应证：有胃肠道功能或部分

胃肠道功能，而不能或不愿进食足够数量的常规食物，以满足机体营养需求的应进行肠内营养治疗的患者。主要用于：厌食和其相关疾病；因代谢应激，如创伤或烧伤而引起的食欲不振；神经性、精神性疾病或损伤；意识障碍；心/肺疾病的恶病质；癌性恶病质和癌肿治疗的后期；艾滋病病毒感染、艾滋病；机械性胃肠道功能紊乱；颌面部损伤；头颈部癌肿；吞咽障碍；上消化道阻塞，如食管狭窄；危重疾病：大面积烧伤；创伤；脓毒血症；大手术后的恢复期；营养不良患者的手术前喂养。本品能用于糖尿病患者。

（6）百普力的适应证：有胃肠道功能或部分胃肠道功能，而不能或不愿进食足够数量的常规食物，以满足机体营养需求的应进行肠内营养治疗的患者。包括：①代谢性肠道功能障碍。治疗胰腺炎、肠道炎性疾病、放射性肠炎和化疗；肠瘘；短肠综合征；艾滋病病毒感染、艾滋病。②危重疾病。大面积烧伤；创伤；脓毒血症；大手术后的恢复期。③营养不良患者的手术前喂养。④肠道准备，本品能用于糖尿病患者。

（7）肠内营养混悬液（TP-MCT）（康全甘）的适应证：有部分胃肠道功能同时伴有脂质代谢障碍的、不能或不愿进食足够数量的食物以满足机体营养需求患者，包括：胆盐缺乏患者；胰酶缺乏患者；淋巴转运异常患者。

（8）安素的适应证：可作为全营养支持或部

分营养补充，适用于成人及 4 岁或四岁以上的儿童，可口服或者鼻饲。

5 空肠营养管如何固定？

使用黏度高、透气性好、3M 公司生产的胃管鼻贴胶布，贴在鼻翼两侧并将管道牢牢固定好，导管尾端，固定在耳上、头侧，避免压迫管道。4 小时检查营养管的位置 1 次，测量外露部分的长度，做好记录。固定管道的胶布如出现潮湿、污染、脱落等及时更换。

6 出院患者空肠营养管如何进行日常维护？

（1）输注方式：

1）开始输注时速度较慢，更易发生堵管，应加强观察。

2）输注完毕后应使用 20～30ml 温开水或生理盐水冲洗管道。

3）一旦发生灌注不畅，考虑堵管的可能，可使用 20 ml 注射器反复冲洗、抽吸，或将胰酶溶于温水后注入。

4）连续输注营养液应每 4～6 小时用温水或苏打水冲洗导管一次。

5）应用细的喂养管，禁止经该导管输注颗粒或粉末性药物，以防止堵管。患者自己不能随便向管道内灌注其他物质。

6）输注过程中患者头部抬高至少 30°。

（2）妥善固定，下床活动时，将管道完全固定好后再下床，晚上睡觉时，避免压迫牵拉管道。

（3）肠内营养并发症及处理措施

1）腹胀、腹泻、恶心、呕吐：①灌注速度过快：灌注速度由慢到快。②使用冷的营养液：营养液常温使用即可。③营养液污染：24小时更换泵管；营养液即开即用，不得超过24小时；④喂养前后冲洗导管。

2）便秘：鼓励患者下床活动。

3）导管堵塞：①喂养管没有定期冲洗：使用前后冲洗，更换患者体位冲洗。②营养液过于黏稠：每隔2小时冲洗一次。③避免使用粉状或压碎的药物，尽量使用液体药物。

（4）病情观察

1）关注患者腹部体征变化，有腹胀、腹泻、恶心、呕吐等症状，及时调整营养液的品种、量、速度。

2）正确记录出入量、观察患者有无口渴、皮肤黏膜弹性及尿量变化。

3）注意观察患者血糖变化，防止出现低血糖。

4）观察患者口腔情况，避免出现口腔感染。

7 鼻饲前抽出多少胃内容物，是否应该暂停鼻饲？患者出现腹胀症状时，是否需要继续喂养？

在开始输注鼻饲营养液时要遵循浓度从低到

高，容量由少到多，速度由慢到快的原则。每隔4 小时回抽胃内容物，当回抽物大于 150ml 时，提示有胃潴留，应通知医生减量或暂停鼻饲。患者出现腹胀症状时，要暂停鼻饲，通知医生，遵医嘱用药，鼓励患者适当活动，促进胃肠道蠕动。

8 鼻饲时，胃肠营养液需要加温吗？

常温时进行喂养即可，冬季营养液的温度不低于室温的情况下，无需加温。

9 按顿进行胃肠营养时一次可以喂养多少营养液？每顿间隔时间是多少？

临床上进行胃肠营养的方式可分为持续胃肠营养及顿服胃肠营养。顿服胃肠营养就是模拟正常人的饮食规律所制定的方法。根据患者的日常需求可分成 3 次/日或 4 次/日顿服，时间分别为早 6 时、中午 12 时、晚 6 时及夜间 12 时。每次进行鼻饲前先抽吸胃内容物，保持空腹进餐。如胃引流量小于 200ml，方可开始鼻饲。若鼻饲前回抽胃内容物大于 250ml，弃去胃潴留液同时此顿鼻饲暂停。鼻饲结束后 2 小时回抽胃内容物并重新打回胃管内，了解高速鼻饲是否有胃潴留的现象。鼻饲速度的设定：第一天 150ml/h，无不适主诉，则第二天 250ml/h。

10 经鼻胃管喂药后，需要夹闭胃管多长时间？

遵医嘱经胃管喂药，喂药前后用温开水或等

渗盐水 30 ~ 40ml 冲洗管道，确认管路通畅。喂药后夹闭胃管 1 小时，再接引流袋行胃肠减压。

11 轮椅的正确使用方法？

患者在行动不方便时经常需要使用轮椅活动，现总结了一些轮椅的正确使用方法供大家分享：

（1）轮椅的展开和折叠

1）展开：双手握住把套向两侧轻拉，使左右车架稍许分开，在坐垫两侧用手心向下轻压至定位处，轮椅车即自行展开平放。展开时，请切勿硬扳左右车架，以免损坏各部件，向下压坐垫时，请勿将手指握住左右支撑管，以免夹伤手指。

2）折叠：先将左右脚踏板翻起，用两手抓住坐垫两端向上提起，即可折叠。

（2）手动轮椅的操作

1）上车：①将展开的车平放在地上；②扳动驻立刹车，刹住左右后轮；③把脚踏板收起，移近轮椅，扶住左右扶手，慢慢做到坐垫上；④人坐上轮椅之后，展开脚踏板，放脚到脚踏板上；⑤松开驻立刹车即可推行。

2）行驶：①在行驶过程中，如遇障碍物，护理人员需双手握住把手套同时用脚踩脚踏套，使前轮抬起越过障碍物，后轮碰到障碍物时，双手紧握把手套，向上提起后轮，即可越过障碍物；②行驶过程中，如遇大的障碍物或台阶，需要两人紧握轮椅两侧大架，将轮椅平抬越过障碍物；③下坡时须倒行，用双手握住手推圈，以力大小控制下坡速度，坡度过陡时需要有护理人员控制，护理人员应该倒行缓慢下坡，上坡即为正常推行。

3）下车：①刹住驻立刹车；②翻起脚踏板；③双脚踩稳地面；④手握扶手或由护理人员搀扶站离轮椅。

（3）轮椅的保养和维护

1）轮椅使用前应检查前轮、后轮、驻立刹车等各部位的螺丝及后轮辐条，如有松动请锁紧。

2）检查车胎充气是否正常，如有气不足，请及时充气，充气方法与自行车相同。

3）活动部位应适时涂抹润滑油，以防活动不灵活。

4）轮椅车使用后，应用软干布将表面擦干净，以保持清洁。

12 甘油灌肠剂如何使用?

（1）甘油灌肠剂主要成分是甘油，属于润滑性通便药，主要用于清洁灌肠或便秘治疗。

（2）使用方法：肛门注入。取下包装盖帽，让少量药液流出，滋润管口，患者取侧卧位插入肛门内（小儿插入 3 ~ 7cm，成人插入 6 ~ 10cm）。用力挤压容器，将药液缓慢注入直肠内，注完后将注入管缓缓拔出，然后用清洁棉球按住肛门 1 ~ 2分钟，通常 5 ~ 15 分钟后排便效果最佳。

（3）甘油灌肠剂使用禁忌：肠道穿孔患者禁用；恶心呕吐，剧烈腹痛等患者禁用；痔疮伴有出血患者禁用。

（4）甘油灌肠剂优点：注入直肠后，不被吸收，能润滑、刺激肠壁，软化大便使其易于排出，泻下作用。

13　24 小时尿如何留取？

（1）24 小时尿 Ca（钙）、P（磷）、轻链

准备用物：清洁干燥大容器（最好有盖），5ml 带盖小试管。

方法：患者于清晨 7 时排尿弃去，以后每次尿均收集于容器中。到次日清晨 7 时，最后一次所排尿液也收入容器中。测量尿液总量（以毫升或者升表示），并记录在化验条码正面明显位置。将全部尿液充分混匀后，取 4ml 左右倒入 5ml 带盖小试管内，粘贴化验单及时送检。

注意事项：标本收集过程中，最好放置 2~8℃中冷藏保存，如无条件也可放置于阴凉通风处。标本留取过程中不要放防腐剂，并避免污染。

（2）24 小时尿生化 [电解质（K，Na，Cl），BUN，Cr] 和 24 小时尿蛋白定量

准备用物：清洁干燥大容器（最好有盖），5ml 带盖小试管，防腐剂。

方法：患者于清晨 7 时排尿弃去，以后每次

尿均收集于容器中。到次日清晨 7 时，最后一次所排尿液也收入容器中。在收集第一次尿时将防腐剂（异噻唑啉酮）倒入容器中，并与尿液混合均匀。测量尿液总量（以毫升或者升表示），并记录在化验条码正面明显位置。将全部尿液充分混匀后，取 4ml 左右倒入 5ml 带盖小试管内，粘贴化验单及时送检。

（3）24 小时尿儿茶酚胺

准备用物：清洁干燥大容器（最好有盖），黄管和绿管。

方法：患者于清晨 7 时排尿弃去，将黄管中的液体倒入容器，以后每次尿均收集于容器中。到次日清晨 7 时，最后一次所排尿液也收入容器中。测量尿液总量（以毫升或者升表示），并记录在绿管条码明显位置。将全部尿液充分混匀后，用绿管装取一小管尿液，将绿管送检。

14 每日晨空腹抽血的目的是什么？

（1）经统计，许多抽血化验项目的正常参考值均来源于正常人群空腹抽血结果。

（2）进食后血液中许多化学成分可发生变化因而不能得到准确的化验值。

（3）由于受到进食、劳动、运动、工作等诸多因素的影响，可使一些化验指标波动，而有碍结果的准确性，也不利于与以前所做的结果比较。

15　禁食患者口唇干燥应如何处理？

（1）口唇部涂抹唇膏或者香油。

（2）清醒患者可漱口，切记不可吞咽。

（3）不清醒患者给予定时口腔护理，可湿纱布覆盖口唇部。

16　什么情况下患者需要放置胃管？

（1）急性胃扩张。

（2）上消化道穿孔或胃肠道梗阻。

（3）急腹症有明显胀气或较大的腹部手术前等。

（4）昏迷患者或不能经口进食者，如口腔疾患、口腔和咽喉手术后的患者。

（5）不能张口的患者，如破伤风患者。

（6）早产儿和病情危重的患者，以及拒绝进食的患者。

（7）服毒自杀或误食中毒需洗胃患者。

17　CT 前准备工作，CT 后注意事项？

（1）CT 检查的种类

1）平扫是指不用对比增强或造影的普通扫描。一般都是先行平扫。

2）对比增强扫描是经静脉注入水溶性有机碘对比剂后再进行扫描的方法，较常应用。血管内注入碘对比剂后，器官与病变内碘的浓度可产生差别，形成密度差，使病变显影更为清楚。

3）造影扫描是先行器官或结构的造影，然后再进行扫描的方法。

（2）CT 检查前准备工作

1）头颈部扫描时，不要佩戴耳环、发卡或项链等金属物品。

2）胸部及腹盆部扫描时，不要穿含金属的衣物，纽扣，包括随身的皮带，手机，钱包及钥匙等。

3）腹盆部检查前准备：在扫描前一周，不做胃肠造影，不吃含金属的药物；上腹部检查前 4 小时内不吃食物，并在进入检查室时喝 500ml 的水；如需行盆腔扫描，检查前一天需服用泻药清洁肠道（由医生根据病情开具药物）；扫描前半小时开始饮 800～1000ml 水充盈胃及部分小肠，盆腔扫描还需灌肠，膀胱要充盈，即要憋尿。

4）需要增强扫描的患者要预先做过敏试验，试验阴性的患者家属要在碘对比剂检查说明书上签字。

5）对于不合作患者，如婴幼儿，烦躁患者，请医生予镇静或麻醉后方能检查。

6）危重症患者检查时，要有临床科室的医务人员及患者家属的陪同。

（3）CT 检查后的注意事项：如没有不良反应请护士拔去针头再离开，同时注意对针眼多按压；离开后注意有无迟发不良反应，如有不适请通知医生；增强检查后要多喝水多排尿。

18 心电监护仪上的数字分别代表什么？正常范围是什么？怎么观察？

一般看到的心电监护仪主要显示参数为：心率、无创血压、脉搏血氧饱和度、呼吸。

（1）心率是指心脏每分钟搏动次数。正常成年人安静时的心率有显著的个体差异，平均在75次/分左右（60～100次/分）。心率可因年龄、性别及其他生理情况而不同。初生儿心率很快，可达130次/分以上。成年人中，女性心率一般比男性稍快。同一个人，在安静或睡眠时心率减慢，运动时或情绪激动时心率加快，在某些药物或神经体液因素的影响下，会使心率发生加快或减慢。经常进行体力劳动和体育锻炼的人，平时心率较慢。

（2）NIBP-无创血压（IBP-有创血压）：正常成人收缩压为12～18.67kPa（90～140mmHg），舒张压为8～12kPa（60～90mmHg），脉压为4～5.33kPa（30～40mmHg）。健康人两上肢血压可不相等，左右两侧之差可达1.33～2.67kPa（10～20mmHg），下肢血压较上肢血压可高约2.67～5.33kPa（20～40mmHg），正常人血压随年龄增长而增高，成人男子血压较女子稍高，老年时男女血压差别较小。正常人血压并不是恒定不变的，在不同时间测量血压往往读数不同，有时差异还相当大，其原因是受测者自身内在血压自然变异和外界环境因素影响，或者由测量误差所造成。

1）昼夜变化：人类和大多数生物的生命现象都具有在一日内周期性变化的特征，如激素的分泌，早晨一般处于抑制状态，从正午开始逐渐增加，午后到达高峰。人类的血压则是在夜间睡眠中下降，早晨醒来后血压开始升高，即存在着昼夜节律性。一般上午9～10时血压最高，以后逐渐下降，于夜间睡眠中血压降到最低点，睡醒时血压可上升2.67kPa（20mmHg）左右，起床走动后血压进一步升高，此时最易诱发冠心病猝死。

2）姿势与运动：站立时，血压略上升，以保证头部维持充分的血供。因此，站立时的舒张压较坐位时为高，一般不大于2.0kPa（15mmHg）。运动时，动脉血压特别是收缩压可明显增高；从事剧烈运动时，收缩压可高达24.0～26.67kPa（180～200mmHg），舒张压也可达13.3kPa（100mmHg）。运动停止后，升高的血压很快恢复正常。

3）情绪：当人处于焦虑、兴奋、恐惧时，由于交感神经活动增强，肾上腺素分泌量增加，使心排出量增加，小动脉收缩，血压特别是收缩压明显增高。而长期、反复的精神紧张和情绪波动，可使大脑皮层与皮层下中枢的抑制和兴奋过程失调，从而影响血管运动中枢，引起血压的显著上升。

4）进食：进食使血压通常要轻度增高，而且持续 1 小时左右，舒张压一般不受影响或稍下降，这是由于消化时分布于腹腔的血管扩张所致。

5）温度：环境温度降低时，末梢血管收缩，血压升高；环境温度升高时，皮肤血管扩张，血压降低。在温浴时也有同样的变化，但以舒张压降低更为明显。

6）吸烟、喝咖啡及饮酒等也可使血压出现一过性改变。

（3）SpO_2（血氧饱和度）：血氧饱和度（正常值 90 ~ 100，一般人都是 99 ~ 100，越缺氧越低）。

（4）RP（呼吸频率）：呼吸指患者的呼吸频率，即呼吸率。呼吸率是患者在单位时间内呼吸的次数。平静呼吸时，新生儿 60 ~ 70 次/分，成人 16 ~ 20 次/分，呼吸运动均匀，与脉率的比例为 1：4。男性及而儿童以腹式呼吸为主，女性以胸式呼吸为主。

19　生命体征（体温、脉搏、呼吸、血压）的正常值是多少？

（1）体温：体温也称体核温度，医学上所说的体温是指机体深部的平均温度，即身体内部胸腔、腹腔和中枢神经的温度，具有相对稳定性且较皮肤温度高的特点。

其正常值为腋温：36.3 ~ 37.0℃；口温 36.3 ~ 37.2℃；肛温：36.5 ~ 37.7℃

（2）脉搏：在每个心动周期中，由于心脏的收缩和舒张，动脉内的压力和容积也发生周期性变化，导致动脉管壁产生有节律的搏动，称为动脉脉搏，简称脉搏。

正常成人在安静状态下脉率为 60~100 次/分。

（3）血压：是血管内流动着的血液对单位面积血管壁的侧压力，在不同血管内，血压分别称为动脉血压，毛细血管血压和静脉血压，而一般所说的血压是指动脉血压。

正常血压：成人在安静状态下正常范围为收缩压 90~140mmHg，舒张压 60~90mmHg。

（4）呼吸：机体在新陈代谢过程中，需要不断地从外界环境中摄取氧气，并把自身产生的二氧化碳排出体外，机体与环境之间所进行的气体交换过程，称为呼吸。

正常成人在安静状态下，呼吸频率为 16~20 次/分。

20 口服用药时注意事项有哪些？

（1）需吞服的药物通常用 40~60℃温开水服下，不要用茶水服药。

（2）对牙齿有腐蚀作用的药物，如酸类和铁剂，应用吸管吸服后漱口以保护牙齿。

（3）缓释片、肠溶片、胶囊吞服时不可嚼碎。

（4）舌下含片应放于舌下或两颊黏膜与牙齿

之间，待其融化。

（5）抗生素及磺胺类药物应准时服药，以保证有效的血药浓度。

（6）服用对呼吸道黏膜起安抚作用的药物后不宜立即饮水。

（7）某些磺胺类药物经肾脏排出，尿少时易析出结晶堵塞肾小管，服用后要多饮水。

（8）一般情况下，健胃药宜饭前服；助消化药、对胃黏膜有刺激的药物在饭后服；催眠药在睡前服。

21 心功能如何分级？各级患者如何适当地身体锻炼？

（1）心功能分级主要是根据患者自觉的活动能力，划分为四级。

Ⅰ级：体力活动不受限，平时一般活动不引起疲乏、心悸、呼吸困难或心绞痛。

Ⅱ级（轻度）：体力活动轻度限制，静息时无不适，但日常体力活动下可出现疲乏、心悸、呼吸困难或心绞痛。

Ⅲ级（中度）：体力活动明显受限，小于平时一般活动即引起上述的症状。

Ⅳ级（重度）：不能从事任何体力活动。休息状态下出现心衰的症状，体力活动后加重。

（2）身体锻炼指导

心功能Ⅰ级：不限制一般的体力活动，但避

免剧烈运动和重体力劳动。

心功能Ⅱ级：可适当轻体力工作和家务劳动，强调下午多休息。

心功能Ⅲ级：日常生活可以自理或在他人协助下自理，严格限制一般的体力活动。

心功能Ⅳ级：绝对卧床休息，生活需要他人照顾。可做肢体被动运动和翻身，过渡到坐床边或下床活动。当病情好转后，鼓励患者尽早作适量的活动，防止长期卧床易导致静脉血栓形成、肺栓塞、便秘、压疮的发生。

22 阑尾患者术后如何逐步过渡到普通膳食？

（1）患者术后绝对禁食→患者排气，遵医嘱食用流食→肠胃适应后，可食用半流食→而后转为普食。

（2）阑尾炎切除手术后的恢复过程需要逐渐调节饮食结构，注意精工细作。一般来说，在做完手术患者排气以后，可以少量食用流食，像白粥、米汤和藕粉等容易消化的食物。胃肠经过几天的适应以后，肠道功能逐渐恢复可转为半流食，如面片、水饺、鸡蛋羹、馄饨、面条、新鲜蔬菜和水果等，此时注意补充身体所需营养。患者饮食应尽量清淡，富于营养，并且要温服，逐步增加饮食种类，慢慢向普食过渡。

23 阑尾患者饮食宜什么，忌什么？

宜：以清淡、易消化饮食为主，如米汤、

稀粥。

忌：避免辛辣刺激性食物，产气、产酸性食物，不易消化等食物，如辣椒、萝卜、甜点，油炸食品，烟酒等。

24　阑尾术后常规的换药次数？

（1）原则上敷料湿透即应换药。

（2）术后 24 小时内常规换药一次。

（3）如果切口少量渗出或无渗出，可隔天一次换药。

（4）夏天应每日换药一次。

（5）严重感染伤口每日换药 3~4 次。

25　阑尾切除手术为什么要尽早下床活动？

（1）早期术后（最早 6 小时）下床活动是腹腔手术护理的基本观点。

（2）早期活动增加肺活量，减少肺部并发症。

（3）促进血液循环，防止静脉栓塞。

（4）使肠蠕动早期恢复。

26　出院需要准备什么？如何办理？出院带药如何使用？

出院准备：请您携带就诊卡、押金条、经办人身份证、住院预交金收据到协和医院内科楼一层住院处结账。

护士将出院带药送至您的床边，请您与护士

依据出院诊断证明上列出的药品名称，数量核对清楚。遵医嘱用药。

（1）根据您的病情、用药习惯、体质，护士向您说明所带药品的用量，用法以及用药时间。

（2）口服降糖药如阿卡波糖（拜糖平）、二甲双胍（格华止）与第一口饭同服。

（3）缓释剂/控释剂不能研碎服用。

（4）促进胃动力的药如甲氧氯普胺（胃复安）不宜与抗胆碱能药合用，应在饭前30分钟前服用。

（5）哮喘药物应在睡前服用最佳。

（6）预防心绞痛发作的药物如硝酸甘油应舌下含服。

（7）止咳糖浆，如棕铵服药后30分钟内不要饮水。

（8）磺胺类药物容易在肾脏结晶，服用后应大量饮水，增加排尿；磺胺类药物，应在饭后服用，减少对胃肠道的刺激。

（9）中药与西药应间隔1～2小时服用。

27 出院患者如何预防压疮？

压疮是指身体局部组织长期受压，血液循环障碍，局部组织持续缺血、缺氧、营养缺乏，致使皮肤失去正常功能而引起的组织破损和坏死。

预防：

（1）勤于观察，积极评估：注意观察患者全身皮肤有无局部出现发红、水疱，甚至破溃现象，若有则需积极治疗。

（2）经常变换体位：经常翻身是长期卧床患者及已有压疮患者最简单最有效的解除压力的方法，可使骨隆突部位轮流承受身体重量，从而减少压力。翻身时间一般为 2 小时翻身一次，必要时半小时翻身一次。长期坐轮椅的患者至少每一个小时更换姿势一次，以缓解坐骨结节处的压力。

（3）保护骨隆突处和支持身体空隙处。

（4）正确使用石膏，绷带，及夹板固定。应随时观察局部皮肤状况及肢端血运情况，如指甲颜色，温度的变化。

（5）应用减压辅料。

（6）应用减压床垫。

（7）保护患者皮肤，避免局部不良刺激。

（8）避免或减少摩擦力和剪切力的作用，如避免皮肤和被单，衣服等摩擦。

（9）促进皮肤血液循环，对长期卧床患者，应每日进行主动或被动的全范围关节运动，以维持关节活动性和肌肉张力，促进血液循环，减少压疮的发生。患者变化体位后，对局部进行按摩，改善部位血液循环。

（10）改善机体营养状况，营养不良是导致压疮发生的原因之一。

28 北京市医保患者办理出院时间是什么？

（1）3 个工作日后携带住院预交金收据到协

和医院内科楼一层住院处结账。

（2）备注：工作时间 8：00～17：00　双休日节假日除外。

（3）携带：就诊卡押金条经办人身份证。

29 高血压患者出院用药指导？

（1）按时按量长期用药：患者必须按时按量长期用药，忘记服药或根据自我感觉血压高低增减药量，可导致血压波动，使心、脑、肾等重要器官受到损害，引起并发症。突然停药可发生停药后综合征，即出现血压迅速升高和心悸、多汗、烦躁等症状。

（2）药物的选择：轻度高血压患者使用降压药时应从单一的小剂量开始；中、重度高血压应选用两种以上的药物联合用药，可增加药效减少不良反应。

（3）预防直立性低血压：直立性低血压的表现为乏力、头晕、心悸、出汗、恶心等。预防方法：避免长时间站立，尤其在服药后最初几小时，改变姿势，特别是从卧位、坐位起立时，动作要缓慢。服药可选在平静休息时，服药后继续休息一段时间再活动。避免用过热的水洗澡。当发生直立性低血压时，应取头低足高位，以促进下肢血液回流。

（4）合理服药：高血压患者不能间断性服药，降压药物尽可能口服，逐步降压，以防血压骤降而产生心、脑、肾供血不足。经过实践证明，间断服药不仅达不到效果，而且会导致血压波动较大，心脑肾并发症的发生概率会增大。应在医生指导下服用。高血压患者服用降压药，要咨询医生选择合适的药物，不可经常更换药物。不同降压药物的作用时间是不同的，长效制剂每日服用 1 次，降压效应可持续 24 小时左右；而短效制剂持续时间短，每日需服用 3 次，服药后 6 ~ 8 小时疗效即消失；中效制剂作用时间约 12 小时，每日需服用 2 次。如果夜间睡眠时血压和白天水平相同，则应适当在睡前加服降压药。服降压药后 2 ~ 6 小时测血压。因为短效制剂一般在服药后 2 小时达到最大程度的降压，中效及长效制剂降压作用高峰分别在服药后 2 ~ 4、3 ~ 6 小时出现，此时段测压基本反映了药物的最大降压效果。患者在刚开始服用降压药或换用其他药物时，除了以上这些时段外，应该每隔数小时测量 1 次，或进行 24 小时血压监测，以确认降压效果及血压是否有波动。

30 出院病历怎么复印？

出院后的 3 ~ 5 个工作日，携带患者本人的就诊卡和身份证，到内科楼一层病案室复印。代办人也需要携带身份证。

31 急性胰腺炎出院后饮食指导是什么？

急性胰腺炎是临床常见的急症，患者出院后

常因不了解相关的注意事项而引起严重后果。此病即便痊愈，如果不改变饮食习惯，也难以消除再次发作的危险性。现将急性胰腺炎患者出院后应注意的饮食事项列出：

（1）忌酒：酒精是引起胰腺炎的主要病因之一，胰腺炎患者出院后应严禁饮酒。

（2）忌暴饮暴食：每日进餐4~5次，每次吃八分饱。少食多餐，减少对胰脏的刺激，使炎症趋于稳定。

（3）饮食宜清淡、易消化，忌煎炸、油腻及刺激性食物。在进餐过程中，应随时注意患者的消化吸收情况。如患者发生疼痛或腹胀、腹泻等消化道症状，说明患者对脂肪的消化吸收还不能耐受，饮食中脂肪量还要减少，必要时还应减少饮食中的蛋白质含量。

（4）由于疾病的消耗及消化吸收功能的减退，多数患者会出现营养不良。因此，进食要有足够的碳水化合物及以蛋白质为主的食物，如大米、面类、豆制品、瘦肉、禽、鱼肉等，还要有足够的蔬菜、水果，以补充维生素及矿物质。

（5）烹调方法以蒸、煮、烩、炖为主，少用或不用烹调油。忌用炒、炸、煎、爆等方法烹调，每日脂肪摄入量以30~40克为佳。禁食花生、核桃、肥肉等含脂肪高的食物。

（6）糖分对于胆囊和胰脏都是最好的营养素，糖分在胃中停滞的时间最短，不会使胆汁和胰液的分泌过多，从而减轻了胆囊和胰脏的负担。但糖分主要应从粮食中摄取，过量摄取果糖或白糖也可能导致肥胖，容易并发糖尿病。因此，应以富含维生素，矿物质及食物纤维的粮食和薯类为主要糖源。

32　气切金属套管出院后有何注意事项？

（1）准备用物：简易吸痰器、吸痰管、棉棍、酒精、生理盐水、纱布数块。

（2）气管套管内管消毒法：每日清洗消毒内套管早晚各一次；将金属套管的内套管取出观察内套管有无干痂形成，取下的内套管用小毛刷洗干净后，用热水煮5～10分钟，晾干后重新戴上。

（3）敷料更换法：每日更换喉垫（无菌剪口纱）一次。换药具体方法：将脏喉垫取下，观察造瘘口局部皮肤。用生理盐水棉棍以造瘘口为中心向周围放射状擦拭3遍，直径4～6cm；再用酒精棉棍以同方法擦拭3遍。将消毒好的喉垫重新戴上。

（4）吸痰方法：检查简易吸痰器状态是否完好。将吸引器与吸痰管连接，开动负压，放置吸痰管，旋转吸痰管吸痰，动作轻柔，每次吸痰时间不宜过长（切勿超过15秒），取出的吸痰管不可重复使用。吸痰完毕，以盐水冲洗管路，清洗机器。

（5）预防感染：用单层纱布遮盖气管口，以防止灰尘进入；少到人多的地方，避免交叉感染；

戒烟、戒酒，少食辛辣及刺激性食物。劳逸结合，增强体质，预防感冒，增强抵抗力。

（6）发现以下异常情况及时就诊：气道造瘘口局部红肿、渗脓、渗液；不明原因的呼吸困难，清洗内套管后未见缓解；颈部出现包块；不明原因痰中带血；金属套管脱落引起呼吸困难。

33 如何清洗金属气切套管？

准备用物：3%过氧化氢溶液（100毫升/瓶）2瓶、易开盖生理盐水（500毫升/瓶）、换药包、棉签。

目的：清除内套管内干痂，保持气道通畅。消毒内套管，预防感染。

操作方法：

（1）向患者解释清洗金属套管的目的，取得患者合作。

（2）予患者吸痰，保持呼吸道通畅。

（3）打开换药包，换药碗内放入过氧化氢溶液200ml。取出金属套管的内套管，观察内套管有无干痂形成，将内套管放置于换药碗内浸泡15～30min，以达到使内壁痰液湿润松动的目的。用棉签清洗内套管内异物。清洗干净的内套管用生理盐水冲洗，待干后放入气切套管内。

（4）内套管每日清洗消毒一次。遇痰液黏稠，痰量较多的患者每日清洗消毒2次。

34　气切带管出院患者如何预防痰堵？

（1）心肾功能正常的患者鼓励患者多饮水，保证充足的液体入量，呼吸道湿化必须以患者全身不失水为前提，如果机体液体入量不足，即使呼吸道进行湿化，呼吸道的水分也会因进入到失水的组织而仍处于失水状态。使痰液黏稠不易咳出。因此，应保持患者所需的液体量，一般液体入量保持2500ml/d为宜。

（2）气切套管的表面用两层消毒的湿纱布覆盖，起到湿化干燥的气体，防止灰尘和异物坠入气道的作用，要时刻保持纱布的湿度，纱布污染后应及时更换。定时清洗消毒内套管。增加房间内的湿度，使用空气加湿器，保持湿度在50%~60%，使空气间接地湿润气道，降低气管内分泌物的黏稠度，减少了排痰困难及缺氧的发生。

（3）家中自备雾化吸入器，痰液黏稠不易咳出时使用生理盐水10~15ml雾化吸入，每日2次。

（4）每日开窗通风保持病室内空气新鲜。能活动者鼓励患者下床活动。不宜剧烈运动；避免引起剧烈咳嗽，每日拍背数次使痰液易咳出。

需要家中吸痰的患者应专人看护，掌握吸痰的方法，每2小时吸痰1次，翻身拍背，促进痰液咳出。痰多时应缩短间隔时间，避免痰液堵塞气道。

35 股骨头坏死患者术后功能锻炼及注意事项有哪些？

手术成功以后进行正确的康复功能锻炼，有利于促进患者肢体功能的恢复，防止感染，预防发生并发症，减少患者的病程，提高生活质量。

根据患者的具体情况和医生所开医嘱，为患者确定详细的功能锻炼及康复指导计划，要将训练的原则、方法、注意事项及预期目标均订入计划内，并将训练的重要性讲授给患者，对患者进行督促、检查、指导，并随时评估，使患者有信心主动积极进行功能锻炼。指导患者进行功能锻炼时要严格掌握"三不"原则：不影响软组织愈合，不引起出血，不影响手术移植骨固定位置。要随着患者创伤愈合程度和全身改善情况，循序渐进由小到大、由少到多的进行。

肌肉功能训练：

（1）要早期进行肌肉功能训练，主要针对股四头肌进行训练。由于手术初期疼痛比较明显，因此训练要在术后 3～5 天以后开始进行。具体方法：下肢平放于床上，伸直膝关节，足跟用力下蹬，使足趾背伸，使股四头肌收缩，每次持续 3～10 秒，重复 5～10 次，每天 2～3 次。要检查患者的训练效果，在患者训练时除给予帮助外，要将手掌放在患者的膝关节上方，如果感觉到髌骨向上移动，肌肉绷紧，即达到了训练要求。早期功能训练，有利于肢体静脉及淋巴回流，减少肌肉粘连，预防肌肉萎缩；促进伤口愈合。

（2）进行髋膝关节被动活动：一般在患者手术 4~6 周后，局部反应消失，骨痂也逐渐形成或成熟，根据患者的具体情况采取不同幅度的关节被动练习。可借助下肢功能康复仪，具体实施方法：将患者患肢平放于机器上，调整机器使之与患者肢体相适应，起初以患者所能耐受的最小角度开始，逐日增加角度，每日 2 次，每次 30 分钟。给予患者支持和鼓励，同时也要掌握患者训练后的反应并及时反馈给医生。

（3）进行髋膝关节的主动活动训练：采用直腿抬高法。

具体方法：仰卧位直腿抬高，健侧卧位患肢直腿外展，俯卧位患肢直腿后伸，要求患者维持 5~10 秒，重复 10~20 次，每天练习 2~3 次。以后逐步开始训练下蹲，具体方法：下床前首先练习膝关节伸屈活动 10~20 分钟，下床时健肢着地，患肢不承重，两手扶床栏，做下蹲站立交替动作，每次 10~20 次，每日 2~3 次。

（4）用拐助行的方法：拐长调至与患者身高适宜（适宜长度是从腋下 2~3 横指处斜量至足小趾前外侧 15~20cm，包括腋垫）。指导患者正确使用拐杖，正确方法是：身体直立，肩部放松，腋和拐顶间有 2~3 指空隙；步行时两拐和健肢三点步行，患肢不负重，助手站在患者前方以防跌倒，根据患者耐受情况逐渐增加步行训练时间和次数。

在着重练习患肢功能的同时，应配音练习健肢和上肢及全身的主动活动，以促进全身新陈代谢，防止失用性萎缩。

36 携带无创呼吸机出院后如何吸痰？如何添加蒸馏水？

鼓励患者自主排痰，保障通气治疗效果，指导并协助患者进行有效的咳嗽、咳痰；定时协助其翻身叩背，促进痰液排出；对咳嗽无力的患者可给予吸痰；痰液黏稠者可给予雾化吸入，以舒张气道，稀释痰液，促进排痰。对于老年、危重、昏迷等患者因咳嗽无力、反应迟钝或会厌功能不全而致痰液咳出困难或呕吐物误入气管等，易发生吸入性肺炎、呼吸困难、窒息、利用电动吸引器负压的原理及时吸出呼吸道分泌物，保持呼吸道通畅，防止并发症的发生。

备齐用物，携至床旁，清醒患者做好解释工作，以取得合作。接上电源，打开开关，检查吸引器的性能是否良好，连接是否正确，调节压力（为 $40.0 \sim 53.3$ kPa）。用生理盐水试吸，检查导管是否通畅。患者头偏向一侧，一手将导管末端折叠，一手用无菌手套将吸痰管插入口咽部，放把导管插入所吸部位时再打开开关。吸痰时动作要轻柔，从深部向上提拉，左右旋转，吸净痰液。

吸引时，应随时吸生理盐水，以冲洗吸痰管，防止被痰液阻塞。如由口腔吸痰有困难时，可由鼻腔吸引。若出现憋气症状无缓解，痰液黏稠，无法咳出，应立即到医院就诊。

在患者无缺氧等特殊情况下，关掉呼吸机，根据说明书要求添加蒸馏水量。

开机后观察呼吸机运转良好后方可戴上面罩。

37 慢阻肺患者如何正确排痰？

（1）鼓励患者在清醒时每2小时深呼吸和咳嗽一次。咳嗽技术包括深呼吸、爆发性咳嗽。咳嗽时，患者先深吸气，然后屏住气几秒钟，然后张开嘴在呼气时用力咳嗽一次，将痰液咳出。或患者取俯卧屈膝位，可借着膈肌、腹肌收缩、增加腹压，有效咳出痰液。经常变换体位有利于痰液的咳出。

（2）叩击排痰：叩击是用手叩打胸背部使呼吸道分泌物松脱而易于排出体外的技术。方法为五指并拢，向掌心微弯曲呈空心掌，腕部放松，迅速而规律地叩击胸部，由下而上、由外到内叩击，避开肩胛骨和脊柱。同时鼓励患者做深呼吸和咳嗽、咳痰，时间15~20分钟，2~3次/天，餐前进行。叩击时观察患者面色、呼吸、咳嗽及排痰情况，如有不适应立即停止。

（3）震颤排痰：震颤常用于胸部叩击后或与叩击交替使用。操作者将手放于患者需引流的部位重叠放置（手指交叉、伸直）或并排放置；嘱患者深吸气，用鼻或噘嘴缓慢呼气；患者呼气时，操作者收缩手和手臂肌肉，用手掌做手部震颤。患者吸气时，停止震颤。在每个治疗部位做 5 次，每次做完震颤后，嘱患者咳嗽以排出痰液。

（4）体位引流：体位引流是将患者置于特殊的体位，借重力的作用将肺及支气管内所存积的分泌物引流至较大的气管，通过咳嗽排出体外的过程。引流的部位不同，采取的卧位也不同。体位引流有利于大量脓痰排出体外，根据病变部位采用肺段、支气管引流的体位，使支气管内痰液借重力作用，经支气管、气管排出体外。对脓痰甚多，且体质虚弱的患者应注意观察，以免大量脓痰涌出但无力咳出而窒息。年老体弱或在高热、咯血期间不宜行体位引流。

38 糖尿病患者饮食指导？

（1）糖尿病患者饮食治疗的目的及意义

1）纠正代谢紊乱，使血糖、血脂达到或接近正常值，并消除症状；

2）维持正常体重，肥胖者减少热量摄入，使体重下降以改善细胞对胰岛素的敏感性，消瘦者提高热量摄入，使体重增加，以增强体力和对各种疾病的抵抗力；

3）减轻胰岛 β 细胞的负担，使血糖、尿糖、血脂达到或接近正常值，延缓心血管并发症的发生与发展；

4）维持健康，使成人糖尿病患者能从事各种正常的生理活动，保证儿童和青少年患者的正常发育并能维持较强的体力活动。

（2）指导患者合理化饮食

1）三大营养素的组成比：成人蛋白质按每日每千克标准体重 0.8～1.2 克计算，占总热量的 15%~20%；成人脂肪量按每日每千克标准体重 1.0 克，占总热量的 30%~35%；其余为碳水化合物类占总热量的 50%～65%。适当提高碳水化合物含量，保证足够的蛋白质供应，降低脂肪、尤其饱和脂肪酸的摄入限制胆固醇。

2）注重食物多样化：谷类、薯类、干豆类、大豆类、蔬菜水果类，提供碳水化合物 B 族维生素和热能。

3）以植物性食物为主，动物食物为辅，热能来源以粮食为主。多选用绿色或其他深色蔬菜，补充人体所需要的矿物质及胡萝卜素。

4）粗细要搭配：提倡高植物纤维饮食，如玉米，高粱米，小麦，豆类，蔬菜，少吃精米、面。

5）食盐要限量：提倡"食不过咸"每日不超过 10g 为好，一般不要超过 6g，若同时有高血压应少于 3g。

6）增加微量元素高的饮食比例。

（3）糖尿病患者进食方法

1）少食多餐：一日不少于三餐，多餐即可保证充分吸收，又可避免加重胰岛负担。

2）早餐要少量：一般上午肝糖原分解旺盛，

易发生早餐后高血糖。

3）进餐时间要规律：进餐时间一定要规律，切记饥饱不足。

4）少吃零食，严格执行，长期坚持。

糖尿病的饮食治疗是一个长期的过程，是终身性的，要建立正确、有规律的饮食习惯。严格定时、定量、定餐次。严格控制全日总热量的摄入，防止过多。一般每天的主食量在 200～300g 为宜。要保证每日优质蛋白的供应，也就是每天要有一定量的牛奶、鸡蛋和瘦肉的摄入。各种肉食总量每天不超过 150g。忌含糖量高的饮食。青菜类不限，因其高含维生素，故宜多食。

皮下注射胰岛素者，有发生餐后或餐前低血糖者，宜采取将 3 餐分成 5～6 餐方法：3 餐总食量不变，3 餐分成 4～6 餐，分别于早、午餐之间，或午、晚餐之间，睡前加入，即能防止餐前低血糖，又避免餐后高血糖。此外还应结合运动疗法及应用药物，胰岛素等方法共同控制。

39 COPD 患者急性加重期的主要症状，何时需要到医院就诊？

慢性阻塞性肺疾病（COPD）是一种常见的以持续气流受限为特征的可以预防和治疗的疾病，气流受限呈进行性发展，与气道和肺部对有毒颗粒或气体的慢性炎性反应增强有关。

COPD 患者急性加重期的主要症状是：气促加重，常伴有喘息、胸闷、咳嗽加剧、痰量增加、痰液颜色和（或）黏度改变以及发热等。此外亦可出现全身不适、失眠、嗜睡、疲乏、抑郁和精神紊乱等症状。

当患者出现以下症状时需及时到医院就诊：

（1）在休息时出现气促，并呈逐渐加重的趋势。

（2）在喘息的同时，患者主诉胸闷。

（4）患者体温升高，痰量的增加和痰液颜色或黏稠度的改变时。

（5）患者主诉全身不适，或出现失眠，亦可出现嗜睡时。

（6）患者的精神欠佳时，常出现的有抑郁和精神紊乱。

COPD 急性加重发作通常由呼吸道感染所引发，是患者发病、健康状况受损和死亡的一个重要原因。COPD 管理的一个主要目标，就是要减少其与患者急性加重相关的并发病，进而提高这种致残性疾病患者的生活质量。虽然目前有许多的药物和非药物干预措施可用于预防 COPD 急性加重的发生，但这些措施对于患者急性加重发作频率的减少程度仍然有限。

40　如何正确使用胰岛素笔？

（1）以下部位可以注射胰岛素

1）腹部：在肚脐两侧的一个手掌的距离内注射。越往身体两侧皮下层越薄，越容易扎至肌肉层。

2）大腿外侧：只能从大腿前面或外侧面进行注射，内侧有较多的血管和神经分布。

3）手臂外侧1/4部分及臀部。

（2）注射部位的轮换

1）左边一周，右边一周，部位对称轮换。

2）一次左边，一次右边，部位对称轮换，同一注射部位内的区域应从上次的注射点移开2~3cm宽度的距离进行下一次注射，尽量避免在1个月内重复使用同一注射点。

（3）正确使用胰岛素笔

1）安装笔芯步骤：①旋下笔帽；②拧开笔芯架；③确定回弹装置完全转出；④将回弹装置向右转，直到活塞杆完全进入为止；⑤将笔芯装入笔芯架内，颜色色码帽先放入；⑥将机械装置与笔芯架拧紧。

2）安装针头：用酒精棉签将橡皮膜擦干净；将胰岛素笔的针头保护片拿开，将针头紧紧地拧在颜色代码帽上。将针的外针帽和内针帽取走。

3）注射前的排气：①确定剂量选择环设在零的位置；②旋转剂量选择环，调拨到需要的剂量单位；③将安装好的胰岛素笔直立竖起，用手指轻轻弹笔芯架数次；④推下注射推键，有一滴胰岛素出现在针头尖；⑤如果没有出现上述情况，重复这一程序直到一滴胰岛素出现为止。

4）调整胰岛素笔的剂量：①每次注射前检查是否有足够剂量的胰岛素（笔芯架上有显示胰岛素剩余剂量的刻度）；②旋转剂量选择环，调到所需要注射的剂量；③奇数夹在偶数间，用长实线代表。

5）注射胰岛素：①注射时，完全按下注射推键；②在注射后，针头应留在皮下六秒钟以上，继续按住推键，直至针头完全拔出，这样可以确保正确的剂量注入，并且阻止身体内的血液或其他液体流入针头或胰岛素笔芯内。

6）注射完成后：①在注射完后，装回外针帽；②小心地将针头丢弃；③戴回笔帽。

（4）胰岛素注射角度注意

1）儿童和消瘦成年人腹部或大腿捏起皮摺，针头和皮肤呈45°角进针。

2）正常体重成年人，腹部或大腿捏起皮摺，针头和皮肤呈90°角进针。

3）肥胖成年人，大腿：捏起皮摺；腹部：不需要捏起皮摺，针头和皮肤呈90°角进针。

（5）针头重复使用导致：

1）疼痛增加。

2）增加感染机会。

3）脂肪肥大。

4）胰岛素流量改变。

5）胰岛素浓度改变。

41 如何正确使用血糖仪自行监测血糖？

以罗氏卓越型血糖仪 ACCU-CHEK © Performa 为例示范血糖监测

（1）清洁采血部位。

（2）按摩双手，促进血液循环，便于采血。

（3）用温水和酒精彻底清洁和晾干采血部位。残留的水分或酒精会稀释血样，导致错误的检测结果。

42 血糖正常值及其意义？

（1）血糖定义：血糖是指血液中的糖，由于正常人血液中的糖主要是葡萄糖，且测定血糖的方法也主要是检测葡萄糖，所以一般认为，血糖是指血液中的葡萄糖。

（2）血糖值正常范围：餐后 3 小时血糖值与空腹血糖值越接近，说明血糖越平稳，波动小。

测量时间	血糖值（mmol/L）
空腹	3.9 ~ 6.1
餐后 1 小时	4.4 ~ 11.1
餐后 2 小时	4.4 ~ 7.8
餐后 3 小时	3.9 ~ 6.1

血糖值正常范围（孕妇）

测量时间	血糖值（mmol/L）
空腹	≤5.1
餐后 1 小时 （一般用于检测孕妇糖尿病检测中）	≤10.0
餐后 2 小时	≤8.5

（3）血糖异常值及其临床意义

1）空腹血糖（FPG）<6.1mmol/L 并且餐后 2 小时血糖（2hPG）<7.7mmol/L，为正常；

2）餐后 2 小时血糖（2hPG）>7.7mmol/L，但<11.1mmol/L 时为糖耐量损伤（IGT），空腹血糖（FPG）≥6.1mmol/L，但<6.9mmol/L 时为空腹血糖损伤（IFG）；

3）有典型糖尿病症状（多尿、多饮和不能解释的体重下降）者，任意血糖≥11.1mmol/L 或空腹血糖（FPG）≥7.0mmol/L，为糖尿病患者。

43 卧床患者的正确叩背方法及顺序是什么？

叩背排痰是通过叩击胸壁，震动气道，使附着在肺、支气管内的分泌物脱离，通过体位引流，使分泌物从肺叶到达细支气管，再到达主支气管，最后通过患者咳排出体外。

体位：针对炎症存在部位，可采取不同体位。如肺尖部炎症可采取坐位，肺底和肺叶中段炎症可采取侧卧位，一般情况好者，可采取膝胸卧位，以患者耐受为宜。

方法：手指并拢，手背隆起，手指关节微屈，由下向上，由外向内叩击胸壁，避开肩胛骨和脊柱。

频率：频率要快，100~200 次/分。

幅度：手掌根部离开胸壁 3~5cm，手指尖部离开胸壁 10~15cm 为宜。

44 **长期卧床患者的功能锻炼及功能性卧位是怎样的?**

通过对长期卧床的患者进行一系列循序渐进的肢体功能锻炼,可帮助其恢复肢体运动功能,防止肌肉萎缩及痉挛的发生。

(1)做好常规及基础护理:注意观察患者生命体征的变化,保持呼吸道通畅,定时通风换气,预防呼吸道、泌尿系感染。可顺时针方向行腹部螺旋式按摩,促进肠道蠕动。每两小时翻身、叩背一次,积极预防压疮。床上二便后及时用温水擦浴,外涂爽身粉,注意保持床单位整洁干燥,提高患者舒适度。

(2)积极预防关节肌肉挛缩、变形:给予患者肢体功能位的摆放,既可预防压疮、关节畸形及肌肉萎缩等并发症的发生,又能使患者的残存功能和能力得到保护,为实施一系列的肢体功能训练提供帮助。患者卧床时应注意姿势。

平卧位:掌心向上,手指伸展分开,膝关节屈曲,足尖向上使踝关节成90°。如有一侧肢体异常,如脑卒中患者,侧卧时应采取以下卧位。健侧卧位:患侧肩前伸,患侧上肢各关节展放于枕上,患腿屈向前置于身体。前面的枕上,健腿自然放置。

患侧卧位:患肩前伸,避免受压和后缩,肘腕各肢关节伸直。手指分开,患腿在后,膝关节屈曲，踝关节保持90°，健腿置于枕上。

（3）功能锻炼方法

1）维持关节活动度训练为维持及扩大关节活动范围，对患者进行的关节活动训练分为四类：①被动运动：患者本身无主动肌肉收缩能力，在外力作用下完成关节全范围活动，以维持关节活动范围，防止挛缩；②主动-辅助运动：通过外力作用为辅助力，辅助力包括人力及机械；③主动运动：由患者主动收缩肌肉来进行的关节活动，一般进行此种运动患者的关节活动范围不受限；④牵拉运动：主要用于牵张短缩的软组织以增强关节活动范围。被运动关节周围肌肉应充分放松。运动应缓慢、平滑的完成现存的最大关节活动度，尽可能地保持牵拉力。

每种运动一般为3~5次，每日2遍，可根据适应力和自身体力强化锻炼。

2）按摩功能锻炼为患者提供功能性的卧位摆放，按摩时注意动作要轻柔，力度要适中，不可用猛力，在按摩过程中对肌张力高的肌肉，应采用安抚性的按摩揉捏，使肌肉放松。

45 如何在家庭有效预防失禁性皮炎？

失禁性皮炎是由于皮肤暴露于大小便中而引起的一种刺激性皮炎，主要发生于会阴部、骶尾部、臀部、腹股沟、男性的阴囊、女性的阴唇、大腿内侧及后部。其主要表现为红斑、红疹、浸渍、糜烂，甚至皮肤剥脱，伴或不伴有感染。

对于失禁患者，最主要的护理措施分为皮肤清洁和皮肤防护两部分。为了避免皮肤长期接触刺激物，可使用尿垫等一次性产品。尿失禁的患者可选择留置尿管，避免尿液对皮肤长期浸渍造成损伤。便失禁的患者排便后应及时清洗，保持局部清洁干燥。皮肤清洁时要轻柔，避免用力摩擦对皮肤造成损失，宜选择酸碱度接近皮肤正常pH 值的免冲洗清洁剂。

另外，在清洁后，可使用保湿剂、润肤剂等皮肤保护剂来维持正常皮肤的屏障功能，减少细菌对角质层的侵袭。目前常用的保护剂包括粉剂类如爽身粉、造口护肤粉等；油剂类如山茶油、菜籽油等；膏剂类如鞣酸软膏、烫伤膏、红霉素软膏等；以及透明超薄敷料和无痛皮肤保护膜等。

46 长期携带尿管患者的膀胱冲洗及膀胱功能锻炼的方法有哪些？

（1）膀胱冲洗的时机

1）当患者尿液清亮和无尿路感染时，为减少外界物质进入体内及降低尿路感染概率，应避免予患者行膀胱冲洗术。

2）当患者尿液出现血凝块或尿液中有杂质阻塞尿管时，应予患者 1∶5000 的呋喃西林液或 0.9%氯化钠溶液 500ml 作冲洗液，2 次/天。

（2）膀胱冲洗的方法

1）采用输液器连接冲洗液和尿管，以输液法滴入来保持导尿系统的密闭性，减少感染的机会。

2）输液器连接尿管前，要对导尿管末端进行消毒，输液器要进行排气。

3）膀胱冲洗液的温度：采用 20～30℃ 的冲洗液冲洗膀胱，膀胱冲洗液温度过低会引起膀胱痉挛，从而使膀胱容量减少，易致膀胱冲洗液从尿道口溢出。

4）膀胱冲洗的速度应在 100～140 滴/分。此滴速对患者的生命体征无影响，而 >250 滴/分时会引起患者心率、呼吸、血压升高，且冲洗速度过快，可增加对膀胱壁的机械损伤，最终增加感染率。

（3）膀胱功能锻炼方法

1）定时开关尿管：予患者定时夹闭尿管，根据患者膀胱充盈程度给以定时排尿，即当患者膀胱区有胀感且有尿意或用手触摸下腹部，膀胱高度充盈，其底部达脐下二横指为开放尿管时机；如患者神志清楚，放尿时提醒患者有意识地参与排尿，嘱患者身体前倾，快速呼吸 3～4 次，然后做 1 次深呼吸，再屏气，向下用力做排尿动作（即使完全截瘫、肌力丧失者也要鼓励其努力用意念去做），反复间断数次，使其产生排尿感和空虚感。

2）排尿辅助肌群的锻炼。2 次/天，每次 12～20 分钟。练习深呼吸，深呼吸后屏气用力做排便动作，有意识做收缩腹肌、肛提肌动作。指导患者正确有效地运用腹压，锻炼收缩腹肌，从而增加膀胱及骨盆底部的压力，促使尿液排出。对于肌力完全丧失尿潴留患者用 Crede 手压法，将双手拇指置于髂嵴处，其余手指放在下腹部膀胱区，用力向盆腔压迫，帮助排尿。也可用单拳代替手指加压，但不可过度用力。

47 人工流产术后持续阴道出血的时间及饮食注意事项有哪些？

人工流产（早期妊娠终止），一般指妊娠 3 个月内采用人工（或药物）方法终止妊娠。是用来作为避孕失败意外妊娠的补救措施，也用于因疾病不宜继续妊娠、为预防先天性畸形或遗传性疾病而需终止妊娠者。

人流术后阴道出血时间：目前认为人流术后阴道出血时间超过 10 天为异常（子宫收缩不良和子宫损伤是子宫最常见的原因）。月经来潮的时间存在个体差异，可能提前或延后。但一般人工流产后的一个月左右月经就会来潮。术后出现月经不调的现象是正常的，一般在 2～3 个月会恢复。

注意事项：

（1）术后观察 1～2 小时，注意出血及下腹痛情况。离院后注意休息，加强营养。人流术后应卧床休息 2～3 天，应逐渐增加活动时间，减少宫腔积血的发生率。人流后半月内不要从事重体力劳动、下冷水劳动，避免受寒。

（2）保持外阴清洁，1个月内严禁性交和盆浴。人流术后子宫口还未完全闭合，子宫内膜正在修复。在此期间，要特别注意保持外阴部的清洁卫生，所用的卫生巾用品和内裤要勤洗勤换。

（3）观察出血情况。人流术后阴道流血超过一周以上，甚至伴有下腹痛、发热、白带浑浊有等异常情况，就应及时到医院复诊。

（4）坚持做好避孕。人流术后卵巢和子宫功能逐渐恢复，卵巢按期排卵，若不坚持避孕，容易再次怀孕。人流术后，应及早选择可靠的避孕措施，建议人流手术同时放置宫内节育器、人流术后同时口服短效避孕药。

48　留置结肠造瘘口的患者怎样进行日常护理？

结肠造瘘口，又称人工肛门，是指根据疾病治疗的需要，而重新构建的一个排出粪便的人为肠道开口。外科医生先在患者腹壁上做一个开口，随后将一段肠管拉出腹腔外，并将肠管开口固定在腹壁上，用于排泄粪便，粪便可收集于贴于开口处的特制塑料袋内。

留置结肠造瘘口的患者的日常护理包括：

（1）注意饮食卫生和调配：注意饮食卫生，防止急性胃肠炎的发生。由于手术切除了部分肠管，因此术后粪便的运输管道变短，术后需要一段时间让机体重新建立排便节律。因此，要坚持一日三餐，避免暴饮暴食，多吃高营养少残渣的食物。少吃或不吃洋葱、大蒜、山芋等刺激性气味和胀气的食物，以免造成肠管和造口的梗阻以及频繁使用肠造口袋引起生活工作的不便。通过调节饮食可以使大便成型。

（2）保护皮肤：肠造口周围的皮肤会受到粪便、肠液的刺激而产生皮炎甚至溃疡。部分患者对造口底板过敏也会引起皮炎，从而影响患者生活质量。因此，必须注意保护造口周围皮肤。最主要的原则就是保持皮肤干燥。此外，还可以使用一些痱子粉等。若已经发生糜烂，可以用氧化锌软膏等涂布造口周围皮肤。若发生过敏，则可在局部涂抹一些抗过敏的药膏如洁肤霜等，同时建议换用其他牌子的肠造口袋。

（3）养成定时排便习惯：人工肛门术后早期排便往往具有随意性，不仅导致护理不便，同时还影响正常生活。可以采用结肠灌洗的方法，定时灌肠，这样定时反复刺激，可以养成定时排便的习惯。这种方法比较简单，患者可以自己在家中进行，一般建议晚上20时左右灌肠，这样既不影响白天的学习工作，也不影响晚上的用餐和休息。

49 长期留置尿管患者的尿道口护理及更换尿管时间有哪些？

长期留置导尿管，又称留置性导尿。导尿管一直留置在患者体内，在病情许可时才拔掉或定期更换新管。

（1）导尿管护理重在预防感染，清洁尿道口周边区域和导管表面方法：

1）病情允许，每天洗澡或使用清水/生理盐水清洁，用0.1%苯扎溴铵或碘伏棉签消毒，每日2次。

2）清洁后，可采用长效抗菌材料喷洒尿道口周围皮肤、黏膜，导尿管体外段自尿道口往下6cm范围及3个导尿装置接口（尿道口与导尿管接口、导尿管与集尿袋引流管接口、集尿袋出口）等5处，分别每次喷洒3喷，每日2次。

（2）更换尿管及引流袋时间：

1）尿管：根据尿管留置情况和导尿管材质，推荐每2~4周需要更换1次。

2）集尿袋：一次性集尿袋推荐每日更换，抗返流集尿袋推荐每周更换。

50 长期卧床患者如何有效防止肌肉萎缩及足下垂？

（1）肌肉萎缩，是指横纹肌营养障碍，肌肉纤维变细甚至消失等导致的肌肉体积缩小。肌肉营养状况除肌肉组织本身的病理变化外，更与神经系统有密切关系。肌萎缩患者由于肌肉萎缩、肌无力而长期卧床，易并发肺炎、压疮等，给患者生命构成极大的威胁。

1）劳逸结合：肌肉萎缩患者一定要切记不能

强制性进行功能锻炼，这样会造成骨骼肌肉的疲劳，这样对肌肉的恢复以及细胞的再生和修复都是不利的。

2）被动运动：长期卧床患者，可以给予床上被动运动。如，被动活动患者关节，预防关节挛缩；按摩患者肌肉、关节，使其做屈、伸、举等被动运动，增加肌肉活动。

3）主动运动：条件允许的情况下，可以指导患者做床上主动运动。患者可以根据实际的情况选择一些力所能及的自主活动，如抬手、握拳、抬腿、勾脚趾、练字、编织等训练方法。有能力的患者，可以鼓励他做些力所能及的日常生活能力，增强其自我护理的能力。每次锻炼应注意维持心率低于 120 次/分钟。

（2）足下垂，表现为不能足背屈，在行走，抬腿或者坐位时，当落地的时候总是足尖先碰到地面的一种症状。足下垂是由小腿的胫骨前肌和外侧肌群麻痹无力，而小腿三头肌痉挛牵拉所引起的。

防止足下垂常见方法如下：

1）踝关节的摆放：患者处于仰卧位，踝关节处于背屈中立位（足尖垂直于小腿），建议使用足托固定患足使之长期处于功能位。

2）踝关节背屈运动：患者仰卧位，治疗师一手固定患足踝关节上方，另一个手握住患者的足跟，向前下方牵拉跟骨，同时用前臂抵住足底前外侧缘，使踝关节背屈。

3）用毛刷刺激以促进踝关节背屈：用毛刷刺激足背外侧约 30 秒，可以诱发出踝背屈。

4）用手指叩击以促进踝关节背屈：用手指快速叩击足背外侧，可以促进踝背屈。

第十八篇
留观健康篇

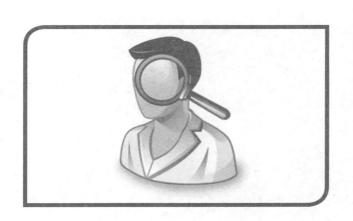

1 急诊抽血需要空腹吗？

空腹抽血是指保持平时的生活习惯，正常清淡饮食，不喝酒，不喝咖啡和浓茶，休息好。抽血当天早上不吃早餐，少喝或不喝水，不做早锻炼，平静地到医院等候采血。

由于急诊血标本检验项目多为血常规、凝血功能、肝肾功能、胰功能、心肌酶等急查项目。这些项目受饮食影响较少。又因急诊患者病情急、变化快且诊断暂不明确，临床医生需要通过检验结果判断患者的病情变化。为避免延误诊治，急诊患者的急查血标本项目无需空腹采血。医生会结合患者的具体情况，考虑饮食因素对检验结果的影响。

2 采集动脉血后需要按压多长时间？

由于动脉血液流速快，血管弹性大，压力高，所以为防止穿刺点出血，一般情况下采集动脉血后，一定要用 2～3 个手指用力按压穿刺部位 5～10分钟，直至不出血为止。但有些凝血功能异常、血小板低或服用阿司匹林、氯吡格雷等抗血小板聚集药物的患者，血液处于低凝状态，采集动脉血后发生出血的概率增加，所以要适当延长按压时间，直至不出血为止。但并非按压的时间越长越好，按压超过 10 分钟后，个别患者会出现局部发麻发胀的感觉，可以在按压过程中尽量放松肢体，促进静脉回流，以缓解不适感。

3 血培养是检查什么的？为什么抽的血多？多长时间出结果？

血培养是诊断菌血症和败血症的重要依据。明确病原菌，对临床有针对性地抗菌治疗至关重要。多用于怀疑原发性菌血症、败血症、脑膜炎、脊髓炎、肺炎、感染性心内膜炎、不明原因发热、需要指导临床中抗生素的使用等患者。

采血量成人每瓶需要采集 8 ~ 10ml，儿童每瓶需要采集 1 ~ 5ml，由于此项检查标本血量会影响培养结果，所以抽血量会较多，请配合护士。

由于病原菌需要从患者血液中培养出来，目前推荐的连续血培养检测系统的标准培养时间为 5 天，大部分有临床意义的致病菌都在培养的前 3 天检出，所以血培养一般是 3 ~ 5 天出结果。如果长时间没有出结果，无菌的可能性就越大，因为时间越长培养出细菌的可能性就越小。

4 输液时液体空了空气会不会进到血液里？

通常输液的位置都在手臂上，摆放的体位都采取坐位或平卧位，这种体位情况下，静脉是保持充盈状态的，静脉里面有一定的压力。输液袋中的液体是靠大气压和自身重力共同作用滴入静脉的。当液体输完后，液面随输液器管道继续下降，空气随之进入，液体越来越少，重力越来越小，由于没有了压力，静脉的压力占了优势，血液会反流到输液器中，所以液体输空后空气是不会进入到血管中的。

5 输液过程中有小气泡怎么办?

静脉输液过程中会出现两类气泡，一种为贴附在输液器管壁上的小气泡，这些小气泡附着在管壁上由于压力作用，所以是不会动的，毋需处理。第二种是随液体输注向下游走的小气泡，出现这种情况您也不必惊慌，现在所用的输液器末端都带有一个圆盘，这是输液器的滤网，在输液过程中输液器圆盘以上出现的气体，会随液体流入滤网中，继而从圆盘上的两个排气孔排出；即使输液器圆盘以下出现小气泡不能及时排出，进入血管后，也会顺着静脉流向心脏，然后心脏搏动时就会将气泡分解成一个个很微小的小气泡，通过血液循环，在体内被消化掉。所以在输液过程中发现气泡不必紧张，可以随时叫护士帮助解决。

6 输液过程中皮肤发痒怎么办?

可能是药物刺激血管引起，可减慢输液速度或者降低液体的浓度，必要时更换注射部位。也有可能是药物过敏引起，如果不适请立即通知护士。

7 输液过程中皮肤出现红线怎么办?

静脉炎是由于血管内壁受到不同因素的刺激,是血管壁发炎,静脉局部红肿、水肿,重者出现局部静脉条索状、甚至出现硬结的炎性改变。

静脉炎分为机械性静脉炎、化学性静脉炎、细菌性静脉炎、血栓性静脉炎。护理原则为早发现、早处理。一旦发现静脉炎,应立即通知护士给予处理,必要时更换输液通道。发生静脉炎的血管可用土豆或者硫酸镁湿敷,从而减轻水肿对局部组织的损伤,缓解肿胀和疼痛、减少渗出,达到消炎去肿的功效。也可外用喜辽妥、康惠尔敷贴。

8 输液速度为什么会时快时慢?

影响输液速度变化的原因:

(1)血管痉挛:由于输入刺激药物(例如,50%葡萄糖、氯化钾、化疗药等)、疼痛、寒战、肌张力增高,患者血管出现反射性痉挛、静脉压升高,滴速减慢。

(2)静脉炎和血栓:常见于化学性、机械性刺激。由于血管壁肿胀、静脉管腔狭窄,导致血液回流不畅,从而使滴速减慢。

(3)针头堵塞:针头斜面紧贴血管壁、输液部位受压、患者的体位改变等都可引起滴数加快或减慢。

9　在输液过程中怎么预防液体外渗？

药物外渗是指在输液管理过程中非故意造成药物或溶液进入周围组织，而不是正常的血管通路。

预防措施：

（1）使用留置针。

（2）选用弹性好、粗直、不易滑动的血管穿刺。

（3）提高预防意识　输上液后勿动输液侧肢体，如有疼痛感、烧灼感等不良反应时及时告知护士。

（4）在输注高危药物时要尽量减少活动，患者及家属多注意自我观察，如果出现注射部位疼痛、肿胀，及时向护理人员报告。

10　输液后局部皮肤肿胀能热敷吗？为什么？

在拔针后不能使用热敷。因热敷可导致体表血管扩张、血流量增加，促进肿胀增大。

11　输液完毕拔针后应该怎样按压？

输液完毕拔针后应该纵向大面积按压。拔针后，用另一只手的整个大拇指用力纵向压住被穿刺的血管，拇指方向与血管平行，可增加受压面积，使皮肤针眼与血管针眼同时受压。也可用示指、中指、无名环指沿血管方向同时按压，也能增加按压面积，避免血液充向血管外，避免皮下淤血。按压时间要足够。正常人血小板凝集时间为5分钟，各种型号的针头拔针后只要按压5分钟，即可有效防止皮下淤血。但老年人血管硬化弹性差，有的人还口服阿司匹林、注射抗凝剂等，则需按压8～10分钟。输液侧手部活动勿过早。拔针后在按压的同时不要揉搓针眼。输液侧手部拔针后半小时内不可过度活动，也不能用输液侧的手握、推、提重物，同时减少这侧上肢的上下左右甩动，防止血管压力突变，导致冲开刚闭合的针眼而引起皮下淤血。

12 在做B超、CT和磁共振、PET-CT检查时若输液会有什么影响？

（1）做B超，CT检查时输液无影响。

（2）做磁共振检查时注意确定体内没有可以磁性的金属物质，如铁质的钢板、义齿、支架等，也不能携带金属的东西，如耳钉、项链、钥匙、硬币等。如果用普通金属针输液应拔针后再做检查，如果是套管针可保留。

做PET-CT检查前6小时开始禁食、禁饮含糖饮料和禁静脉滴注葡萄糖液，可饮用少量清水；糖尿病患者正常用降糖药，以免因血糖水平过高而影响检查时间及效果。

13 正确测量体温的方法是什么？

体温是人类最重要的生命特征之一，会随昼

夜变化在一定范围内波动，而非恒定不变。测量体温的方法通常包括测量口腔温度、腋下温度和肛门温度 3 种，其中测量腋下和测量口腔温度较为常用。正常人的体温一般为：口温 36.3℃ ~ 37.2℃、腋温 36.3℃ ~ 37℃、肛温 36.5℃ ~ 37.7℃。

体温测量方法：测前需检查体温计水银柱在 35.0℃ 以下。

（1）口腔测温法：口表汞端斜放舌下，让患者闭嘴用鼻呼吸，不要咬体温计，3 分钟后取出。

（2）腋下测温法：擦干腋下汗液，体温计汞端放于腋窝深处，紧贴皮肤，让患者夹紧体温计，10 分钟后取出。

（3）直肠测温法：让患者侧卧，俯卧或屈膝仰卧，用 20% 皂液或油剂润滑肛表汞端，轻轻插入肛门 3 ~ 4cm，用手扶着体温表，3 分钟后取出。

14　测量体温时应注意什么？

（1）在测量前要检查体温计有无破损．水银柱在 35℃ 以下，甩表时不能触及硬物，否则容易破碎。

（2）测量前 20 ~ 30 分钟应避免剧烈运动、进食、进冷热饮料、做冷热敷、洗澡、坐浴、灌肠等。

（3）婴幼儿、昏迷、精神异常、口腔疾病、口鼻手术、张口呼吸者禁测口温。

（4）腹泻、直肠或肛门手术、心肌梗死患者不宜用直肠测温法。

15 体温升高的原因有哪些？

发热现象是人体的一种自我保护措施。当病原微生物侵入人体后，人体就以升高体温来对付。体温升高时，新陈代谢加强，血液中白细胞数也大量增加。这支防御大军把细菌包围起来，使整个机体处于"戒备状态"。因此发热不仅是信号，提示我们及时进行诊断治疗，而且有利于机体战胜疾病。弄清发热的原因后，再针对发热原因合理用药，就能收到药到病除之效。

体温升高分为生理性体温升高和病理性体温升高。生理情况下．体温有一定的波动。早晨体温略低，下午略高，在 24 小时内波动一般不超过 1℃。

女性较男性稍高；运动、沐浴、进食、精神紧张、剧烈运动等因素的影响均可出现体温一时性增高。

疾病引起的体温升高，通常与人体免疫系统受到刺激有关，多见于感染、创伤、恶性肿瘤．脑血管意外及各种体腔内出血等。

16 常用物理降温的方法有哪些？

物理降温是采用物理的方法，促进皮肤散热，使散热大于产热达到降温目的，是基础护理的重要组成部分，物理降温是高热患者首选。

（1）温水擦浴：一般水温为 32～36℃，以擦浴为主，通过温水擦浴，使皮肤血管扩张血流量增加，达到传导散热之目的。

（2）温湿敷：用毛巾浸于 35℃ 左右的水中，取出后拧去水分，每 10～15 分钟换敷一次头部胸腹部。但要注意，如患者不适应，出现寒战、面色发灰、肢端冷，应立即停敷。

（3）酒精擦浴：用小毛巾沾取 30%～50% 的温水酒精，反复擦洗腋窝、腹股沟区、肘部等血管丰富的区域，通过蒸发降温。擦浴巾避开患者心前区，观察面色变化，30 分钟测一次体温，以防着凉和降温过度。胸部、腹部及后颈部对刺激敏感，可引起反射性心率减慢和腹泻等不良反应，不宜做酒精擦浴。酒精擦拭只适用于高热无寒战又无汗的应急处理。如果患者已经出汗，表明体温已经开始外散，此时并不适合擦拭酒精。

（4）冰敷：以冰块，冰袋，冷敷额头及四肢等处。重点降低颅脑部温度，减少代谢及耗氧，保护大脑，以减少并发症和后遗症。冰袋不可直接接触皮肤以免冻伤皮肤。

17　体温过低的原因有哪些？

各种原因引起的产热减少或散热增加，导致体温低于正常范围称体温过低。当体温低于 35℃ 时称体温不升。患者多见于早产儿甲状腺功能低下、重度营养不良休克及全身衰竭的危重患者。

18 体温过低时可以采取哪些措施升高体温？

低体温是指中心体温低于 36℃。

对于不同的低体温患者复温方法有所不同，以下介绍几种复温方法：

（1）电热毯法：电热毯能够较快升高患者体表温度、扩张外周血管、加速末梢循环，输入加热的静脉液体可升高体内温度。电热毯复温效果明显、可靠、操作简便，应遵守使用方法，确保安全。

（2）输入加温的液体：将液体用热水或电子加温棒加温，也是较快恢复体温简便易行的方法，输入液体温度应控制在（37±0.5℃）。

（3）库血用水温化：应严格控制在37℃以下，温度过高易导致血液质量下降，输入后发生危险。

（4）热水袋法：将 50℃ 热水灌入热水袋，约 1/2 满，然后将口拧紧，检查无漏水，外包一小毛巾，弯曲患者的手指放在手掌心形成良好的接触。

19 物理降温后多久可以再测体温？

物理降温后半小时测量体温一次，并予记录。

20 发热患者体温高于多少度需要用退热药？发热患者用药后若高热持续不退，间隔多长时间可以再次用药？

（1）退热药：主要指西药类退热药，非处方药包括阿司匹林、对扑热息痛（乙酰氨基酚）、布洛芬等。复方退热类制剂，含有扑热息痛的复方感冒药有氨酚待因、泰诺等。儿童常用复方制剂有小儿速效感冒冲剂、复方扑热息痛溶液、小儿泰诺感冒糖浆等含扑热息痛（乙酰氨基酚）、布洛芬等的药物。

（2）合理用药：解热镇痛药属于对症治疗，并不能解除疾病的致病原因。由于用药后改变了体温，可掩盖病情，影响疾病的诊断，应引以重视。鉴于发热可作为疾病诊断的指标，因此本类药物仅适用于热度很高或持续发热时间较长的患者。38.5℃以下最好选择物理降温，体温超过38.5℃再吃退热药。体温达到38.5℃以上时，患者会感觉比较难受，如果是小孩的话，还容易发生惊厥。

（3）用药间隔：发热是人体的一种保护性反应，当体温升高时，人体内的吞噬细胞活性增强，抗体的产生增多，有利于炎症的修复。但另一方面，发热会使体力消耗，感觉不适，影响休息，甚至可引起惊厥，年老者、体弱者在高热骤然降下时，有可能引起虚脱。故在应用本类药物时，应严格掌握用量，避免滥用，老年人应适当减量，并注意间隔一定的时间（4~6小时）。服药的同时，要多饮水，及时补充水和电解质。

21 小儿高热服用退热药效果不好怎么办?

（1）高热的患儿可对症给予口服退热药，并鼓励患儿多饮水，多休息，清淡饮食。

（2）密切关注体温变化，体温 > 38.5℃时及时口服退热药如美林或泰诺林。

（3）若一种退热药效果不好，体温高峰久居不下，可每隔4小时应用美林和泰诺林交替口服，既能更好地控制体温，又减少药液在患儿体内的残留，并积极物理降温，如温水泡澡，头部冷敷，腋下、腹股沟等处置冰袋等。

（4）注意保持室内温暖，定时通风。

（5）密切观察患儿的病情变化，尤其是有高热惊厥史的患儿，要警惕高热惊厥的发生。根据环境变化及时增减衣物，不要给患儿捂太多，病情变化及时就医。

22　高热之前寒战应该怎么处理？

（1）寒战时，应进行保暖，尤其注意四肢等末梢部位的保暖，可服用温热饮料。

（2）高热时，要及时降温，可采用物理降温方法，如额头及大动脉处冰袋冷敷或乙醇擦浴等，必要时给予药物降温，但注意防止退热过程中大量出汗发生虚脱。

（3）鼓励患者多饮水，以促进代谢产物排出，且饮水有助于散热。

（4）应加强营养，给予患者营养丰富、易消化的流质或半流质饮食，宜少量多餐。

（5）注意卧床休息，保持室内空气要流通，大量出汗后应及时擦干汗液，更换衣服及床单，保持皮肤清洁，防止着凉感冒。

（6）预防口腔感染，由于发热后唾液分泌减少，口腔黏膜干燥，易引起口腔炎和黏膜溃疡。

（7）给予患者心理上的安慰和支持，缓解其焦虑、紧张情绪。

23 尿常规标本怎么留取，有什么要求？

（1）检查内容：尿常规检查内容主要包括尿液的比重、尿蛋白、糖、细胞和管型。

（2）留取方法：取清晨第一次尿约 10ml，放入清洁尿管中及时送检。

（3）注意事项：样本以清晨第一次尿为宜，晨尿浓度较高，未受饮食影响，检验结果更有意义；标本留取前最好清洁尿道口及外阴，同时避免经血、白带、精液、粪便等混入污染；女性患者月经期不宜留取尿标本，以免影响检验结果的准确性。

24 粪便常规标本怎么留取，有什么要求？

（1）留取便常规步骤：

1）携带便常规标本盒至卫生间，将粪便解于干净便盆中；

2）用标本留取棍取大便标本，5g 即可（似蚕豆大小），放回标本盒中。稀水样便可用广口尿杯留取后倒入标本盒，1/3 即可；

3）粘贴化验单送检。

（2）留取便常规注意事项：

1）粪便检验应取新鲜标本，容器要清洁，于 1h 内送检，否则因 pH 值变化及消化酶的影响可使便的细胞成分破坏分解。

2）采集标本时应选取含有黏液、脓血等病变成分的粪便。外观无异常的粪便须从表面、深处及粪端多处取材。

3）粪便标本不要用纸张、棉签等吸水材料的物质包裹，标本中不可混有尿液、消毒剂、污水等，以免影响检验结果。

4）灌肠后的粪便因过稀及混有油剂而不能用作检查标本。

25　痰标本怎么留取，有什么要求？

（1）留取痰标本步骤：

1）采集标本前应用清水漱口或用牙刷（不用牙膏）清洁口腔和牙齿，有义齿者应取下。

2）用力咳出呼吸道深部的痰，痰液直接吐入痰盒中，标本量应≥1ml。

3）标本应盛于无菌带盖标本容器内立即送检。

（2）留取痰标本注意事项：

1）采集痰液时间一般以清晨较好，且第一口痰的价值较大。经过一夜的蓄积，痰内细菌、脱落细胞较多，因而能提高检查的阳性率。

2）收集痰液标本常用的无色透明的塑料带盖痰杯，容器应洁净、干燥，不应有异物、污水等。标本应尽快送检，以免细胞和细菌自溶。不能及时送检的标本，室温保存≤2小时，4℃冰箱保存≤24小时。

3）尽可能在用抗菌药物之前采集标本。唾液和鼻咽分泌物虽可混入痰内，但并非痰的组成部分，应避免唾液及鼻咽部分泌物混入。

26　抗生素必须按疗程服用吗？

抗生素的作用机制主要是通过特异性干扰细菌的生化代谢过程，影响其结构和功能，是其失去正常生长繁殖能力，达到抑制或杀灭细菌的作用，应避免抗生素的局部应用，否则可引起细菌耐药和变态反应的发生；剂量要适宜，疗程要足够。过小的剂量达不到治疗的目的且易产生耐药性，剂量过大，易产生严重的不良反应，疗程过短易导致疾病复发或转为慢性感染。

27　怎样预防哺乳期乳腺炎？

（1）保持乳头清洁，经常用温肥皂水洗净，如有乳头内陷者更应注意清洁，不要用乙醇擦洗。

（2）养成良好的习惯，定时哺乳，每次将乳汁吸尽，如吸不尽时要挤出，不让婴儿含乳头睡觉。

（3）如有乳头破损，要停止哺乳，用吸乳器吸出乳汁，在伤口愈合后再行哺乳。

28 **哺乳期乳腺炎如果服药的话，停药多长时间可以恢复母乳喂养？**

需综合考虑药物的药理性质、乳腺炎的严重程度、脓肿是否形成等因素而定，应听取专业医师建议。一般可暂停母乳喂养 1～2 天，停止喂养期间，应按时把乳房内乳汁吸出。

29 **胰腺炎、肠梗阻患者，什么时候可以饮水？什么时候可以进食？**

胰腺炎急性期严格禁食、水，防止食物及酸性胃液进入十二指肠刺激胰腺分泌消化酶，加重胰腺炎，腹痛和呕吐症状基本消失后（淀粉酶正常）可逐步给予进食，饮食要循序渐进，开始时给予饮水，或对胰腺刺激较小的碳水化合物类饮食，无不适后逐渐由流质饮食过渡到软食，少量多餐，在此过程中患者出现腹痛或症状加重应暂缓饮食进度或再次禁食。

肠梗阻早期严格禁食水，梗阻解除，肠蠕动恢复后可少量流食（不含豆浆及牛奶），待腹部症状完全消失，逐步过渡为半流质及普食。

30 **不能自主活动的患者多久需要协助翻身一次？**

不能自主活动的患者，由于长期卧床或软弱无法自行翻身，会导致血液循环障碍，容易发生压疮、肌肉挛缩、关节僵硬、静脉血栓等并发症。

因此，应定时翻身，既能促进局部血液循环，患者也会感到舒适。

一般每2~3小时翻身一次，必要时每1小时翻身一次，最长不超过4小时。翻身动作要轻柔，避免推、拖、拉、拽等，以防止擦伤皮肤。

31 不能自主活动患者翻身要注意什么？

（1）观察患者情况，如有不适应立即停止。

（2）避免进食后半小时内翻身。

（3）患者如有留置管路，需确保管路妥善固定，避免翻身过程中发生管路拖出。

（4）翻身时动作要轻，避免强行拖拽，避免潮湿及摩擦刺激。如皮肤有破损，避免患处再度受压。

（5）翻身后将患者身体各部位摆放舒适，可利用软枕。例如，侧卧时双腿之间垫一软枕，可避免双膝、双足间相互压迫；调整头部位置，可使用软枕支托，使头颈部成一直线，避免颈部屈曲或歪斜；足下垫软枕，保持足部功能位，防止发生垂足。

（6）脊柱损伤的患者翻身要保护好受伤部位，轴线翻身，保持脊柱中立位，侧卧时注意将垫枕高度与脊柱保持同一水平，防止脊柱扭曲，避免造成新的损伤。

（7）翻身过程中，注意保暖，以防受凉。

（8）每次翻身时需要检查患者皮肤情况。

（9）大小便失禁的患者要及时更换其尿垫，保持患者皮肤清洁干燥。整理床褥，减少皱褶，保持床单平整清洁。

32 长期卧床患者哪些部位最容易发生压疮？

压疮是指局部组织长时间受压，血液循环障碍，局部持续缺血、缺氧、营养不良而致的软组织溃烂和坏死。容易诱发压疮的因素主要有：长期受压、潮湿、摩擦、营养不良、床单皱褶。

压疮多发生于无肌肉包裹或肌肉层较薄、缺乏脂肪组织保护又经常受压的骨隆突处。由于卧位不同，皮肤受压部位也有所不同，易发生压疮的部位也随之有所改变：

（1）仰卧位：枕骨粗隆、肩胛部、肘、脊椎体隆突处、骶尾部、足跟。

（2）侧卧位：耳郭、肩峰、肘部、肋骨、髋部、膝关节的内外侧、内外踝。

（3）俯卧位：耳郭、颊部、肩部、女性乳房、男性生殖器、髂嵴、膝部、足趾。

（4）坐位：坐骨结节处，脊椎体隆突处、骶尾部、足跟。

33 患者肛周出现失禁性皮炎怎么处理？

皮肤长期暴露在尿液和粪便的侵蚀中，导致会阴部、肛门周围皮肤受损（发红、发亮、散布性红疹、表皮破损），严重时皮肤会产生糜烂及溃疡问题。失禁性皮炎会发生在腹股沟、臀部、大腿内侧等处。处理：

（1）清洗，用生理盐水清洗皮肤动作要轻柔，不可用擦拭法。

（2）润肤，保湿剂（如甘油）作用是锁住角质层的水分。

（3）隔离保护。

第十九篇

抢 救 篇

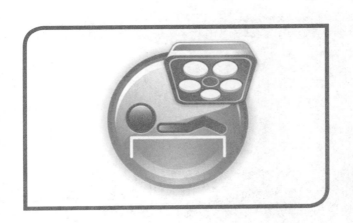

1 急诊怎样决定患者就诊顺序？

（1）第一类：需紧急抢救，立即处理者。如心跳呼吸停止、高血压危象、严重心律失常、呼吸道阻塞、重度烧伤、严重创伤、严重药物中毒、大出血、神经损伤等。该类患者生命体征极不稳定，多伴意识改变。

（2）第二类：需优先就诊者。疑似药物过量但意识清楚者、稳定性哮喘、持续性呕吐或腹泻、撕裂伤合并有肌腱损伤者、中等程度以上的腹痛、行为异常、高血糖、动物咬伤、抽搐、眼部受伤、不明原因的胸痛（但确知非心脏引起）、开放性骨折等。

（3）第三类：此类患者病情较稳定，但仍需在3~6小时内治疗者。轻度腹痛、轻度外伤、脓肿、阴道出血，但生命体征稳定未怀孕者、单纯性骨折且没有神经血管受损等。

（4）第四类：此类患者病情轻，无生命危险，可在门诊治疗或次日就诊者。上感、咽喉痛、长期慢性疾病而病情没有急性变化者。

2 胸口疼痛是否需要立即就诊？

需要立即就诊。引起胸口痛的原因很多。

（1）胸壁疼痛又称肌肉骨骼疼痛。

（2）焦虑致胸口痛。

（3）冠心病所引发的心绞痛。

（4）胃食管反流症（GERD）。

（5）胆囊炎。

若为心绞痛，立即就诊可减少心肌梗死范围或防止梗死前发作。

3　注射破伤风的注意事项有哪些？

破伤风是破伤风梭菌侵入人体伤口并在局部生长繁殖产生毒素所引起的急性感染性疾病，以牙关紧闭、全身肌肉强直及阵发性痉挛为临床特征。

（1）注射前：必须先做过敏试验并详细询问既往过敏史。凡本人及其直系亲属曾有支气管哮喘、花粉症（枯草热）、湿疹或血管神经性水肿等病史，或对某种物质过敏，或本人过去曾注射马血清制剂者，均须特别提防过敏反应的发生。

（2）患者注射后需观察 30 分钟后可离开。

4　发热门诊怎么就诊？

患者来院先预检分诊，测体温。

（1）若体温 < 37.5℃，则分诊至普通门诊就诊。

（2）若体温 ≥ 37.5℃，予患者发放口罩，引导或指导其到发热门诊就诊。发热门诊医生进行初步临床诊断，若排除不明原因肺炎可转至普通门诊就诊。若可疑为不明原因肺炎，报告上级主管部门，联系转诊定点医院治疗。

5 什么情况下需要洗胃？

洗胃可清除胃内毒物或刺激物，减少毒物的吸收，还可利用不同的灌洗液进行中和解毒，用于急性服毒或食物中毒的患者，服毒后 6 小时内洗胃最有效。

适应证：非腐蚀性毒物中毒，如有机磷、安眠药、重金属类、生物碱及食物中毒等。

目的

（1）解毒：清除胃内毒物或其他有害物质，还可利用不同的灌洗液进行中和解毒，适用于急性中毒。服毒后 6 小时内洗胃最有效。

（2）减轻胃黏膜水肿：洗出胃内潴留的食物，减轻潴留物对胃黏膜的刺激，从而减轻胃黏膜的水肿与炎症。

6 为什么不能用牛奶和豆浆服药？

牛奶和豆浆中含有的多种物质，能使药物难以被胃肠道吸收，牛奶和豆浆容易在药物的表面形成一个覆盖膜，使其中的钙、镁等矿物质与药物发生化学反应，形成非水溶性物质，从而影响药效的释放及吸收。有些药物甚至会被牛奶和豆浆中所含的离子所破坏，降低药物在血液中的浓度，影响疗程。

7 小儿常见的中毒原因有哪些？

（1）错用、误用、过量应用药物或其他化学毒品。

  （2）进食各种含毒动植物及毒物。

  （3）摄入由于处理不当而产生毒性的食物。

  （4）吸入有毒气体。

  （5）有毒动物螫咬。

8 误服了药物应该怎么办?

  （1）日常工作和生活中，由于忙乱、粗心等原因导致吃错药、过量服药，不要过分紧张。无论是患者本人还是救助者，首先，要弄清楚吃的是什么药物。然后，根据误服药物的不同，采取相应的措施。

  （2）现场急救的主要内容是立即催吐及解毒。催吐的目的是尽量排出胃内的药物，尽量减少药物的吸收。

  （3）对于过量服用了维生素、健胃药、消炎药等，只要大量饮水，使之大部分从尿中排出或将其呕吐出来即可。

  （4）对于误服催眠药、有机磷农药的患者，可让其大量饮水，然后用手指深入口内刺激咽部催吐。如此反复至少十次，直至吐出物澄清、无味为止。

  （5）对于误服强酸强碱性化学液体的患者，不可给予清水及催吐急救，而是应该立即给予牛奶、豆浆、鸡蛋清服下，以减轻酸碱性液体对胃肠道的腐蚀。

（6）注意：已昏迷的患者和误服汽油、煤油等石油产品者不能进行催吐，以防窒息发生。

9 一氧化碳中毒的表现有哪些？

一氧化碳中毒，也称煤气中毒。一氧化碳是无色、无臭、无味的气体，故易于忽略而致中毒。常见于家庭居室通风差的情况下，煤炉产生的煤气或液化气管道漏气或工业生产煤气以及矿井中的一氧化碳吸入而致中毒。

（1）轻度中毒：患者可出现头痛、头晕、失眠、视物模糊、耳鸣、恶心、呕吐、全身乏力、心动过速、短暂昏厥。

（2）中度中毒：除上述症状加重外，口唇、指甲、皮肤黏膜出现樱桃红色，多汗，血压先升高后降低，心率增快，心律失常，烦躁，一时性感觉和运动分离（尚有思维，但不能行动）。症状继续加重，可出现嗜睡、昏迷。经及时抢救，可较快清醒，一般无并发症和后遗症。

（3）重度中毒：患者迅速出现昏迷、呼吸抑制、心律失常或心力衰竭，面色苍白或青紫，血压下降，瞳孔散大，最后因呼吸麻痹而死亡。经抢救存活者可有严重合并症及后遗症。

10 一氧化碳中毒怎样处理？

（1）现场处理：迅速将患者转移到空气新鲜的地方，卧床休息，保暖，保持呼吸道通畅。注意：一氧化碳比空气轻，施救者应尽量爬行入室。

（2）纠正缺氧：迅速纠正缺氧状态。吸入氧气增加 CO 的排出。高压氧舱治疗能增加血液中溶解氧，提高动脉血氧分压，使毛细血管内的氧容易向细胞内弥散，可迅速纠正组织缺氧。呼吸停止时，应及早进行人工呼吸，或用呼吸机维持呼吸。

（3）防治脑水肿：严重中毒后，脑水肿可在24～48 小时发展到高峰。脱水疗法很重要。目前最常用的是 20% 甘露醇，静脉快速滴注。

（4）促进脑细胞代谢：应用能量合剂，常用药物有三磷酸腺苷、辅酶 A、细胞色素 C 和大量维生素 C 等。

（5）防治并发症：昏迷期间加强护理。保持呼吸道通畅。预防发生压疮和肺炎。注意营养，必要时给予鼻饲。

11 有机磷农药中毒的表现有哪些？

有机磷农药中毒是指有机磷农药短时大量进入人体后造成的以神经系统损害为主的一系列伤害。有机磷农药进入人体的主要途径有三：经口进入，误服或主动口服；经皮肤及黏膜进入，多见于热天喷洒农药时有机磷落到皮肤上；经呼吸道进入，空气中的有机磷随呼吸进入体内。

其典型症状或体征主要有：流口水、大汗、瞳孔缩小和肌肉颤动。一般当出现上述症状或体征和有农药接触史，可诊断为有机磷农药中毒；如4个症状或体征中仅出现3个，也应该考虑为有机磷农药中毒。

12 有机磷农药中毒怎样处理？

（1）迅速清除毒物：将中毒者移离开染毒环境，脱去污染衣物，用清水彻底清洗染毒的皮肤、指甲和毛发。经口中毒者尽早洗胃，原则是宜用粗胃管反复洗胃，持续引流，即首次洗胃后保留胃管，间隔3～4小时重复洗胃，洗至引流液清澈、无味为止。

（2）特效解毒剂应用：在清除毒物过程中，应同时使用胆碱酯酶重活化剂和抗胆碱药治疗。用药原则是：根据病情早期、足量、联合和重复应用解毒药，并且选用合理用药途径及择期停药。国内常用药物包括：氯磷定和碘磷定。

（3）对症支持治疗：包括保持呼吸道通畅；维持循环功能；镇静抗惊；防治脑水肿、抗感染、维持水电解质平衡等。

（4）血液净化治疗：对于重度中毒及就医较迟、洗胃不彻底、吸收毒物较多者，可行血液灌注或血浆置换治疗。

13 毒蘑菇中毒的表现有哪些？

毒蘑菇俗称毒蕈，由于某些毒蘑菇的外观与无毒蘑菇相似，常因误食而引起中毒。因食入毒蕈所含的毒素种类和分量不同，且患者体质、饮食习惯也不一样，故毒蕈中毒的症状也比较复杂，临床表现各异。我国所见的毒蕈约有 80 余种，分布范围很广，以毒性很强的红色捕蝇蕈及白帽蕈为多见，误食者死亡率甚高。

（1）胃肠炎型：潜伏期 0.5 ~ 1 小时，表现为恶心、呕吐、腹痛、腹泻等，严重者出现休克、昏迷。

（2）溶血型：潜伏期 6 ~ 12 小时，临床表现除有胃肠道症状外，可出现溶血性黄疸、贫血、血红蛋白尿、肝脾肿大等。

（3）肝损害型：潜伏期 6 ~ 72 小时，多在 24 小时内发病，初期有胃肠道症状，随后出现肝大、黄疸、出血倾向和转氨酶升高，严重者发生肝性脑病而死亡。

（4）神经精神型：潜伏期 1 ~ 6 小时，表现除有胃肠道症状外，可出现多汗、流涎、瞳孔缩小等，严重者出现精神错乱、幻觉、谵妄、昏迷甚至呼吸抑制而死亡。

14 毒蘑菇中毒怎样处理？

（1）催吐、洗胃、导泻：应及时采取催吐、洗胃、导泻等方法以迅速排出尚未吸收的毒物。

（2）解毒剂治疗：可根据病情用阿托品 0.5 ~ 1mg 皮下注射，每 0.5 ~ 6 小时 1 次，必要时可加大剂量或改用静注。也可用盐酸戊乙奎醚 1 ~ 6mg 肌内注射，每 8 ~ 12 小时 1 次。

（3）透析疗法：适用于危重症肾衰竭者，或对大多数毒蕈生物碱的清除有一定作用。

（4）对症与支持治疗：积极纠正水、电解质及酸碱平衡紊乱。利尿，促使毒物排出；对有肝损害者给予保肝支持治疗。肾上腺皮质激素对急性溶血、中毒性肝损害、中毒性心肌炎等有一定治疗作用，应用原则是早期、短程（一般 3 ~ 5天）、大剂量。出血明显者宜输新鲜血或血浆、补充必需的凝血因子。有精神症状或有惊厥者应予镇静或抗惊厥治疗。

15 蜜蜂蜇伤会有怎样的症状？

蜜蜂蜇伤的中毒机制：主要为蜜蜂毒素，能促使组胺释放，引起局部和全身反应，黄蜂及胡蜂毒素含较多的缓激肽而加剧局部反应。

常见症状：

（1）局部反应：灼痛红肿，一般于 24 小时内消退；如蜂刺留在伤口内，可引起局部化脓。

（2）全身反应：呕吐、心悸、呼吸窘迫；过敏者有鼻炎、荨麻疹、黏膜水肿、气喘和过敏性休克等；同时受刺几百处以上者，往往危及生命，刺伤眼结膜者，情况比较严重。

（3）黄蜂及胡蜂既能尾刺，又能口咬，局部出现组织坏死、严重的全身反应可并发肾小管细胞变性坏死，心律失常或过敏性休克。

16　怎样处理蜂蜇伤的伤口？

一般常见的蜂有马蜂、蜜蜂、黄蜂和胡蜂。蜂类毒素中主要有蚁酸、多种酶、神经毒素、溶血毒素等。

蜂蜇伤的伤口处理如下：

（1）仔细检查伤口，若是有毒刺，将毒刺拔除。

（2）蜜蜂的毒素呈酸性，如果是蜜蜂蜇伤的话，用肥皂水、碳酸氢钠水或者盐水冲洗。

（3）胡蜂和马蜂的毒素呈碱性，如果是胡蜂或马蜂蜇伤，则用食醋冲洗。可涂一些家里有的解热、消肿、止痛的药膏，也可将生姜、大蒜剁碎敷于伤口。

（4）简单处理后，如果出现头痛、头昏、恶心、呕吐、烦躁、发热等症状或者局部红肿等过敏症状时，应立即到医院做抗过敏等处理。

17　蛇咬伤会有怎样的症状？

蛇分为毒蛇与无毒蛇两大类，我国大约有 50 余种毒蛇，剧毒者 10 余种。蛇咬伤以南方为多。无毒蛇咬伤时，皮肤留下细小齿痕，局部稍痛，可起水疱，无全身反应。毒蛇咬伤，留下一对较深齿痕，蛇毒注入体内，引起严重中毒。蛇毒是含有多种毒蛋白、溶组织酶以及多肽的复合物。

毒蛇咬伤后的主要临床表现：

（1）局部伤处疼痛，肿胀蔓延迅速，淋巴结肿大，皮肤出现血疱、淤斑甚至局部组织坏死。

（2）全身虚弱、口周感觉异常、肌肉震颤，或是发热恶寒、烦躁不安、头晕目眩、言语不清、恶心呕吐、吞咽困难、肢体软瘫、腱反射消失、呼吸抑制，最后导致循环呼吸衰竭。

（3）部分患者伤后可因广泛的毛细血管渗漏引起肺水肿、低血压、心律失常；皮肤黏膜及伤口出血，血尿、尿少，出现肾功能不全以及多器官衰竭。

（4）化验检查可见血小板、纤维蛋白原减少，凝血酶原时间延长，血肌酐、尿素氮增高，肌酐磷酸激酶增加，肌红蛋白尿等异常改变。

18 怎样处理蛇咬伤的伤口？

治疗愈早愈好，应在咬伤 1 小时内进行。

（1）结扎：立即在肢体咬伤处的近心端，扎以止血带或替代物。结扎紧度以阻断静脉血液和淋巴液回流为准。结扎后每 20 分钟放松 1～2 分钟，以免肢体因血液循环障碍过久而坏死，待急救处理后，结扎即可解除。

（2）冲洗伤口：立即用冷开水、肥皂水（有条件时用生理盐水或 1：5000 高锰酸钾溶液）冲洗伤口。

（3）扩创排毒：用消毒手术刀（急救现场可用烧灼过的刀具代替）按毒牙痕的方向纵行切开，如无毒牙痕发现，则经伤口作十字形切开长约 1～1.5 厘米，深达真皮下，使淋巴液外流即可。再用拔火罐或吸乳器反复多次在伤口吸出毒液，如无以上条件，可直接用口吸吮，但吸吮者应无龋齿、口腔黏膜无破损，吸后伤口要消毒，吸者要漱口。最后将患肢浸在2%冷盐水中，用手自上而下向伤口挤压排毒约30分钟，彻底排毒后，盖以消毒敷料。

（4）早期冷敷：可使患肢周围减慢毒液吸收，可用冰块或冷饮。

（5）其他：保持安静，绝对卧床，限制患肢活动。

经以上伤口急救处理后，按当时条件，选择解毒措施，对症治疗。

19 颈椎骨折患者如何搬运？

颈椎骨折多发生于头部遭受外力以后。伤后颈部即有锐痛，活动时疼痛加剧均提示伤员颈椎受伤。颈椎损伤易造成颈髓损伤。高位颈髓损伤所致的呼吸抑制可引起突然死亡，因此我们应给予准确的搬运方法，降低颈椎损伤患者的致残率和死亡率。

（1）遇有颈椎受伤的病员，首先应注意不轻易改变其原有体位，如坐位不行，立即让其躺下，应用颈托固定其颈部。

（2）如无颈托，则头部的左右两侧可用软枕或衣服等物固定，使头颈部呈正中位，头部不要前屈或后仰，最后用一条带子通过伤员额部固定头部，限制头部前后左右晃动。

（3）然后一人托住其头部，其余人协调一致用力将伤病员平直地抬到担架上。搬运时注意用力一致，以防止因头部扭动和前屈而加重伤情。

20　脊柱损伤患者如何搬运?

遇有脊柱损伤或疑似损伤的伤病员，不可任意搬运或扭曲其脊柱部。在确定性诊断治疗前，按脊柱损伤原则处理。

（1）搬运时，顺应伤病员脊柱或躯干轴线，滚身移至硬担架上，如果使用帆布担架能放上一块木板则更好。一般为仰卧位，有铲式担架搬运则更为理想。

（2）搬运时，原则上应有2~4人同时进行，由一人统一指挥，用力均匀，动作一致。切忌一人抱胸，另一人搬腿的双人拉车式搬运法，因它会造成脊柱的前屈，使脊椎骨进一步压缩而加重损伤。

（3）长途运输的伤员应准备氧气袋，给予输液或输血，并应有医务人员陪同。运送途中，定时翻身，颈椎骨折视情况配置颈托，但不要影响呼吸。

21　手指被割伤了，我应该怎样处理?

在人们的日常生活中，手指切割受伤经常发生，如果处理不当，合并感染、发生败血症等，就会给我们的生命带来威胁。一旦发生手切割伤，我们可以进行如下处理：

（1）受伤后，如果伤口流血不止，属手指受伤的，可用对侧手的拇、示指紧紧捏住伤指根部两侧，也可用橡皮筋在伤指根部结扎止血，及时就医。

（2）伤口先用冷开水或生理盐水冲洗干净，再涂上碘酒或75%乙醇溶液消毒，然后包扎。

（3）如果伤口很深或较大，需要紧急送往医院进行抢救治疗。在送往医院的途中也应该尽量止血，并保护伤口，可用消毒纱布压迫或包扎伤口，切忌乱上药。万一手指被切断，断指最好用纱布包裹。有条件的应放入冰盒内带往医院，请医生考虑具体情况进行处理。

（4）如果是脏东西或生锈的锐器划伤了皮肤，应该上医院注射破伤风抗毒血清或破伤风抗毒素。

22 遇到什么样的外伤需要打破伤风针？

破伤风是由破伤风梭菌引起的一种急性疾病，破伤风梭菌在化脓菌感染的伤口中繁殖产生外毒素引起中枢神经系统暂时性功能性改变。破伤风针是通过被动免疫获得保护。

（1）创口越深、越脏，就越适宜破伤风梭菌的生长繁殖，发生破伤风的机会也就越多，这时候应打破伤风针。

（2）破伤风杆菌是厌氧菌，在无氧的条件下或伤口较深并合、伴有有氧菌感染的情况下易生长繁殖（有氧菌消耗氧气使厌氧菌容易繁殖）。破伤风杆菌在泥土及铁锈中多见，所以在较深沾染泥土或被铁锈类铁器扎伤时均应打破伤风针。

（3）一般来说，只是被非铁器物划伤表皮，伤口不深，清创后可以不打。大多都应选择打破伤风针。因为感染破伤风后果严重前期表现为乏力、头痛、舌根发硬、吞咽不便及头颈转动不自如等，后期表现为肌肉持续性强直收缩及阵发性抽搐，咀嚼肌紧张，疼痛性强直，张口困难，苦笑面容，吞咽困难，颈项强直，角弓反射，呼吸困难，紧张，窒息甚至死亡。

23. 如何预防狂犬病？

狂犬病又名恐水症，是由狂犬病毒引起的一种侵犯中枢神经系统为主的急性人兽共患传染病。狂犬病毒通常由病兽通过唾液以咬伤方式传给人。临床变现为特有的恐水、怕风、恐惧不安、流涎、发作性咽肌痉挛、进行性瘫痪等，病死率达100%，一般在发病后36天内死于循环或呼吸衰竭。

控制和消灭传染源：狂犬是人类狂犬病的主要传染源。因此，对犬进行免疫，捕杀狂犬、野犬，是狂犬病的最有效措施。凡是发现患狂犬病的动物，都应立即捕杀。对患狂犬病动物尸体应焚烧或远离水源深埋（2m以下），不得剥皮和食肉。

24 犬咬伤的伤口怎样处理？

伤口处理包括伤口彻底冲洗和消毒处理。伤口处理时间越早越好，就诊时如伤口已结痂或者愈合，则不主张进行伤口处理。

（1）伤口冲洗：用20%肥皂水（或者其他弱碱性清洁剂）和一定压力的流动清水交替彻底冲洗，冲洗所有咬伤和抓伤处至少15分钟。然后用生理盐水将伤口洗净，最后用无菌脱脂棉将伤口处残液吸尽，避免在伤口处残留肥皂水或者清洁剂。深部伤口应用注射器插入伤口进行液体灌输、冲洗。如因疼痛，可给局部麻醉。

（2）处理：伤口彻底冲洗后用2.5%～3%碘酒（碘伏）或75%乙醇溶液涂擦伤口。如伤口情况允许，应当尽量避免缝合或包扎。伤口轻微时，可不缝合，也可不包扎，可用透气性敷料覆盖创面。若有必要应在局部伤口处理后应用抗生素及破伤风抗毒素（TAT）等。

对严重受染着（如头面部或颈部受伤，多处或深部受伤），确需缝合的，在完成清创消毒后，先用抗狂犬病血清（ARS）或狂犬病免疫球蛋白（HRIG）做伤口周围的浸润注射，使抗体浸润到组织中，以中和病毒，2小时后再进行缝合和包扎；伤口深而大者放置引流条，以利于伤口污染物及分泌物排出。伤口较深、污染严重者需应用抗生素及TAT等。

25　遇到什么样的情况需要打狂犬疫苗？

（1）暴露前狂犬病疫苗预防接种：狂犬病高暴露风险者应当进行暴露前免疫，包括从事狂犬病研究的实验室人员、接触狂犬病患者的人员、兽医、山洞探险者等。

（2）暴露后狂犬病疫苗预防接种：如不慎被狗、猫或患病动物咬伤，或皮肤破损处被患病动物（狂犬）、患者唾液沾污者，应及早进行暴露后预防接种。狂犬病疫苗不分体重和年龄，每针次均接种1个剂量，接种狂犬病疫苗应当按时完成全程免疫。一般情况下，全程接种狂犬病疫苗后体内抗体水平可维持至少1年，如再次暴露发生在免疫接种过程中，则继续按照原有程序完成全程接种，不需加大剂量；全程免疫后半年内再次暴露者一般不需要再次免疫；全程免疫后半年到1年内再次暴露者，应当于0、3天各接种1针疫苗；在1~3年内再次暴露者，应当于0、3、7天各接种1针疫苗；超过三年者应全程接种狂犬病疫苗。

26　什么情况下不能洗胃？

（1）吞服强酸、强碱类腐蚀性毒物者。

（2）肝硬化合并门脉高压者。

（3）上消化道出血、穿透性胃溃疡、十二指肠溃疡、胃黏膜糜烂者。

（4）食管狭窄、贲门狭窄或梗阻者。

（5）长期服用阿司匹林、氨茶碱等药物者。

27 洗胃时患者应该采取什么体位？

（1）洗胃时应采取左侧卧位。

（2）当患者左侧卧位时，胃底处在最低位，蠕动又非常弱，加之幽门保护性痉挛收缩，使毒物储存于胃底，即提高了幽门位置，关起"门"来洗胃，又有利于胃管在胃部的抽吸，减少了毒物通过幽门进入肠道的吸收。同时，左侧卧位又起到体位引流的作用，防止呕吐物误吸气管入肺的情况发生。

28 洗胃后的注意事项？

洗胃是指将一定成分的液体灌入胃腔内，混和胃内容物后再抽出，如此反复多次。其目的是为了清除胃内未被吸收的毒物或清洁胃腔。对于急性中毒如短时间内吞服有机磷、无机磷、生物碱、巴比妥类药物等，洗胃是一项重要的抢救措施。

（1）洗胃后患者应注意保暖，安静休息头偏向一侧，防止呕吐误吸。

（2）遵医嘱进行生命体征监测，防止心脏骤停的发生。

（3）患者应注意有没有腹胀进行性加重，主要表现，伴有腹痛，腹部高度膨隆，腹肌紧张以及黑便，出现上述症状应及时通知医生、护士。

（4）患者可进食后，遵医嘱予以温凉流食或半流食，避免过热、粗糙、辛辣等刺激性饮食。

（5）患者洗胃后可出现水中毒及电解质紊乱等现象，患者可能会出现极度恐惧现象，应安抚患者情绪，并遵医嘱用药。

29 外伤出血的急救措施有哪些？

（1）止血：指压动脉止血、直接压迫止血、加压包扎止血、填塞止血、止血带止血。

（2）包扎：保护伤口，预防感染。

（3）持续心电监护、吸氧。

（4）建立静脉通路：补充血容量。

（5）查血常规、血型、凝血、肝肾功能、感染四项（乙肝、丙肝、梅毒、艾滋），准备输血（同意书、配血）。

30 抽搐的患者为什么置口咽通气道？

患者抽搐时放置口咽通气道可防止舌后坠堵塞气道，使患者开放气道，保持呼吸道通畅，为下一步急救做好准备；抽搐患者多牙关紧闭，有时会咬住自己的舌头，口咽通气道可以有效地充当压舌板的作用防止牙关紧闭，误伤患者自己；口腔中唾液分泌较多，患者发生抽搐时容易发生误吸，将口咽通气道立即置入口中，可以进行快速负压吸痰，减少误吸呛咳的发生。

31 冻伤的表现有哪些？

冻伤是指寒冷引起机体的损伤统称为寒冷损伤，包括全身性寒冷损伤和局部组织的寒冷损伤，前者称为冻僵，后者称为冻伤。局部冻伤表现为现有寒冷感和针刺样疼痛，皮肤苍白，继之出现麻木或知觉丧失。

冻伤分为四度：

（1）一度：仅伤及表皮层，可自行消退，不留痕迹。冻伤面明显充血和水肿，皮肤呈紫红色红斑、发痒。复温后，出现红肿、刺痛和灼热等症状。

（2）二度：达真皮层，不留瘢痕，有水疱形成，局部疼痛较剧烈，感觉迟钝，红肿明显；水疱液清，属浆液性。

（3）三度：皮肤全程坏死，留有瘢痕，影响功能，皮肤发绀、表面感觉消失、疼痛剧烈，冻区周围出现水肿和血性水疱；坏死痂皮脱落后，露出肉芽组织，不易愈合。

（4）四度：达机体全层，包括肌肉和骨组织坏死。皮肤呈紫蓝色、表面感觉消失、疼痛难忍，冻伤区与健康组织交界处出现水疱。2 周左右出现干性坏疽，并发感染者为湿性坏疽。

32 冻伤怎么处理？

（1）一、二度冻伤：用 0.1% 苯扎溴铵涂抹冻伤区及其周围，选用干软的吸收性辅料做保暖包扎，也可局部涂抹冻伤膏，对有较大水疱者，可用注射器抽出疱液后再包扎。

（2）三、四度冻伤：按清创步骤用肥皂水轻柔擦洗冻伤部位，然后用无菌盐水冲洗干净，局部涂抹冻伤膏，再用无菌纱布和棉垫保暖包扎，并将患者适当抬高。冻伤早期要特别注意保护创面，待其坏死组织分解明显后再进一步处理。

33 中暑的表现有哪些？

中暑是指在高温环境下人体体温调节功能紊乱而引起的中枢神经系统和循环系统障碍为主要表现的急性疾病。除了高温、烈日暴晒外，工作强度过大、时间过长、睡眠不足、过度疲劳等均为常见的诱因。

中暑分级：

（1）先兆中暑：多汗、口渴、无力、头晕、眼花、耳鸣、恶心、心悸、注意力不集中、四肢发麻、动作不协调等。

（2）轻症中暑：患者体温升高到38℃以上、面色潮红或苍白、大汗、皮肤湿冷、脉搏细弱、心率快、血压下降。

（3）中症中暑：常伴有头痛、麻木、眩晕、不安或精神错乱、定向力障碍、肢体不能随意运动等，皮肤出汗停止、干燥、灼热而绯红，体温常在40℃以上。

（4）重症中暑：分为热痉挛、热衰竭、日射病和热射病。

1）热痉挛：症状为肌肉阵发性的痉挛的疼痛。常出现于大量出汗及口渴，饮水多而盐分补充不足所致血中氯化钠浓度急速明显下降时。

2）热衰竭：症状为头晕、头痛、心慌、口渴、恶心、呕吐、皮肤湿冷、血压下降、晕厥或神志模糊。

3）日射病：症状为剧烈头痛、恶心呕吐、烦躁不安、继而出现昏迷及抽搐。

4）热射病：症状为发病早期有大量冷汗，继而无汗、呼吸浅快、脉搏细速、躁动不安、意识模糊、血压下降，逐渐向昏迷伴四肢抽搐发展；严重者可产生脑水肿、肺水肿、心力衰竭等。

34 中暑怎样处理？

（1）紧急救护：脱离高温环境，迅速将中暑者转移至阴凉通风处休息。使其平卧，头部抬高，松解衣扣。

（2）补充液体：如果中暑者神志清醒，并无恶心、呕吐，可饮用含盐的清凉饮料、茶水、绿豆汤等。

（3）人工散热：可采用电风扇吹风等散热方法，但不能直接对着患者吹风，防止又造成感冒。

（4）冰敷：可以头部冷敷，应在额头、腋下、腹股沟等大血管处放置冰袋或者冰棍、冰块、冰激凌等放置在塑料袋内备用，并可用冷水或30%酒精擦浴直到皮肤发红。

注：每10~15分钟测量体温1次。

35　烫伤的表现有哪些？

常见于低热烫伤，是由高温液体、高温固体或高温蒸汽等所致损伤。烫伤程度分为三度。

（1）一度：烫伤只损伤皮肤表层，红、肿、热、痛，感觉敏感，表面干燥无水疱，不破皮。

（2）浅二度烫伤：烫伤是真皮损伤，剧痛，感觉敏感，有水疱，疱皮脱落后，可见创面均匀发红、水肿明显。

（3）深二度烫伤：感觉迟钝，有或无水疱，基底苍白，间有红色斑点，创面潮湿，拔毛时痛，毛根有正常解剖结构。数日后，若无感染，可出现网状栓塞血管。

（4）三度：烫伤是皮下，脂肪、肌肉、骨骼都有损伤，皮肤痛感消失，无弹性、干燥，无水疱，如皮革状，蜡白、焦黄或炭化；拔毛不痛，无正常毛根解剖结构。数日后，可出现粗大树枝状栓塞血管。

36　烫伤后怎样处理？

刚被烧伤、烫伤，可以对伤处进行降温处理，防止余热对肌肤深层组织造成伤害，同时可以缓和痛感。

处理方法：

（1）用白酒冲洗伤口，只需要普通的白酒就可以（20～50°的白酒，不可用酒精），能够快速吸收烧烫伤处的余热。

（2）如果没有酒，可以用纯净水淘米，取第二次淘米水冲洗伤口降温。

（3）再或者用凉开水冲洗降温。

以上三种方法都可以使用，酌情选择最便捷的方式。但是请切记：不能用生冷水冲洗或者浸泡伤口，否则会造成热毒内浸，引起肌肤溃烂，加重伤势，会大大增加留疤的概率。

具体针对不同烧伤程度的处理方法：

（1）一度：立即脱去衣袜后，将创面放入冷水中浸洗半小时。一般来说，浸泡时间越早，水温越低（不能低于5℃，以免冻伤）效果越好。再用麻油、菜油涂擦创面。

（2）二度：大水疱可用消毒针刺破水疱边缘放水，涂上烫伤膏后包扎，松紧要适度。

（3）三度：应用干净布包住创面及时送往医院。不可在创面上涂紫药水或膏类药物，影响病情观察与处理。

37 淹溺的表现有哪些？

淹溺患者一般表现为面部青紫肿胀、眼结膜淤血、四肢厥冷，或神志消失、呼吸停止大动脉搏动消失；口鼻内有泥土、杂草或异物，腹部膨隆。

（1）由于呼吸道的堵塞，出现呼吸困难、微弱甚至停止，听诊双肺布满湿啰音，咳粉红色泡沫痰，淡水淹溺时肺水肿更加明显。

（2）皮肤紫粉、四肢发冷，脉搏细弱、血压下降、心律失常、心力衰竭，严重者可以出现心脏停搏。

（3）表现较晚，少尿或无尿，可以出现蛋白尿或深红色尿，甚至肾功能衰竭。

（4）腹部饱满，胃内大且积水，海水淹溺者多有口渴。

（5）淹溺患者有烦躁不安、昏迷、抽搐、牙关紧闭等症状。

38　淹溺后怎样急救？

（1）自救

1）不熟悉水性误入水者，可自救。首先，落水后不要心慌意乱，应保持头脑清醒。方法是：采取仰面位，头顶向后，口向上方，口鼻可露出水面，就能进行呼吸，不可将手上举或挣扎，反而易使人下沉，使身体浮于水面，以待他人施救；

2）会游泳者，若因小腿腓肠肌痉挛而致淹溺，应息心静气，及时呼人援救，同时自己将身体抱成一团，浮上水面；深吸一口气，把脸浸入水中，将痉挛（抽筋）下肢的拇指用力向前上方拉，使拇指跷起来，持续用力，直到剧痛消失，痉挛也就停止。一次发作之后，同一部位可以再发痉挛，所以对疼痛处要充分按摩和慢慢向岸上游去，上岸后亦应再按摩和热敷患处。若手腕肌肉痉挛，自己将手指上下屈伸，并采取仰面位，以两足游泳。

（2）他救

1）迅速将溺水者救上岸。

2）立即清除口鼻腔内的异物，保持呼吸道通畅。

3）平卧位，头侧向一侧或俯卧位，面朝下。

4）不强调控水，以免延误抢救时机。

5）呼吸心跳停止，瞳孔散大，口唇青紫明显，神志不清，立即进行心肺复苏（CPR）。方法：抬起溺水者的下巴，保证气道通畅，将一只手的掌根放在另一只手上置于胸骨中段进行胸外按压，双肘垂直方向下压，至少100次/分，下压深度至少5cm。

6）呼叫急救人员前来救援。

39 眼睛里进了异物应该怎么处理？

（1）沙尘，煤屑等异物：沙尘、煤屑进入眼睛后，眼睛进入应激反应，刺激泪水产生，这时用手轻轻捏住眼皮，慢慢抖动，泪水可将异物冲出。如异物泪水冲出无效时，可以请人用示指和拇指轻轻把眼睑向外推翻，找出异物。这时可用湿棉签轻轻擦掉异物，翻眼皮时手要注意保持干净。

（2）石灰、腐蚀性液体、化学液体等对眼睛有强烈刺激性的物质：这时千万不要用手揉眼睛，正确的方法是用清水冲洗 20 分钟以上，然后速请医生处理。

（3）发丝或眼睫毛进入眼睛内。这时可用一个干净的脸盆，盛上一盆干净的水，把头浸入水里，以浸过眼睛为宜，猛眨眼睛或用示指和拇指轻抖眼皮，这样，异物会很容易掉出来，如沙子、灰尘等用第一种方法无效时，也可采取此方法。

（4）有感染性异物进入眼睛，如铁屑：铁屑进入眼睛后，就会卡到眼睛中，使用水是冲洗不出来的。用干净的纱布捂住眼睛，然后找医生诊断处理。

40 耳朵里进了异物应该怎么处理？

（1）若小昆虫飞入耳中，可将患者带到黑暗处用手电筒向耳中照射，或将患耳对向灯光，昆虫往往自行向亮处飞出或爬出。若未能使小昆虫退出，可将植物油类灌满外耳道，令小虫窒息死亡。然后把有虫体的耳朵朝下侧卧，虫体可从耳道内流出。

（2）若珠子、玩具、纽扣之类入耳，可用单脚顿跳几次，可能令异物蹦出来，也可以用耵聍钩经异物周围空隙绕过异物的深处钩出，切忌将异物推入深处。

（3）若黄豆、植物种子、花生米等可膨胀的异物入耳，可先滴入95%酒精，使之缩小，再倒出或取出。

（4）若泥块入耳不便取出时，可用温开水或温生理盐水冲洗，中耳炎鼓膜穿孔者不宜冲洗，可用棉花棍头之纤维扫出，或用挖耳、小匙小心挖出。

（5）扁形和棒形状异物可用耳镊夹出。

注意：采用上述方法后，仍不能将异物取出者，应尽快到医院请耳鼻喉科医生来取。因异物在耳内存留过久，可引起外耳道炎等。

41　鼻子出血怎么办？

鼻出血又称鼻衄，是一种常见症状，出血量可少可多，轻者仅涕中带血，重者可因出血过多引起休克，反复出血可导致贫血。鼻出血的紧急处理方法：

（1）身体前倾，按压鼻翼软骨（鼻部柔软部分）10分钟。身体前倾可以最大限度，避免误咽血液，造成不适，而按压鼻翼软骨可以通过压迫达到止血目的，且方便快捷。

（2）如有条件，可用冰袋冷敷。冰袋冷敷可以快速降低局部温度，辅助收缩血管，以加快止血速度。冰袋的放置位置可选择在鼻梁上，鼻翼软骨附近等，应注意不要延误压迫止血。

（3）如出血仍持续，考虑就医止血。

42 扎了鱼刺怎么办?

（1）较小的鱼刺，有时随着吞咽，自然就可滑下去了。

（2）若发现鱼刺不大，扎得不深，可用长镊子或筷子夹住异物轻轻地拔出即可。

（3）如经过上述处理，仍无改善，请及时就医。千万不能让患者囫囵吞咽大块馒头、烙饼等食物。可能会导致鱼刺刺得更深，更不宜取出，严重时会导致感染。

43 心肌梗死的表现有哪些?

心肌梗死是冠心病的危急症候，通常多有心绞痛发作频繁和加重作为基础，也有无心绞痛史而突发心肌梗死的病例（此种情况最危险，常因没有防备而造成猝死）。

心肌梗死的表现：

（1）突发时胸骨后或心前区剧痛，向左肩、左臂或他处放射，且疼痛持续半小时以上，经休息和含服硝酸甘油不能缓解。

（2）少数患者无疼痛，一开始即表现为休克或急性心力衰竭。

（3）部分患者疼痛位于上腹部，可能误诊为胃穿孔、急性胰腺炎等急腹症；少数患者表现颈部、下颌、咽部及牙齿疼痛，易误诊。

（4）神志障碍：可见于高龄患者。

（5）全身症状：难以形容的不适、发热。

（6）胃肠道症状：表现恶心、呕吐、腹胀等，下壁心肌梗死患者更常见。

（7）心律失常：见于75%~95%患者，发生在起病的1~2周内，以24小时内多见，前壁心肌梗死易发生室性心律失常，下壁心肌梗死易发生心率减慢、房室传导阻滞。

（8）心力衰竭：主要是急性左心衰竭，在起病的最初几小时内易发生，也可在发病数日后发生，表现为呼吸困难、咳嗽、发绀、烦躁等症状。

（9）低血压、休克：急性心肌梗死时由于剧烈疼痛、恶心、呕吐、出汗、血容量不足、心律失常等可引起低血压，大面积心肌梗死（梗死面积大于40%）时心排血量急剧减少，可引起心源性休克，收缩压<80mmHg，面色苍白，皮肤湿冷，烦躁不安或神志淡漠，心率增快，尿量减少。

44 高血压危象的表现有哪些？

高血压危象是指在高血压基础上发生暂时性全身细小动脉强烈痉挛，导致血压急剧升高并引起一系列临床症状。其诱因包括过度劳累、精神创伤、寒冷及内分泌失调等。

临床表现为：

（1）血压突然升高：收缩压220~240mmHg，舒张压120~130mmHg以上。

（2）交感神经强烈兴奋表现：发热、出汗、心率加快、皮肤潮红、口干、尿频、排尿困难及手足颤抖等。

（3）急性肺水肿、高血压脑病或急性肾衰竭表现。眼底视盘（视乳头）渗出、水肿、火焰状出血等。

45 严重过敏引起休克的表现有哪些？

过敏性休克是外界某些抗原性物质进入已致敏的机体后。通过免疫机制在短时间内发生的一种强烈的多脏器累及症候群。

临床表现：

（1）皮肤黏膜表现：是过敏性休克最早也是最常出现的症状，包括皮肤潮红、瘙痒，继以广泛的荨麻疹或血管神经性水肿；还可出现打喷嚏、流清水样鼻涕、声音嘶哑，甚至影响呼吸。

（2）呼吸道阻塞症状：是过敏性休克最多的表现，也是最主要的死因。由于气道水肿、分泌物增多，喉和支气管痉挛，患者出现胸闷、憋气、发绀、喉头堵塞感、气急、喘鸣，以致因窒息而死亡。

（3）循环衰竭表现：患者先有心悸、出汗、面色苍白、脉速而弱；然后发展为肢冷、发绀、血压迅速下降、脉搏消失，甚至测不到血压，最终导致心跳停止。

（4）意识改变：先出现濒死恐惧感、烦躁不安和头晕，随着脑缺氧和脑水肿加剧，可发生昏迷、四肢抽搐、肢体强直等。

（5）其他症状：比较常见的有刺激性咳嗽、连续打喷嚏、恶心、呕吐、腹痛、腹泻，最后出现大小便失禁。

46 出现药物过敏时的措施有哪些？

（1）立即停用怀疑的过敏药物。

（2）如药物过敏症状较轻，仅出现荨麻疹或血管神经性水肿皮肤的表现，可以口服一些抗过敏药物，如氯苯那敏（扑尔敏）、西替利嗪（仙特明）、氯雷他定（开瑞坦）等短效或长效的抗过敏药物；或者外涂一些止痒的药物，如炉甘石洗剂、硼酸冲洗液等止痒。观察皮疹的变化及患者的一般症状变化。

（3）如果过敏症状严重，出现呼吸道阻塞、循环衰竭、意识改变等严重过敏症状时，要立即打 120 或者 999 送到医院急诊室进行治疗。

47 如何判断上消化道出血的出血量？

消化道出血分为上消化道出血和下消化道出血。上消化道出血是指十二指肠悬韧带（Treitz 韧带，屈氏韧带）以上的食管、胃、十二指肠、上段空肠以及胰管和胆管的出血。下消化道出血是指十二指肠悬韧带以下的肠道出血。

出血量的估计：潜血试验阳性说明每天出血量在 5ml 以上；粪便呈柏油样时，每天出血量在

60ml 以上；呕血（新鲜血，非咖啡色）说明出血在胃腔内积存 250～300ml 以上。

48　消化道出血的急救措施有哪些？

（1）持续心电监护、吸氧。

（2）查血常规、血型、凝血、肝肾功、感染四项，准备输血（同意书、配血）。

（3）建立静脉通路：以外周粗静脉为主或者中心静脉置管。

（4）置入胃管：减轻胃内压力，观察有无活动性出血。

（5）禁食水：抬高床头防止误吸，意识障碍考虑气管插管。

49　如何判断咯血的出血量？

咯血：咳嗽有血或痰中带血，应除外消化道、鼻喉咽部出血。

（1）小量咯血：1 次或 24 小时内咯血 <100ml。

（2）中量咯血：1 次咯血在 100～300ml 或 24 小时咯血在 500ml 以内。

（3）大量咯血：1 次咯血在 300ml 以上或 24 小时咯血在 500ml 以上。

50　大咯血的治疗措施有哪些？

（1）持续心电监护、吸氧。

（2）建立静脉通路。

（3）患侧卧位，禁止拍背，适当镇咳。

（4）垂体后叶素 0.1~0.2U/min 泵入。

（5）气道不能维持或呼吸衰竭应立即气管插管，可尝试头低足高位清除气道积血。

（6）查血常规、血型、凝血、肝肾功、感染四项，准备输血（同意书、配血）。

51 如何判断外伤的出血量？

出血是任何创伤均可发生的并发症，又是主症，它是威胁伤病员生命十分重要的原因之一。

（1）出血量 <500ml：症状不明显。

（2）出血量 <1500ml：头晕、视物模糊、心慌、面色苍白、呼吸困难、脉细、血压下降。

（3）出血量 >1500ml：严重呼吸困难、心力衰竭、休克、出冷汗、四肢厥冷、血压下降。

52 出血性质的判断：

（1）毛细血管出血：呈点状或片状渗出，色鲜红，可自愈。

（2）静脉出血：较缓慢流出，色暗红，多不能自愈。

（3）动脉出血：呈喷射状，色鲜红，多经急救尚能止血

53 低血糖的急救措施有哪些？

（1）早期低血糖仅有出汗、心慌、乏力、饥

饿等症状。神志清醒时，可给患者口服糖水、含糖饮料，或进食糖果、饼干、面包、馒头等即可缓解。

（2）如患者神志已发生改变，应该用50%葡萄糖40~60ml静脉注射，更严重时，可用10%葡萄糖持续静脉滴注。神志不清者，切忌喂食以免呼吸道窒息。

（3）胰高血糖素的应用有条件可用胰高血糖素1mg肌内注射，但胰高血糖素价格较高。

（4）对于药物性低血糖，应及时停用相关药物。用阿卡波糖（拜糖平）治疗的患者如发生低血糖则需用葡萄糖口服或静脉应用治疗。

（5）预防：糖尿病患者尤其合并心脑血管疾病的老年患者，应注意预防低血糖的发生。

（6）制定适宜的个体化血糖控制目标。

（7）进行糖尿病教育：包括对患者家属的教育，识别低血糖，了解患者所用药物的药代动力学，自救方法等。

（8）充分认识引起低血糖的危险因素：①定时定量进餐，如果进餐量减少应相应减少药物剂量；②运动前应增加额外的碳水化合物摄入；③酒精能直接导致低血糖，避免酗酒和空腹饮酒。

（9）调整降糖方案：合理使用胰岛素或胰岛素促分泌剂。定期监测血糖，尤其在血糖波动大、环境、运动等因素改变时要密切监测血糖。

54　肠梗阻的表现有哪些？

任何原因引起的肠内容物通过障碍统称肠梗阻。

肠梗阻的临床表现主要是腹痛、呕吐、腹胀、无大便和无肛门排气。

（1）腹痛：单纯性机械性肠梗阻一般为阵发性剧烈绞痛。

（2）呕吐：呕吐在肠梗阻后很快即可发生，然后进入一段静止期，再发生呕吐时间视梗阻部位而定。

（3）腹胀：腹胀一般在梗阻发生一段时间以后出现。

（4）排便排气停止：在完全性肠梗阻发生后排气排便即停止。

（5）休克：早期单纯性肠梗阻患者全身无明显变化，后可出现脉搏细速、血压下降、面色苍白、眼球凹陷、皮肤弹性减退，四肢发凉等。

55　肠梗阻的急救措施有哪些？

肠梗阻发生后，会导致机体出现一系列病理变化，由于大量呕吐，不能进食，导致血容量减少和血液浓缩。酸性代谢产物增加，引起代谢性酸中毒。肠内容物淤积、细菌繁殖产生大量毒素，机体吸收后引起全身中毒症状，很易导致休克。解除肠梗阻，纠正水电解质、酸碱平衡失调，防治感染是总原则。

（1）解除肠道梗阻原因，恢复肠道的通畅。

1）颠簸疗法，适用早期肠扭转、肠粘连引起的肠梗阻。方法：术者立于患者一侧或背后，患者腹部放松下垂，术者双手合抱患者腹下，抱起患者腹部后突然放松，逐渐加重颠簸。每次连续3～5分钟，休息1～2分钟，至少进行3～4次，患者多有欣快感，随后症状减轻，有排便感。如无效尽快送医院救治。

2）空气灌肠复位法或植物油口服对小儿肠套叠引起的肠梗阻有效。

3）手术治疗。尤其是绞榨性肠梗阻和肠肿瘤引起的梗阻。

（2）胃肠减压减少胃肠积液，减轻腹胀，防止呕吐，同时可注入中药。

（3）静脉输液补充营养。

无论哪种类型肠梗阻，速送医院抢治为上策，特别是在院外急救无效而病情继续恶化时，应当分秒必争速送医院。

56 蛛网膜下腔出血的表现有哪些？

蛛网膜下腔出血指脑底部或脑表面的病变血管破裂，血液直接流入蛛网膜下腔引起的一种临床综合征，又称为原发性蛛网膜下腔出血。

临床表现为突然发生的剧烈头痛、恶心、呕吐和脑膜刺激征，伴或不伴局灶体征。剧烈活动中或活动后出现爆裂性局限性或全头部剧痛，难以忍受，呈持续性或持续进行性加重，有时上颈段也可出现疼痛。常见伴随症状有呕吐、短暂意识障碍、项背部或下肢疼痛、畏光等约25%的患者可出现精神症状，如欣快、谵妄、幻觉等。还可有癫痫发作、局灶神经功能缺损体征如动眼神经麻痹、失语、单瘫或轻偏瘫、感觉障碍等。

57 遇有突发公共事件发生，需要室内留观患者及家属配合什么？

（1）火灾：初期火情时协助医护人员适用灭火器扑灭小火，协助拨打报警电话。如遇重大火情协助医护人员组织疏散逃生，保证整齐有序，不争抢不拥挤。家属帮助医护人员转移病情较重患者。

（2）地震：协助医护人员组织逃生，不拥挤不争抢。如被困时保持镇定等待救援。

（3）如遇歹徒：保护自身及患者安全，迅速报警。在保证自身安全情况下协助制服歹徒。

58 患者复苏抢救时，为什么不让家属陪伴？

（1）患者家属可能难以控制其悲伤的情绪，会影响到医务人员的情绪。

（2）家属在现场干扰正常施救措施的开展以至于影响施救的质量。

（3）患者家属亲眼看到复苏抢救过程，可能对陪伴者造成精神伤害。

（4）患者家属来源于院外，可携带大量病菌进抢救室，可能导致医院感染。

59　抢救室的患者为什么要摘除假牙和首饰？

（1）抢救过程中可能会进行心肺复苏，气管插管等需要开放气道的操作，义齿在操作的过程中可能会脱落阻塞气道，使操作无法进行，耽误抢救的时间和患者的生命安全。

（2）耳钉等尖锐物在抢救过程中可能会对患者造成二次损伤，手镯等穿戴首饰可能影响静脉穿刺或抽血检查，因抢救过程忙乱，争分夺秒，首饰等贵重物品很容易发生遗失。

60　腰穿术后患者都需要注意哪些方面？

腰椎穿刺，简称"腰穿"，是指用腰穿针从腰椎间隙刺入腰池，测定脑脊液压力，并收集脑脊液进行临床检测的一种技术操作。

（1）患者术后应去枕平卧 4～6 小时，防止过早起床，引起低颅压性头痛。

（2）患者如果发生头痛，可鼓励患者多补充水分，必要时遵医嘱静滴生理盐水。

（3）患者应做好局部保护，穿刺针眼敷料防止潮湿、污染，24 小时内不宜淋浴，以免引起局部、椎管或颅内感染，如穿刺部位出现红、肿、热、痛等症状需及时告知医生处理。

61 胸腔穿刺术后患者都需要注意哪些方面？

胸腔穿刺术是治疗胸腔积液、脓胸、做胸膜活检及胸腔用药等常用诊疗技术。

（1）穿刺术部位无菌纱布覆盖并持续按压5～10分钟，或更长时间。

（2）患者应卧床休息，观察病情变化，遵医嘱监测生命体征。生命体征平稳者6小时后可取半卧位。24小时后方可洗澡。

（3）观察局部有无渗血、渗液，红、肿、热、痛、体温升高等应及时通知医生。

（4）鼓励患者积极排痰，保持呼吸道畅通，以利呼吸。

（5）术后24小时，患者病情平稳，鼓励患者下床活动，增加肺活量，以防肺功能丧失。

62 腹腔穿刺术后患者都需要注意哪些方面？

腹腔穿刺术是指为了诊断和治疗疾病，对有腹腔积液的患者进行腹腔穿刺。抽取积液的操作过程：

（1）穿刺放液后平卧24小时，密切观察体温、脉搏、呼吸、血压、神志、尿量及腹围的变化。

（2）密切观察穿刺部位有无渗液、渗血，有无腹部压痛反跳痛及腹肌紧张的腹膜感染征象。

（3）保持局部敷料清洁干燥。

（4）防止便秘，避免剧烈咳嗽，防止腹内压增高。

（5）肝功能差者要注意肝性脑病的先兆症状，如有异常，及时通知医生。

63 如何观察胸腔闭式引流瓶？

胸腔闭式引流是将引流管一端放入胸腔内，而另一端接入比其位置更低的水封瓶，以便排出气体或收集胸腔内的液体，使得肺组织重新张开而恢复功能。密切观察长玻璃管中水柱随呼吸上下波动的情况，有无波动是提示引流管是否通畅的重要标志。一般情况下，水柱上下波动的范围 $4 \sim 6cm$。患者若水柱波动过大、无波动，或者患者出现为气促、胸闷等肺受压症状，应及时通知医生处理。

64 为什么要对抢救室的患者采用保护性约束？

保护性约束是指医护人员针对患者病情的特殊情况，对其紧急实施的一种强制性的最大限度限制其行为活动的医疗保护措施，目的是最大限度地减少其他意外因素对患者的伤害。

实施保护性约束主要原因：

（1）抢救室患者出现危险行为（如自杀、自伤、极度兴奋冲动，有明显攻击行为）的发生率较高，有效的保护性约束可以避免患者伤害他人或者患者本人。

（2）抢救室患者发病急病情危重，多易出现神志的改变，多表现为谵妄、躁动，极易发生坠床等不良事件，良好的保护性约束可以有效地减少此类不良事件的发生。

（3）对于不配合治疗的患者，在耐心劝导无效时，使患者能够顺利地配合治疗的方法是保护性约束。

（4）患者身上管路过多，容易造成脱管而耽误治疗，有效的保护性约束可以有效降低脱管的发生率。

65 物理约束具体有哪些措施？

（1）两侧床档：防止患者离开床单位。

（2）约束腕带：用带有棉垫的约束带缠绕患者双手腕部或双足踝部，将其固定至床两旁。

（3）约束手套：多用于躁动以及身上管路较多的患者，将手局限在手套内，防止抓挠导致自伤或管路脱出。

（4）固定器：多用于骨折患者，减少患者因活动而造成的骨折位置的偏移。

66 如何避免口腔护理的并发症？

（1）窒息：清醒患者牙齿松动脱落，口腔护理时未取下义齿造成；昏迷，吞咽功能障碍的患者，应采取侧卧位，棉球不宜过湿。

（2）吸入性肺炎：为昏迷患者取仰卧位，将头偏向一侧，防止漱口水流入呼吸道；进行口腔护理的棉球要拧干，不应过湿，昏迷患者不可漱口，以免引起误吸。

（3）口腔黏膜损伤：擦洗时动作轻柔，以免造成损伤，引起出血；选择温度适宜的漱口水。

（4）误吸：头偏向一侧；神志不清者避免漱口；昏迷患者口腔分泌物较多时，可先行抽吸再清洁口腔；棉球不宜过湿。

（5）恶心、呕吐：动作要轻柔，擦舌部和软腭时不要触及咽喉部。

（6）口腔感染：注意观察口唇、口腔黏膜、舌、牙龈等处有无充血、水肿、出血、糜烂。尽量早晚刷牙，经常漱口，昏迷或生活不能自理者，由护士用生理盐水或漱口液进行口腔护理；加强营养，增强机体抵抗力，鼓励患者多进食。

67　哪些患者需要禁食禁水？

（1）手术前患者禁食、禁水。

（2）严重消化道疾病及出血的患者需要禁食、水，防止食物再次进入消化道刺激黏膜或胃肠蠕动造成再次出血。

（3）意识障碍的患者，神志欠清的患者应禁食禁水，此类患者的神经系统反应能力下降，吞咽咀嚼能力迟钝，进食后易引起呛咳、误吸等严重并发症，故应禁食、禁水。

68 怎样解决禁食禁水患者能量不足的问题？

　　根据患者的体重及血糖情况给予补液计划，定期测患者血糖及查血中电解质情况，根据实验室结果给予适当的补液治疗。满足患者的生理需要量 2000～2500ml，加上丢失量 500～1000ml，禁食患者每天通常需要 3000ml 左右的液体量。